U0236605

眼鼻相关微创外科学

吴文灿　瞿　佳　等编著

参与编著者（以姓氏笔画为序）

叶向楠	宁波市医疗中心李惠利医院	陈彩芬	温州医科大学附属眼视光医院
刘建巨	哈尔滨医科大学附属第一医院	陈琳琳	沈阳市第四人民医院
刘桂琴	深圳市眼科医院	赵剑峰	昆明医科大学第一附属医院
杨运俊	温州医科大学附属第一医院	荆文涛	郑州市眼科医院
吴文灿	温州医科大学附属眼视光医院	侯江平	山东省立医院
吴彦桥	博鳌超级医院	施节亮	温州医科大学附属眼视光医院
余　波	温州医科大学附属眼视光医院	姜爱芬	温州医科大学附属眼视光医院
张　将	武汉大学附属爱尔眼科医院	秦　伟	重庆北部宽仁医院
陈　犇	温州医科大学附属眼视光医院	涂云海	温州医科大学附属眼视光医院
陈世云	温州医科大学附属第二医院	颜文韬	温州医科大学附属眼视光医院
陈华容	温州医科大学附属眼视光医院	瞿　佳	温州医科大学附属眼视光医院

人民卫生出版社

图书在版编目（CIP）数据

眼鼻相关微创外科学 / 吴文灿等编著. —北京：
人民卫生出版社，2020
　ISBN 978-7-117-29842-1

　Ⅰ. ①眼… 　Ⅱ. ①吴… 　Ⅲ. ①眼外科手术－显微外科
学②鼻－显微外科学 　Ⅳ. ①R779.62②R765.9

中国版本图书馆 CIP 数据核字（2020）第 034278 号

| 人卫智网 | www.ipmph.com | 医学教育、学术、考试、健康，购书智慧智能综合服务平台 |
| 人卫官网 | www.pmph.com | 人卫官方资讯发布平台 |

版权所有，侵权必究！

眼鼻相关微创外科学

编　　著：吴文灿　瞿　佳　等
出版发行：人民卫生出版社（中继线 010-59780011）
地　　址：北京市朝阳区潘家园南里 19 号
邮　　编：100021
E - mail：pmph @ pmph.com
购书热线：010-59787592　010-59787584　010-65264830
印　　刷：北京盛通印刷股份有限公司
经　　销：新华书店
开　　本：889×1194　1/16　　印张：16
字　　数：507 千字
版　　次：2020 年 4 月第 1 版　2020 年 4 月第 1 版第 1 次印刷
标准书号：ISBN 978-7-117-29842-1
定　　价：198.00 元

打击盗版举报电话：010-59787491　E-mail：WQ @ pmph.com
质量问题联系电话：010-59787234　E-mail：zhiliang @ pmph.com

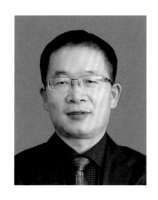

　　吴文灿，男，医学博士，温州医科大学教授、主任医师、博士研究生导师。2013 年 10 月至 2015 年 8 月美国 Bascom Palmer 眼科医院 fellow，师从国际著名眼整形、神经眼科专家 David T. Tse 教授；2009 年澳大利亚 Royal Adelaide Hospital 高级访问学者，师从国际著名眼整形专家 Dinesh Selva 教授。现任温州医科大学附属眼视光医院、眼视光学院与生物工程学院院长，科技部"十三五"国家重点研发计划首席专家，国际眼 - 鼻相关微创外科创始人。现兼任中国研究型医院学会神经眼科专业委员会副主任委员、中国医师协会眼科医师分会全身性疾病相关眼病学组组长、海峡两岸医药卫生交流协会眼科学专业委员会眼科内镜微创手术学组组长、全国外伤性视神经病变临床诊疗与研究协作组组长、中华医学会眼科学分会眼整形眼眶病学组委员、《中国内镜杂志》与《中国医学工程杂志》副主编，《中华眼科杂志》《中华眼视光学与视觉科学杂志》编委等。

　　先后主持国家"十三五"重点研发计划项目、国家自然科学基金、浙江省重点研发计划等课题 20 余项，以第一作者 / 通讯作者发表论著 80 余篇，其中被 *Ophthalmology*、*Am J Ophthalmol*、*Br J Ophthalmol*、*Exp Eye Res* 等 SCI 期刊收录 42 篇；以第一申请人获国家发明专利授权 4 项。先后入选"温州市杰出人才""浙江省卫生高层次创新人才""浙江省新世纪 151 人才培养工程""温州市 551 人才培养工程""浙江省高校中青年学科带头人资助计划"等。2009 年获"亚太眼科学会成就奖（APAO Achievement Award）"。

　　2006 年 10 月作为我国第一位眼科医生完成第一台内镜下经鼻泪囊鼻腔黏膜吻合术，作为负责人创建了全国首个"眼鼻相关微创专科"，在国际上率先将内镜技术拓展应用至视神经疾病、甲状腺相关性眼病、爆裂性眶壁骨折、复杂性眼眶肿瘤，以及泪道疾病等。先后主刀完成眼科内镜手术 12 000 余例，原创新术式新疗法 20 余种，填补了多项眼科空白。2007 年 10 月作为负责人创建了国内唯一的"卫生部眼科内镜诊疗技术培训基地"[后更名为"国家卫计委内镜与微创医学培训基地（眼科学）"]，举办"基地培训班"19 期，培养的眼科内镜人才遍布全世界各地。同时，作为大会主席主办"国际眼科内镜手术研讨会"4 期，"全国眼鼻相关微创外科高峰论坛"7 期，为眼科内镜微创外科搭建了一个高规格的学术交流平台；作为负责人举办"全国眼鼻相关微创外科新进展"等国家级继续教育培训班 21 期，全国超 8 000 余人参加培训，从而将泪道疾病、眼眶外科带入了一个全新的微创时代。

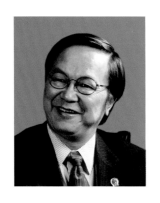

瞿佳，教授、主任医师、博士研究生导师，温州医科大学眼视光医学部主任，兼任国家眼耳鼻喉疾病临床医学研究中心主任、北京大学医学部眼视光学院院长、眼视光学和视觉科学国家重点实验室主任、国家眼视光工程技术研究中心主任、国务院学位委员会临床医学学科评议组成员、教育部高等学校眼视光医学教育指导委员会主任委员、中国老年医学学会眼科分会主任委员、中华医学会眼科学分会副主任委员。原温州医科大学校长（2002 年 5 月—2015 年 10 月），浙江省首届特级专家。《中华眼视光学与视觉科学杂志》、*Eye and Vision* 杂志主编。

瞿佳教授是中国眼视光学的学术带头人，尤其在眼科临床和基础研究、近视的发生机制和临床干预研究、眼科遗传病研究等方面处于国内领先水平。先后承担国家重大基础研究计划（973 项目首席科学家）、国家自然科学基金重大项目等百余项研究工作。发表 SCI 论文 200 余篇，授权发明专利 40 项，出版教材及专著数十部。曾获中华医学科技奖一等奖、国家科技进步二等奖 2 项，国家教学成果奖 3 项。

瞿佳教授从事临床、教学工作 30 余年，是我国眼视光学高等教育的主要开创者，他将传统的眼科与现代视光学相整合，创建了眼视光学专业，并将温州医科大学建设成具有国内最完善眼视光学高等教育体系的院校，人才培养成果三次获得国家级教学成果二等奖，得到国际界高度肯定和赞誉。他领衔的眼视光学院教学团队入选教育部首批全国高校黄大年式教师团队。

获中华眼科杰出成就奖、中美眼科学会金钥匙奖、中美眼科学会金苹果奖、2018 年何梁何利基金科学与技术奖、谈家桢临床医学奖。连续 3 年入选爱思唯尔中国高被引学者（临床医学）榜单。2002 年美国新英格兰视光学院授予荣誉博士学位，2013 年美国纽约州立大学授予荣誉博士学位。先后获全国卫生健康系统先进工作者、全国优秀医院院长、全国模范教师、首届最受学生爱戴的大学校长、浙江省功勋教师等称号。

前 言

　　2006年10月1日，我作为国内第一位眼科医生第一次拿起内镜完成了第一台经鼻泪囊鼻腔造孔术，距今已经14年了。14年来，在瞿佳教授等的大力支持下，不断开拓创新，内镜下经鼻泪道疾病微创手术已被国内外广泛采纳，内镜技术在复杂性眼眶肿瘤、甲状腺相关性眼病、爆裂性眶壁骨折等的应用更是将眼眶外科带入了一个"微创""纵深"发展的新时代，特别是内镜下经鼻视神经管减压术（endoscopic trans-ethmosphenoid optic canal decompression, ETOCD）的不断改进，极可能使人们对视神经疾病的治疗实现由纯药物保守治疗向微创外科干预治疗的转变！14年来，不断有医生敦促我，希望我能撰写一本系统介绍该领域的专著，让想学者、追随者少走弯路。但没有想到，这本书一写就是10年，也许是因为我那稍带点强迫症式的执着的信念：我一直想写一本好书！

　　眼鼻相关微创外科（eye-nose related mini-invasive surgery, ERMS）源自于耳鼻咽喉科的鼻-眼相关外科理念，当时主要采取经鼻外皮肤切口，用鼻科的视角与手段去解决一些经传统眼眶手术径路难以到达的一些眶区疾病，诊疗范围极其有限，且创伤大，并发症多，效果欠理想。后来，随着鼻内镜鼻窦外科技术的迅速发展，鼻内镜下经鼻泪囊鼻腔造孔术、ETOCD等手术相继出现并取得了相当的成果，但由于临床病源缺乏、专业知识的局限性、治疗手段的单一性等原因，其发展也受到了一定的阻碍。近14年来，我们在耳鼻咽喉科基础上，立足于眼科，从疾病的病理生理学机制出发，将内镜技术与眼外科技术有机结合，创新性地开展视神经、眼眶、泪道疾病的微创治疗，取得了一系列的突破，高质量完成内镜手术超20 000例，原创术式10多种，先后发表SCI论著40多篇，填补了多项眼科空白，赋予了上述疾病全新的诊疗理念与内涵，一门新的学科——眼鼻相关微创外科学应运而生。本书正是基于我们14年来丰富的临床经验积累，以20 000多例内镜手术资料总结为内容，以系统、详尽介绍各种手术操作技术为重点而撰写，包括手术的工作原理、手术适应证、基本操作技巧与注意事项，疗效客观评价等。特别值得注意的是，本书对该领域的研究热点、国内外发展趋势、作者的经验和观点等亦作了深入介绍，旨在适应各级医护人员不同层次临床工作需求的同时，尽可能满足医学本科生、硕士、博士生以及其他人员获取前沿知识的需要。

　　感谢人民卫生出版社对本书出版的鼎力支持，衷心感谢瞿佳教授的精心指导，真心感谢参与本书撰写的专家，他们都是我国从事该领域的临床一线专家与先行者，感谢他们在十分繁重的工作之余抽出宝贵的时间高质量地完成撰写任务。感谢在本书出版过程中给予大量帮助的我的研究生、进修医师，同时，更要感谢家人对我的理解、宽容与支持，为了本书撰写，占用了本应陪伴他们的宝贵时间。

　　由于本书为我国第一部眼鼻相关微创外科领域的专著，内容大部分建立在作者临床经验与个人观点的基础上，可能存在一些疏漏、争议或不妥之处，敬请各位读者批评指正！

吴文灿

2020年2月

目 录

眼眶约 2/3 被鼻腔(窦)包绕,与鼻窦间仅隔以一层多孔的菲薄骨壁,视神经管内侧壁即蝶窦外侧壁,鼻泪管下口开口于下鼻道前端,以上解剖特点不仅导致了许多眼科疾病与鼻腔(窦)密切相关,甚至呈因果关系,而且也为许多眼眶、视神经、泪道疾病的治疗提供了新的思维与手术径路。眼鼻相关微创外科(eye-nose related mini-invasive surgery, ERMS)即是在上述理论基础上演变发展而来。本书把 ERMS 定义为以眼眶与鼻腔(窦)之间的紧密毗邻解剖关系为基础,以内镜技术与传统的眼眶外科技术有机结合为主要手段,以微创的理念进行视神经、泪道、眼眶及眶周病变外科治疗的一门新的边缘学科。因此,熟悉并掌握眼眶与鼻腔(窦)之间的毗邻解剖关系为开展 ERMS 的前提与基础。

第一节 眼眶与鼻腔(窦)之间的毗邻关系

一、眼眶壁基本结构组成

眼眶壁分上、下、内、外四壁,大致呈锥形,容纳眼球及眶内软组织(图 1-1-1)。

1. **上壁** 即眶顶,略呈三角形,前面大部分由额骨三角形眶板构成,后面小部分由蝶骨小翼构成。眶顶前部光滑凹陷,最凹陷处距眶缘约15mm,相当于眼球赤道部。眶顶骨面光滑、菲薄,将眼眶与颅前窝隔开。手术时应小心操作,避免损伤眶顶。

2. **内侧壁** 略呈长方形,前宽后窄,平坦或稍向眶腔内突出。内侧壁骨质菲薄,厚约 0.2～0.4mm,自前向后由上颌骨额突、泪骨、筛骨纸样板、蝶骨组成,其中筛骨纸样板构成内侧壁中心大部分,常呈明亮的细纹和昏暗区,昏暗区即为筛窦窦腔所在,细纹为筛窦气房之间的分隔。内侧壁额筛缝前段存筛前孔(anterior ethmoidal foramen, AEF),后段存筛后孔(posterior ethmoidal foramen, PEF),分别为筛前、筛后动静脉及神经穿入眼眶所在部位。内侧壁前部纵向长卵圆形凹陷即泪囊窝,容纳泪囊。

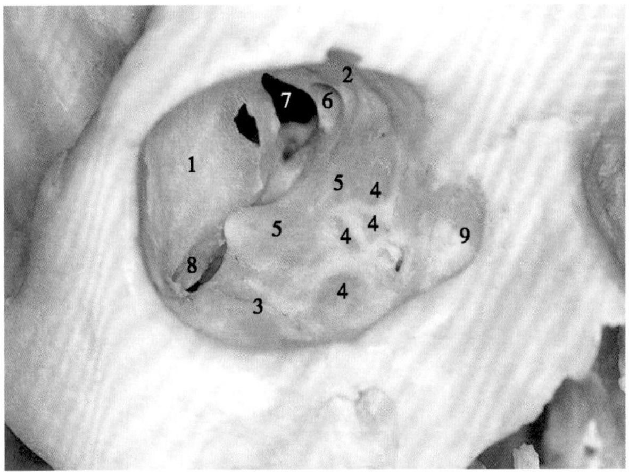

图 1-1-1 眼眶壁基本结构组成(尸体头颅标本)
1. 眶外侧壁;2. 眶顶;3. 眶底;4. 前组筛房;5. 后组筛房;6. 视神经孔;7. 眶上裂;8. 眶下裂;9. 泪囊窝

3. **下壁** 即眶底壁,略呈三角形,往外下方稍倾斜,由内侧大部分的上颌骨眶面与外侧小部分的颧骨眶面组成,腭骨眶突形成眶尖的一小三角区。眶下壁骨质较薄,厚约 0.5～1.0mm,将眼眶与上颌窦隔开。在眶下壁中部有眶下沟(infraorbital sulcus),起自眶下裂,呈矢状位往前行,于不同距离延续为眶下管(infraorbital canal),最终开口于眶下孔(infraorbital foramen)。眶下孔位于眶下缘中点偏内下方约4mm 处,与同名血管、神经伴行。

4. 外侧壁　呈三角形,较厚,基底向前,面朝前内,与正中面成45°角。外侧壁前面小部分由颧骨和其上方的额骨颧突构成,后面大部分由眶上裂与眶下裂之间蝶骨大翼眶面组成。

二、眼眶与鼻窦的毗邻关系

除外侧壁外,眼眶上、下、内侧壁分别被额窦、上颌窦、筛窦与蝶窦包绕,它们之间仅隔以一层菲薄的骨质(图1-1-2)。同时,通过各种沟、孔、裂等与鼻腔(窦)相通,以致鼻腔(窦)的炎症、肿瘤容易侵及眶内而导致眶内感染、眼球突出、眼球活动障碍等。同时,当眼眶突然遭受外界钝力作用时,薄层骨壁容易发生骨折,导致眶内组织疝入邻近鼻窦腔内,造成眼球内陷、眼球移位等。

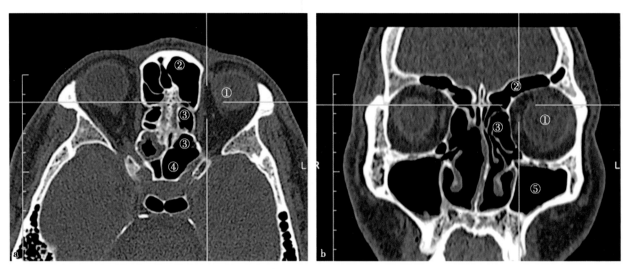

图1-1-2　CT显示眼眶与鼻窦之间的毗邻关系(a.水平位;b.冠状位)
1.左侧眼眶;2.左侧额窦;3.左侧筛窦;4.左侧蝶窦;5.左侧上颌窦

1. 上颌窦　上颌窦位于上颌骨体内,呈不规则三角锥形,锥底为鼻外侧壁,锥尖为上颌骨颧突。上颌窦骨性窦口由腭骨垂直板、下鼻甲上颌突、筛骨钩突与泪骨下段围绕而成,呈半月裂孔状。位于眼眶下部,眶内侧壁最高处。部分眶内侧壁或内下壁联合骨折时,骨折片往内下方移位,移位的骨质或眶内容组织有可能导致上颌窦窦口阻塞。上颌窦顶壁即眼眶底壁,厚约0.5~1.0mm,上颌窦肿瘤等病变严重时容易突破此骨壁侵犯眼眶(图1-1-3);上颌窦后内方即筛窦,上颌窦病变亦可通过筛窦侵及眼眶。眶下神经和血管穿行于上颌窦与眼眶之间的薄层骨壁。少数患者眶下管发生先天性裂隙时,眶下神经直接从上颌窦黏膜中穿过,上颌窦手术时容易被损伤。

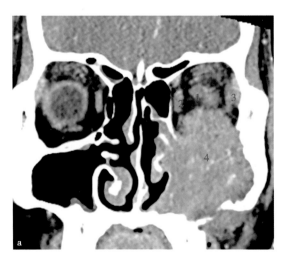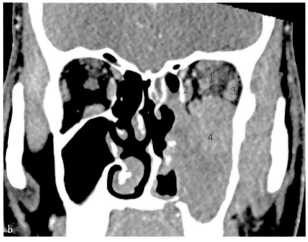

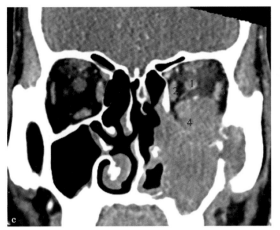
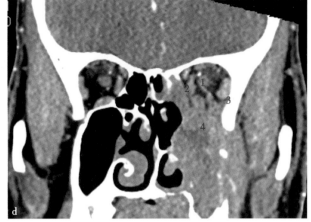

图 1-1-3　左侧上颌窦肿物侵犯眼眶患者 CT 检查

a～d. 依次从眼眶的前部到接近眶尖的 CT 检查结果

1. 视神经；2. 内直肌；3. 外直肌；4. 上颌窦肿物

　　2. **额窦**　额窦位于眼眶前上方、眉弓后方的内、外二层骨板之间以及筛窦前上方，似三棱锥形，底往下，尖朝上。额窦前壁较厚，后壁与底壁较薄，额窦底壁即眼眶顶壁，最薄（图 1-1-4）。额窦炎时容易导致眶壁骨膜下水肿。肿瘤亦容易从额窦侵犯眶内。额窦经漏斗开口于中鼻道，且邻近前组筛窦与上颌窦窦口，因此，额窦感染容易波及其他鼻窦甚至眶内。

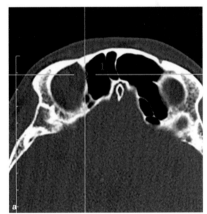
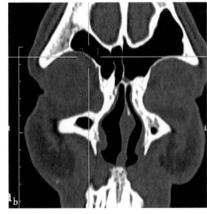
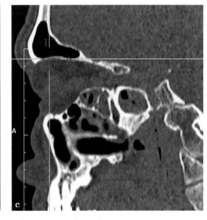

图 1-1-4　眼眶 CT 显示额窦下壁与眼眶的关系（a. 水平位；b. 冠状位；c. 矢状位）

额窦下壁骨壁菲薄，1. 右侧额窦；2. 右侧眶上壁；3. 右侧眼眶

　　3. **蝶窦**　蝶窦位于蝶骨体内，左右各一，容积约 0.5～30mL，平均约 7.5mL。蝶窦胚胎 4 个月时即可辨认，3 岁时开始发育，侵入蝶骨体内。蝶窦在蝶骨体内发育程度变异极大，可延伸至蝶骨大翼、翼突与枕骨基底内。蝶窦腔大小、骨壁厚薄个体化差异很大，且形状极不对称，蝶窦之间的骨隔往往偏向一侧，上下及两侧有时重叠。蝶窦口位于鼻腔顶下方 8～10mm，蝶筛隐窝上 1/3，蝶筛隐窝、鼻中隔与鼻腔外侧壁之间，在上鼻甲尾部水平（图 1-1-5）。尽管蝶窦腔个体性差异很大，但蝶窦窦口位置相对固定，蝶窦在开放手术时为最重要的解剖标志。通常将蝶窦腔分为前、后、上、下、内、外 6 个壁，视神经管即位于上壁与外壁交角处，与蝶窦外侧壁之间仅隔以薄层骨壁（图 1-1-6），视神经管有时可突入蝶窦中。因此，蝶窦病变时容易直接波及视神经，如蝶窦发炎时常累及视神经而导致球后视神经炎等；蝶窦手术时，如操作不当亦容易损伤视神经而导致失明。

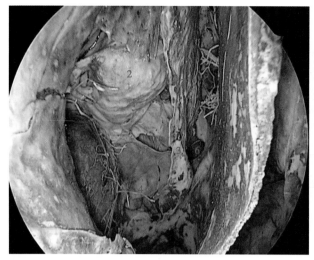
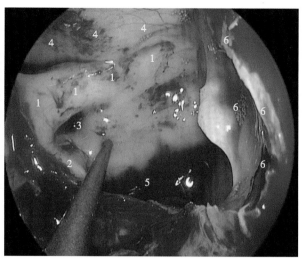

图 1-1-5　干性颅骨中鼻甲、上鼻甲与蝶窦的关系
1. 鼻中隔筛骨垂直部；2. 筛泡；3. 中鼻甲；4. 中鼻甲基板
水平部；5. 上鼻甲；6. 蝶窦骨性裂口；7. 骨性后鼻孔上缘

图 1-1-6　内镜下蝶窦和视神经管的毗邻解剖关系
1. 视神经管；2. 颈内动脉床突旁段；3. 颈内动脉视神经外
侧隐窝；4. 前颅底；5. 蝶窦腔内（少许积血）；6. 蝶窦间隔

　　4. 筛窦　筛窦毗邻眼眶内侧壁，位于鼻腔外上方的筛迷路内，每侧筛窦气房 3～19 个，但气房变异很大，大小、排列及延伸范围很不规则，两侧常不对称。气房发育良好者可延伸至额窦底部、蝶窦上方或侧方、上颌窦后上方与额骨眶部等。临床上根据引流部位常将筛窦气房分为前、后两组，前组筛窦窦口开放于中鼻道，后组筛窦窦口开放于上鼻道。以中鼻甲基板为界，前组筛窦气房多但体积小，后组筛窦气房少但体积大。整个筛窦与眼眶之间仅隔以一层菲薄的筛骨纸样板，以致筛窦气房感染极易蔓延至眼眶内引起眶周感染，包括眶骨膜下感染、眶蜂窝织炎或眶内脓肿（图 1-1-7）。筛窦气房过度发育时，视神经有可能与筛窦后部分气房接触。当筛窦后气房炎症时有可能引起球后视神经炎。

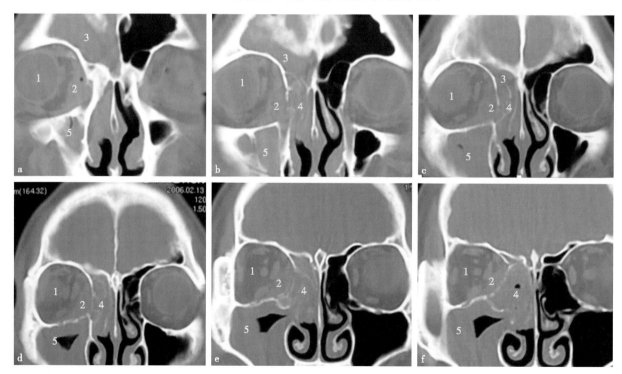

图 1-1-7　右侧鼻窦炎引起右侧眶骨膜下脓肿与眶内脓肿形成
a～f. 从前往后眼眶冠状位连续 CT 扫描显示右侧额窦、筛窦与上颌窦炎症，突破眶纸板进入眶内，从泪囊附近到接近后组筛窦层面眶内脓肿形成，眼球被挤压向外上方
1. 眶内；2. 眶骨膜下脓肿；3. 额窦内充满软组织影；4. 筛窦内充满软组织影；5. 上颌窦内黏膜增厚，大部分软组织影，引流不通畅

第二节　视神经与筛蝶窦之间的解剖关系

一、视神经基本解剖特点

视神经由视盘至视交叉之间的神经纤维组成，外被软脑膜、蛛网膜和硬脑膜三层鞘膜，全长45~50mm，分为球内段、眶内段、管内段、颅内段四段（图1-2-1）。球内段为自视盘穿越球壁部分，约1mm；眶内段呈"S"形，为球后巩膜壁至视神经孔部分，约30mm，由外向内依次被眼球筋膜、眼外肌、眶脂肪、神经（鼻睫神经、动眼神经、外展神经、睫状神经节）和血管（眼动脉、视网膜中央动脉、眼上静脉）包绕；管内段自视神经孔至入颅口部分，包被于视神经骨管内，全长8~10mm，走向朝向前、外，并略向下，与正中平面呈36°角，与眼动脉伴行；颅内段为入颅口至视交叉部分，长约1mm。

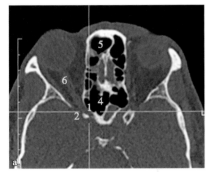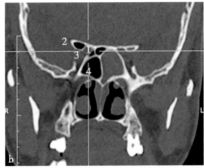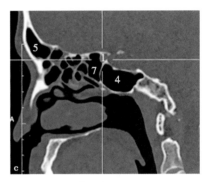

图1-2-1　眼眶CT显示视神经与鼻窦的解剖关系（a.水平位；b.冠状位；c.矢状位）
1.视神经管内段；2.眶上裂；3.眶下裂；4.蝶窦；5.额窦；6.眶内段视神经；7.蝶上筛房（Onodi气房）

二、视神经与筛蝶窦之间的毗邻解剖关系

一般情况下，视神经管内段位于蝶窦外侧前上方窦壁向蝶窦腔内隆起的视神经管隆突部位（图1-2-2），在颅底和眶壁交角处，筛后动脉后方约0.5cm处，有时与后组筛窦毗邻。视神经管与蝶窦外侧壁之间仅隔一层菲薄骨板。视神经管越长，视神经管隆突骨性间隔越菲薄，9%~12%小于1mm。因此，视神经容易受蝶窦，乃至后组筛窦病变影响。蝶窦很少向蝶骨小翼延伸，如果蝶窦或后组筛窦延伸至蝶骨小翼，可将视神经管完全包围（图1-2-3），甚至视神经管骨壁被吸收，则整个视神经及其鞘膜将裸露于蝶窦窦腔内，极容易被蝶窦炎症所波及，筛蝶窦手术时亦容易被损伤。

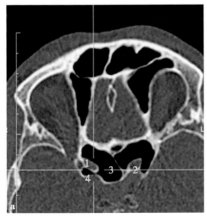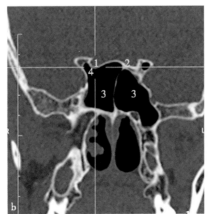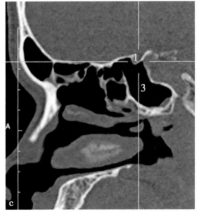

图1-2-2　CT显示蝶窦和视神经管的解剖关系（a.水平位；b.冠状位；c.矢状位）
视神经管位于蝶窦外侧壁前上方，1.右侧视神经管（管型）；2.左侧视神经管（半管型）；3.双侧蝶窦；4.右侧前床突气化

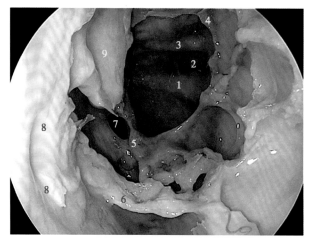

图 1-2-3　内镜下视神经管和后组筛窦的关系（冷冻保存的尸体头颅解剖图）

1．视神经管（管型，裸露在后组筛窦内）；2．蝶上筛房（Onodi 气房）；3．筛后动脉；4．上鼻甲基板；5．上鼻甲下端（下端 1/3 被切除）；6．中鼻甲基板水平部和垂直部交界处切缘；7．蝶窦自然开口处；8．中鼻甲；9．上鼻甲

另外，视神经管亦与颈内动脉、垂体、海绵窦等紧密毗邻，熟悉它们之间的精细解剖关系亦至关重要。颈内动脉虹吸管一般部分或全部在蝶窦后壁与外上壁膨出，临床上常称颈内动脉隆突。蝶窦冠状断面可见颈内动脉位于视神经管后面，两者约成 90° 角，其间形成一个小隐窝，此隐窝有小静脉供应海绵窦，称为颈内动脉 - 视神经隐窝（图 1-2-4）。但视神经、颈内动脉、海绵窦与蝶窦之间的解剖位置关系变异很大，与年龄、种族、遗传因素等相关，具体在第十二章第一节内镜下经蝶筛径路视神经管减压术中详细述及。

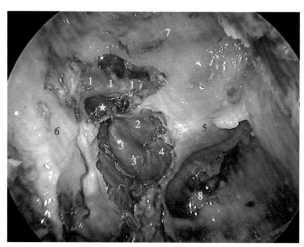

图 1-2-4　右侧管段视神经及部分打开的海绵窦区域（冷冻保存的尸体头颅解剖图）

1．视神经管打开后暴露视神经鞘膜的管段视神经；2．海绵窦部分打开后显露的海绵窦内颈内动脉床突旁段；3．海绵窦内颈内动脉前曲段；4．海绵窦内颈内动脉水平段；5．鞍底；6．眶内壁；7．前颅底；8．蝶窦腔内；星号：视神经颈内动脉外侧隐窝

第三节　泪道与鼻腔之间的毗邻解剖关系

泪道由泪小点、泪小管（泪总管）、泪囊及鼻泪管组成，其中泪囊、鼻泪管和鼻腔关系密切。

一、泪囊及泪囊窝

泪囊位于泪囊窝内，对应于中鼻甲与鼻腔外侧壁结合部前端的前方。泪囊窝前界为上颌骨额突的泪前嵴，后界为泪后嵴，上方无明显分界，下部与骨性鼻泪管相延续（图 1-3-1、图 1-3-2）。成人泪囊窝长约 17.86mm，宽约 8.01mm，深约 2.65mm。其上半部紧邻前组筛窦，慢性泪囊炎时部分学者亦认为可行泪囊 - 筛窦造口术，使泪液通过筛窦流入鼻腔。

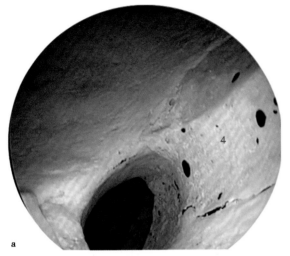
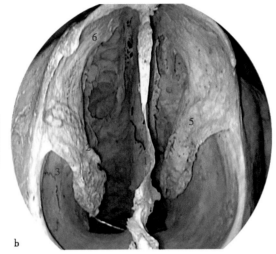

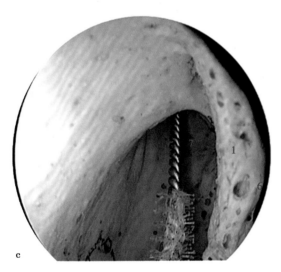

图 1-3-1　内镜下泪囊窝与鼻泪管解剖图（干性尸头标本）
a. 泪囊窝；b. 鼻腔外侧壁；c. 泪道下鼻道开口；1. 右侧下鼻甲；2. 鼻中隔；3. 右侧下鼻道；4. 泪骨；5. 左侧下鼻甲；6. 右侧上颌骨额突；7. 右侧下鼻道鼻泪管下端；8. 右侧骨性鼻泪管上端

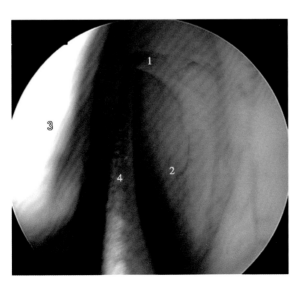

图 1-3-2　内镜下鼻泪管开口（冰冻新鲜尸头标本）
1. 鼻泪管开口于下鼻道处；2. 鼻腔外侧壁（上颌窦内侧壁鼻腔面）；3. 下鼻甲外侧面（下鼻道一侧）；4. 球头探针（探入鼻泪管内）

二、骨性鼻泪管

鼻泪管与钩突大致呈对角线方向向后下开口于下鼻道。鼻泪管分为骨性与膜性鼻泪管两部分。骨性鼻泪管被骨性管壁包围，自泪囊窝直达下鼻道，上口与泪囊窝相延续，下口开口于下鼻道，平均长约16mm，内径约4mm，与泪囊窝移行处较狭窄。骨性鼻泪管后外侧部与上颌窦窦腔邻近，内侧为鼻腔外侧壁。骨性鼻泪管由前、后、内、外四壁组成。外侧壁与前壁由上颌骨额突组成；内侧壁前面大部分由上颌骨额突与下鼻甲骨泪突构成，致密而坚硬；内侧壁后面小部分与后壁由泪骨和下鼻甲骨泪突构成，泪骨菲薄，多气化（图1-3-3）。膜性鼻泪管位于下鼻道内，由膜性的内侧壁与骨性的外侧壁组成。膜性的内侧壁向管腔内塌陷，形成单向瓣膜（Hasner瓣），随呼吸有定向关闭功能，起减少鼻腔分泌物回流和空气进入鼻泪管的功能。

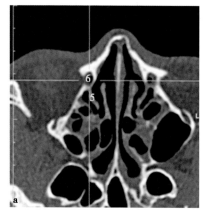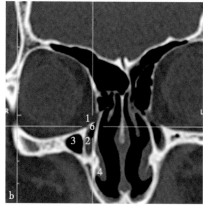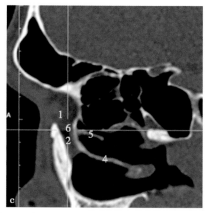

图1-3-3　CT显示泪囊、鼻泪管和下鼻甲、钩突的关系（a.水平位；b.冠状位；c.矢状位）
1.泪囊；2.鼻泪管；3.上颌窦；4.下鼻甲；5.钩突；6.泪囊与鼻泪管交界处

（吴文灿　吴彦桥　瞿　佳）

参 考 文 献

1. Schulz C. The Value of Clinical Practice in Cadaveric Dissection：Lessons Learned From a Course in Eye and Orbital Anatomy.J Surg Educ，2017，74（2）：333-340.

2. Maxfield AZ，Brook CD，Miyake MM，et al. Compartmental Endoscopic Surgical Anatomy of the Inferior Intraconal Orbital Space. J Neurol Surg B Skull Base，2018，79（2）：189-192.

3. Baroody FM. Nasal and paranasal sinus anatomy and physiology. Clin Allergy Immunol，2007，19：1-21.

4. Rootman J.眼眶疾病. 2版.孙丰源，译. 天津：天津科技翻译出版公司，2006.

5. David W. Kennedy，William E. Bolger，S. James Zinreich.鼻窦疾病的诊断和治疗.赵长青，李泽卿，主译.北京：中国医药科技出版社，2006.

6. 刘祖国，颜建华.眼科临床解剖学.济南：山东科学技术出版社，2009.

第二章 影像学基础

第一节 正常眼眶影像学检查方法与解剖

一、眼眶 CT 断层扫描与解剖

眼眶 CT 断层扫描的优点在于避免了解剖结构重叠,分辨率高,对眼外肌、视神经眶内段、泪腺、眶内脂肪及眶尖等结构显示清晰。用于眼眶 CT 断层扫描的方法主要有以下几种:

（一）CT 平扫

CT 平扫是最常用的方法,不使用对比剂,以横轴位扫描为主,冠状位扫描为辅,矢状位少用。

1. 横轴位扫描 病人取仰卧位,头部正中矢状位垂直于检查床并与床面中线重合。横轴位扫描为最常用位置,扫描范围为眶上缘 - 眶下缘,扫描基线为听眶下线,利于观察眼部前后方向结构及其与颅内结构关系,适于眼部大部分结构,特别是与视神经走行基本一致,能较好地显示视神经,但受扫描角度限制和影响,不能很好显示接近眶顶、眶底结构与病变。

典型 CT 横轴位影像解剖特点:

（1）眼球顶部层面:眶腔显示较小,最前面可见眼睑,皮下脂肪层呈低密度区,内段有眶隔线状影,其后为眼球顶部,呈团块状,再向后中央有上直肌与上睑提肌的重叠影(图 2-1-1)。

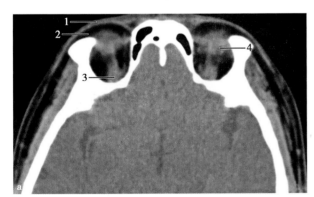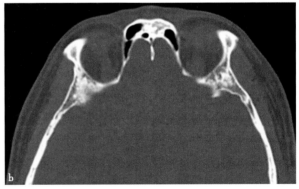

图 2-1-1　CT 横轴位眼球顶部层面(a. 软组织窗;b 骨窗)
1. 眼睑；2. 皮下脂肪层；3. 上直肌与上睑提肌；4. 眼球顶部

（2）眼球上部层面:眶腔显示增大。眼球位于眶腔前半部分,可见眼环、玻璃体显示,球后可见眼上静脉影。眼球内侧可见沿眶内侧壁走行的上斜肌。眼球顶部外侧与眶外侧壁之间可见泪腺影(图 2-1-2)。

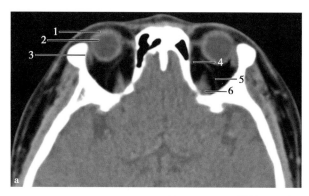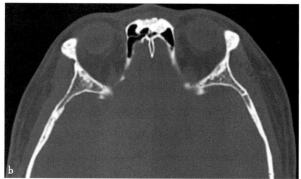

图2-1-2　CT横轴位眼球上部层面（a软组织窗；b骨窗）

1. 眼环；2. 玻璃体；3. 泪腺；4. 上斜肌；5. 眼上静脉；6. 上直肌

（3）眼球中部层面：眼眶显示出最大前后径，眼环显示最大，眼球略突出于眶口。前是房水，后是玻璃体，中间是晶状体。球后可以显示居中的视神经和两侧的内、外直肌。眼球外侧仍可见泪腺影。眶尖部可见视神经管、眶上裂（图2-1-3）。

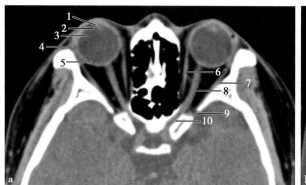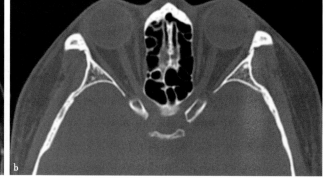

图2-1-3　CT横轴位眼球中部层面（a软组织窗；b骨窗）

1. 房水；2. 晶状体；3. 玻璃体；4. 泪腺；5. 眼环；6. 内直肌；7. 外直肌；8. 视神经；9. 眶上裂；10. 视神经管

（4）眼球下部层面：眶腔较上一层面小。眼环、玻璃体下部及部分视神经、内直肌、外直肌仍可显示（图2-1-4）。

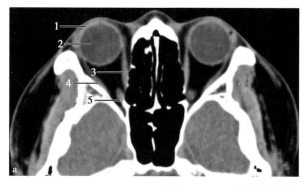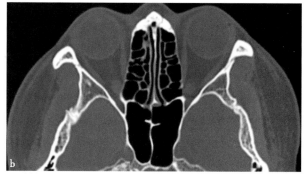

图2-1-4　CT横轴位眼球下部层面（a软组织窗；b骨窗）

1. 眼环；2. 玻璃体下部；3. 内直肌；4. 外直肌；5. 视神经

（5）眼球底部层面：眶腔进一步减小，可见团块状眼球底部影，其后方中央可见下直肌影。眶底后内部可见上颌窦顶部显示，上颌窦顶后方与眶外侧壁后段间的管状影为眶下裂（图2-1-5）。

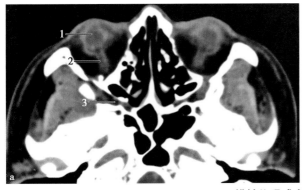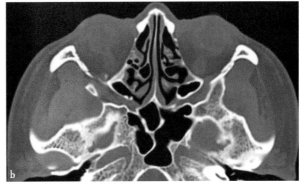

图 2-1-5　CT横轴位眼球底部层面(a软组织窗；b骨窗)
1. 眼球底部；2. 下直肌；3. 眶下裂

2. **冠状位扫描**　病人取仰卧位或俯卧位，头过伸，头部正中矢状位垂直于检查床并与床面中线重合，扫描基线为听眶下线的垂直线。与横轴位 CT 扫描比较，冠状位扫描可避免眶骨重叠而误诊，更利于显示眶顶部、眶底部、眶尖紧邻结构、上下直肌及视神经与眼外肌的位置关系，以及颅前窝、上颌窦顶与眼眶的关系。冠状位 CT 扫描一般作为横轴位扫描的补充，但对眶底壁骨折等病变，冠状位 CT 扫描很重要。

典型 CT 冠状位影像解剖：

(1) 眶外缘层面：眶腔显示较小，可见额窦、眼环、晶状体、玻璃体(图 2-1-6)。

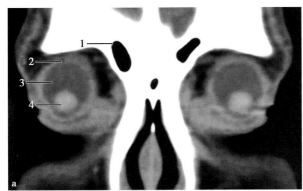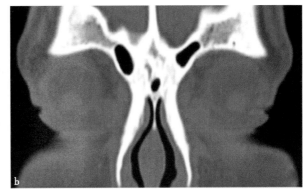

图 2-1-6　CT冠状位眶外缘层面(a软组织窗；b骨窗)
1. 额窦；2. 眼环；3. 玻璃体；4. 晶状体

(2) 眼球赤道层面：眼眶显示出最大左右径，眼球位于眶腔中央，中央为玻璃体，周边为眼环。在眼环周围可见上、下、内、外四条眼外直肌断面。在上直肌上方、眶顶下可见上睑提肌影。上直肌、内直肌和眶内上壁之间可见紧贴眶壁的上斜肌断面，其稍外上方可见眼上静脉影。下直肌下方可见由眶内下方的眶底向外稍斜行的下斜肌影。在眼眶外上方，眶壁与眼球之间，可见泪腺影(图 2-1-7)。

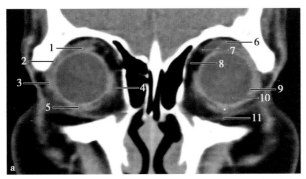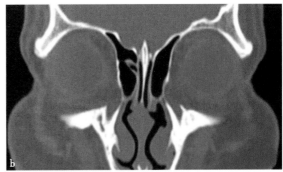

图 2-1-7　CT冠状位眼球赤道层面(a软组织窗；b骨窗)
1. 上直肌；2. 泪腺；3. 外直肌；4. 内直肌；5. 下直肌；6. 上睑提肌；7. 眼上静脉；8. 上斜肌；9. 眼环；10. 玻璃体；11. 下斜肌

（3）眼球后层面：眶腔较上一层面小，可见四条眼外直肌断面影清楚显示，中央可见视神经断面影。视神经与上、内直肌之间可显示眼上静脉断面影（图 2-1-8）。

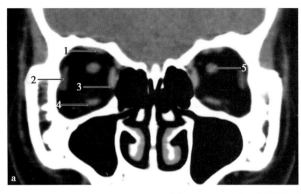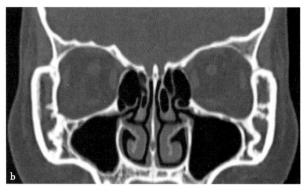

图 2-1-8 CT 冠状位眼球后层面（a 软组织窗；b 骨窗）
1. 上直肌；2. 外直肌；3. 内直肌；4. 下直肌；5. 视神经

（4）眶尖部层面：眼眶明显变小，上边为蝶骨小翼，外边为蝶骨大翼，内下边为后组筛窦外侧壁，眶腔的外上角通眶上裂，外下角通眶下裂（图 2-1-9）。

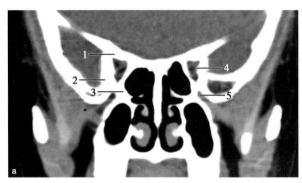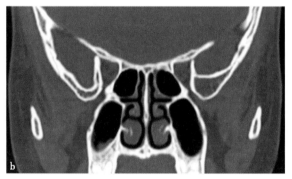

图 2-1-9 CT 冠状位眶尖部层面（a 软组织窗；b 骨窗）
1. 蝶骨小翼；2. 蝶骨大翼；3. 后组筛窦外侧壁；4. 眶上裂；5. 眶下裂

（二）高分辨率 CT 扫描

高分辨率 CT 扫描（high resolution CT）指采用高空间分辨率算法重建图像的一种 CT 成像技术，其层厚小于 2mm，可行 0.5mm、1.0mm、1.5mm、2.0mm 层厚扫描。最好采用靶扫描技术，以便使感兴趣区的图像更加清晰。

（三）靶区 CT 扫描

是指对感兴趣区层面、区域采用薄层、小视野的扫描方法，可提高图像空间分辨率。

（四）CT 增强扫描

用高压注射器在血管（静脉）内加压注射对比剂后再行 CT 扫描，对比剂注射速度 2.5～3.0mL/s，对比剂用量一般为 1.0mL/kg。眼部 CT 增强扫描常规采用连续快速的动态扫描，必要时可在注射对比剂数分钟后行延迟扫描；也可采用同层动态扫描，通过动态观察病变的强化特征等鉴别疾病。通过引入对比剂，可增强眶内结构 CT 值的差别，增加 CT 图像中组织间的对比度，主要用于检查眼部血管性病变、炎症性病变及肿瘤等。

（五）CT 重建技术

用于眼眶成像的 CT 重建技术主要包括以下几种：

1. **多平面重组** 多平面重组（multiplanar reconstruction，MPR）利用容积扫描所得原始数据传送至后处理工作站，进行无间隔的骨算法重建及软组织算法重建，获得横轴位、冠状位、斜矢状位或任意斜面的二维图像，并同时显示于同一个屏幕上，通过不同方向和层面的相互对比验证，动态显示和精确辨认细微的解剖结构。多角度重建图像可以弥补体位不配合而导致的图像偏差,使得图像两侧对称,而重建的斜矢状位图像对于眶下壁及下直肌的显示具有其他图像不可比拟的优势。而且,MPR是诊断隐匿性骨折的主要依据,对于显示微小骨折等病变具有较明显的优势。软组织算法重建图像则对于眼球、球后、眼外肌、视神经及其他软组织显示良好。所以,可用于多角度更全面地观察眼眶骨折等眼部疾病及病变与周围组织关系。但MPR空间立体感相对较差。

2. **容积再现技术** 容积再现技术(volume reconstruction,VR)是利用容积扫描所得原始数据传送至后处理工作站,进行VR重组。在工作站上使用VR法作后处理,界面上同时显示MPR图像,在同一界面上可同时观察三维、横轴位、冠状位及矢状位图像,在其中一幅图像上移动感兴趣光标,可以在其他图像上同时观察感兴趣区的情况及其与临近结构的关系,可相互补充、验证。VR三维图像可以立体显示解剖结构(图2-1-10~图2-1-12),通过任意轴向旋转和切割面选择最佳角度,提供近似解剖结构图像,逼真地

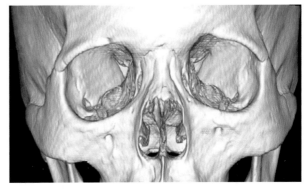

显示眼眶的立体形态,空间定位准确,并可以同时显示不同的组织结构,可通过改变阈值实现从骨质到软组织的重建,提高诊断骨折等疾病的准确性。此外,VR还可以实现眼眶容积测量,在骨算法重建图像上,可利用绘图工具分别对两侧眼眶进行描记,得到眼眶的VR图像,再利用容积测量工具进行测量(图2-1-13)。主要用于正常眼眶容积测量,以及眼眶爆裂性骨折、眼眶区占位性病变、眼球内陷及眼球摘除、Graves眼病等疾病的术前评估及术后随访,但其对细小结构的显示比MPR差。

图 2-1-10 眼眶容积再现技术(VR)正位

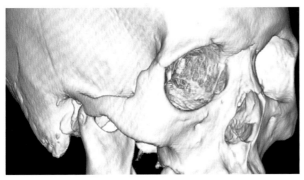

图 2-1-11 眼眶容积再现技术(VR)右前斜位

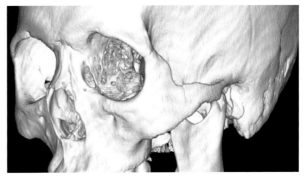

图 2-1-12 眼眶容积再现技术(VR)左前斜位

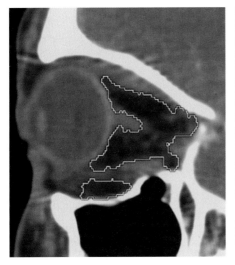

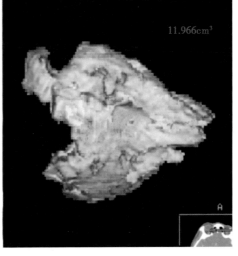

图 2-1-13 VR眼眶脂肪组织容积测量

3. **最大密度投影**　最大密度投影（maximum intensity projection，MIP）是取每个像素的最大 CT 值进行投影，反映组织的密度差异，对比度高，可任意旋转角度，并可切割去除兴趣区外重叠部分，可以清晰显示某一特定兴趣区，在连续性和整体观上优于横轴位图像。然而，虽然 MIP 属于三维图像，但空间立体感方面要比 VR 差。

4. **仿真内镜**　仿真内镜（virtual endoscopy，VE）利用 CT 获得的原始容积数据与计算机三维图像技术相结合，借助导航技术及伪彩技术逼真模拟腔道内镜检查。VE 是一种非侵袭性的、安全的检查方法，重建图像清晰、平滑、逼真（图 2-1-14）。VE 重建时，后处理工作站的显示屏上可显示 VE 重建图像、横轴位、冠状位及矢状位图像，在后三个位置上移动导航标，可全方位选择观察部位，能从狭窄或阻塞的远端观察病灶，也可立体观察腔内形态，还可通过腔道观察腔外情况。可结合二维 CT 影像反复分析其形态结构有助于治疗方案的制定和手术定位。然而，VE 的伪彩技术只是增加了图像的层次感，不能显示黏膜及其颜色、不能进行活检，病变定性较差。VE 不易发现腔内扁平病变及程度在 30% 以下的渐进性或长段狭窄；图像质量受诸多因素影响，成像耗时，对计算机硬件的要求高，费用较大。

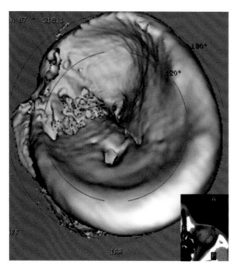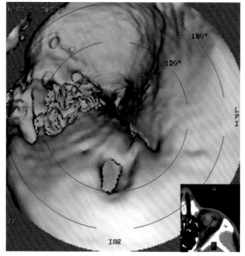

图 2-1-14　眼眶 VE 重建影像

二、正常眼眶 MRI 检查及解剖辨识

与 CT 相比，MRI 具有较高的软组织分辨率，对视神经、眼外肌等解剖结构显示较好，尤其 MRI 脂肪抑制能够更真实地反映眼眶软组织的解剖结构。

（一）眼眶 MRI 扫描常用序列

1. **自旋回波脉冲（spin echo，SE）序列**　是眼部 MRI 检查最常用的脉冲序列。RF 是一种短波电磁波，通过围绕于人体的射频线圈发射至磁场内。SE 序列是先发射一次 90°RF 激励脉冲，而后给予 180°复相位脉冲使质子相位重聚，产生自旋回波信号。通过调节 TR（time of repeatation）和 TE（time of echo）的长短分别获得反映组织 T1、T2 及质子密度特性的 MR 图像。其中，T1WI 具有较高的信噪比，适于显示解剖结构，T2WI 易显示水肿和液体，病变组织因常含有较多水分而在 T2WI 上呈高信号。常规 SE 序列的图像质量高，用途广，但扫描时间较长。因此，为显著缩短扫描时间，在常规 SE 序列基础上，开发了快速自旋回波（fast spin echo，FSE）序列。

2. **反转恢复脉冲（inversion recovery，IR）序列**　该序列先用 180°射频脉冲对组织进行激发，使组织的宏观纵向磁化矢量偏转 180°，即偏转到与主磁场相反的方向，继而当质子的纵向磁化恢复一定时间后，施加一个 90°脉冲使以恢复的纵向磁化翻转为横向磁化，以后再施加一个 180°复相脉冲，由此得到 SE 序列,故也可称为反转恢复自旋回波(inversion recovery spin echo,IRSE)。IR 序列由传统的只用于 T1 加权像进行了改良,根据不同组织固有的 T1 值选择性抑制某种组织的信号,如通过不同机制,采用重 T1 加权、重 T2 加权抑制脂肪、血液、脑脊液及类脑脊液信号诊断和检出病变。IR 序列可提供比 SE 序列更好的 T1 对比图像。

STIR(short T1 inversion recovery)序列是 IR 脉冲序列的一种类型,选择特殊的 T1 值,恰好使脂肪质子的纵向磁化恢复到 0 点时施加 90°脉冲,因此在 90°脉冲后脂肪质子无横向磁化而无信号产生。主要用于在 T1WI 中抑制脂肪的高信号,即脂肪抑制。STIR 的优点是抑制脂肪彻底,对主磁场均匀度及场强要求不是很高,但扫描时间长,信号抑制的选择性相对较低,对某些阈值接近于脂肪组织的组织也可能被抑制为低信号。快速 STIR 序列通过适当缩短重复时间 TR 和反转时间 TI,降低图像噪声,克服了常规 STIR 序列的缺陷,实现了既能抑制脂肪又提高图像质量的目的,并对 Gd-DTPA 的增强作用敏感。

(二)眼眶 MRI 平扫

眼眶 MRI 平扫是不使用对比剂的 MRI 检查,是眼部 MRI 检查的常规方法。眼部 MRI 检查常规采用 T1WI 及 T2WI 压脂。T1WI: TR 2 100ms,TE 27ms,TI 750ms,层厚 5mm,层间距 5mm,FOV 24cm×24cm;T2WI 压脂: TR 4400ms,TE 102ms,层厚 5mm,层间距 5mm,FOV 24cm×18cm,矩阵 256×192。MRI 扫描常采用横轴位扫描、冠状位扫描、斜矢状位扫描。

1. 横轴位扫描　病人取仰卧位,头部正中矢状位垂直于检查床并与床面中线重合。扫描前,摄取侧位定位片,确定扫描角度和范围。扫描范围为眶上缘—眶下缘。常规横轴位扫描基线为听眶下线。横轴位扫描是 MRI 扫描中最常用的位置,利于观察眼部前后方向结构及其与颅内结构关系,但受扫描角度的限制,不能很好显示接近眶顶底的病变。典型 MRI 横轴位影像解剖:

(1)眼球顶部层面:眶腔显示较小,眼眶主要由骨质组成,骨皮质所含氢质子很少,T1WI 及 T2WI 压脂均呈低信号,MRI 对眼眶轮廓及形态显示不如 CT 敏感、准确。骨髓腔内骨髓含有脂肪成分,T1WI 呈较高信号,T2WI 压脂呈较低信号。最前面可见眼睑,皮下脂肪层 T1WI 呈较高信号,T2WI 压脂呈低信号。眶腔内可见团块状眼球顶部影,T1WI 呈低信号,T2WI 压脂呈高信号。再向后中央有上直肌与上睑提肌的重叠影,T1WI 呈中等信号,T2WI 压脂呈稍低信号。眼球外侧可见泪腺影,T1WI 呈中等信号,T2WI 压脂呈高信号。眶内脂肪在 T1WI 上呈较高信号,T2WI 压脂呈较低信号(图 2-1-15)。

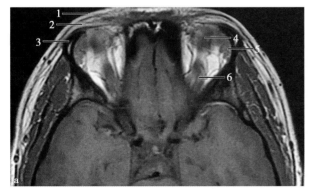
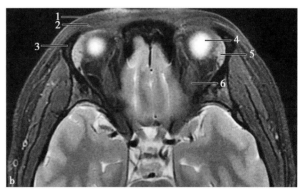

图 2-1-15　MRI 横轴位眼球顶部层面(a.T1WI;b. T2WI)
1. 眼睑;2. 皮下脂肪层;3. 眼眶;4. 眼球顶部;5. 泪腺;6. 上直肌与上睑提肌

(2)眼球上部层面:眶腔显示增大。眼球居眶腔前半部分,此层面可见玻璃体,T1WI 呈低信号,T2WI 压脂呈高信号。球后可见眼上静脉,T1WI 和 T2WI 均呈流空信号。眼球内侧可见沿眶内侧壁走行的上斜肌,T1WI 呈中等信号,T2WI 压脂呈稍低信号。眼球外侧仍可见泪腺影(图 2-1-16)。

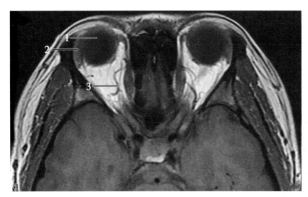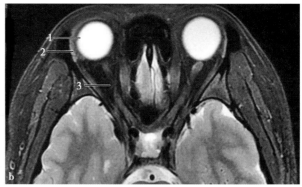

图 2-1-16　MRI 横轴位眼球上部层面（a.T1WI；b. T2WI）
1. 玻璃体；2. 泪腺；3. 眼上静脉

（3）眼球中部层面：眼眶显示出最大前后径。角膜常常受 MRI 分辨率及眼球活动伪影影响，角膜显示为一层结构，T1WI、T2WI 压脂上均呈低信号。视网膜和脉络膜信号相似，在 T1WI、T2WI 压脂上均呈中等信号，巩膜 T1WI、T2WI 压脂上均呈低信号。虹膜和睫状体信号一致，T1WI 上呈较高信号，T2WI 压脂上呈低信号。葡萄膜包括脉络膜富含黑色素，T1WI 上呈高信号。晶状体 T1WI 呈中等信号，T2WI 压脂呈低信号。晶状体前方为房水，T1WI 上呈低信号，T2WI 压脂上呈高信号，后方为玻璃体，T1WI 呈低信号，T2WI 压脂呈高信号。球后可以显示居中的视神经，在 T1WI 及 T2WI 压脂均呈中等信号，并可见两侧的内、外直肌，T1WI 呈中等信号，T2WI 压脂呈稍低信号。眼球外侧仍可见泪腺影（图 2-1-17）。

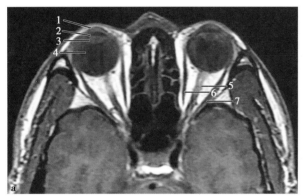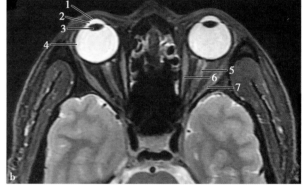

图 2-1-17　MRI 横轴位眼球中部层面（a.T1WI；b. T2WI）
1. 角膜；2. 房水；3. 晶状体；4. 玻璃体；5. 视神经；6. 内直肌；7. 外直肌

（4）眼球下部层面：眶腔较上一层面小。可显示眼环、晶状体及下、内、外直肌（图 2-1-18）。

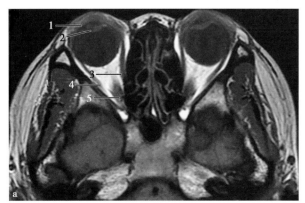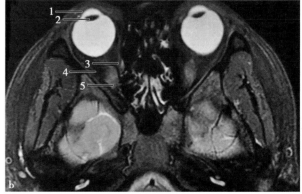

图 2-1-18　MRI 横轴位眼球下部层面（a.T1WI；b. T2WI）
1. 眼环；2. 晶状体；3. 内直肌；4. 外直肌；5. 下直肌

（5）眼球底部层面：眶腔进一步减小，可见团块状眼球底部影，其后方中央可见下直肌影。眶底后内部分可见上颌窦顶部显示，眶壁旁鼻窦内气体含氢质子极少，T1WI、T2WI 压脂上均呈极低信号（图 2-1-19）。

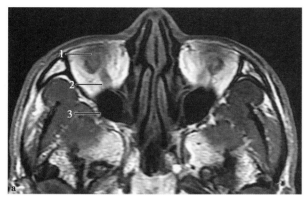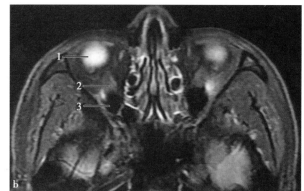

图 2-1-19　MRI 横轴位眼球底部层面（a.T1WI；b. T2WI）
1. 眼球底部；2. 下直肌；3. 上颌窦顶部

2. 冠状位扫描　病人取仰卧位或俯卧位，头部正中矢状位垂直于检查床并与床面中线重合。扫描前，摄取侧位定位片，确定扫描角度和范围。扫描范围为眶前缘—眶后缘。常规冠状位扫描基线为听眶下线的垂直线。冠状位扫描有利于显示眶顶底部、眶尖紧邻结构、上下直肌及视神经与眼外肌的位置关系等。典型 MRI 冠状位影像解剖：

（1）眶外缘层面：可见眼球前部，晶状体、玻璃体显示（图 2-1-20）。

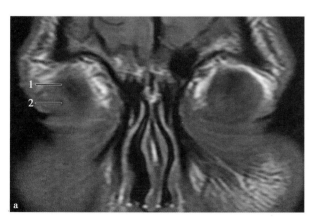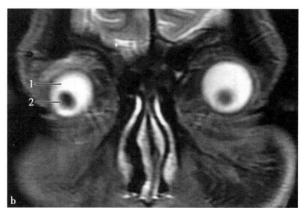

图 2-1-20　MRI 冠状位眶外缘层面（a.T1WI；b. T2WI）
1. 玻璃体；2. 晶状体

（2）眼球赤道层面：眼球位于眶腔中央，径面显示最大，中央为玻璃体，T1WI 呈低信号，T2WI 压脂呈高信号。周边为眼环。在眼环周围有上、下、内、外四条眼外直肌断面，T1WI 呈中等信号，T2WI 压脂呈稍低信号。在上直肌上方、眶顶下可见上睑提肌影。上直肌、内直肌和眶内上壁之间可见紧贴眶壁的上斜肌断面，其稍外上方有点状的眼上静脉，在 T1WI 和 T2WI 压脂均呈流空信号。下直肌下方有时可见由眶内下方的眶底向外稍斜行的下斜肌影。在眼眶外上方，眶壁和眼球之间，可见泪腺影，T1WI 呈中等信号，T2WI 压脂呈高信号（图 2-1-21）。

（3）眼球后层面：眶内充满低密度脂肪影。四条眼外直肌断面影显示较清楚，肌锥中央可见视神经断面影。视神经与上、内直肌之间可显示眼上静脉断面影（图 2-1-22）。

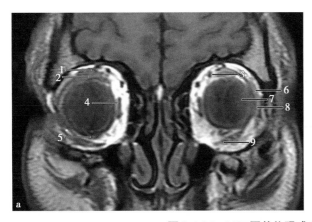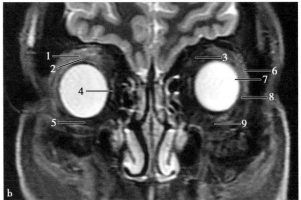

图 2-1-21　MRI 冠状位眼球赤道层面（a.T1WI；b. T2WI）

1. 上睑提肌；2. 上直肌；3. 眼上静脉；4. 内直肌；5. 下直肌；6. 泪腺；7. 玻璃体；8. 外直肌；9. 下斜肌

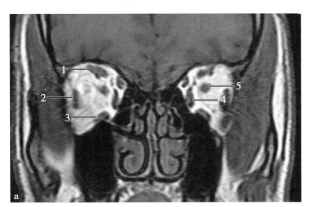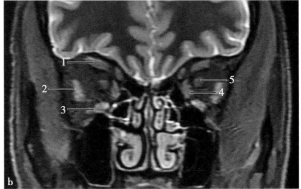

图 2-1-22　MRI 冠状位眼球后层面（a.T1WI；b. T2WI）

1. 上直肌；2. 外直肌；3. 下直肌；4. 内直肌；5. 视神经

　　（4）眶尖部层面：眼眶明显变小，上边为蝶骨小翼，外边为蝶骨大翼，骨髓腔内骨髓含有脂肪成分，在 T1WI 上呈较高信号，T2WI 压脂呈较低信号。眶腔的外上角通眶上裂，外下角通眶下裂。肌锥变小，视神经断面偏于肌环内上区（图 2-1-23）。

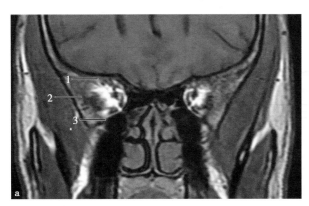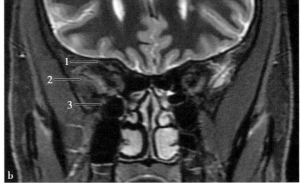

图 2-1-23　MRI 冠状位眶尖部层面（a.T1WI；b. T2WI）

1. 蝶骨小翼；2. 蝶骨大翼；3. 后组筛窦外侧壁

　　3. **斜矢状位扫描**　病人取仰卧位，头部正中矢状位垂直于检查床并与床面中线重合。扫描前，摄取侧位定位片，确定扫描角度和范围。常规斜矢状位扫描基线为视神经的平行线。斜矢状位扫描有利于显示眼眶中轴结构，对于眶顶、眶底及其毗邻结构关系显示较好。典型 MRI 斜矢状位影像解剖：

（1）眼球外部层面：可见外直肌斜断面、上颌窦显示（图2-1-24）。

（2）眼球正中层面：可见上下直肌、玻璃体、晶状体、视神经显示（图2-1-25）。

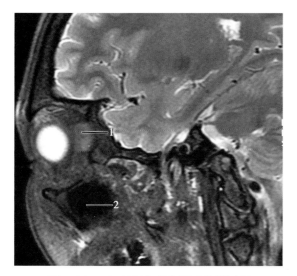

图2-1-24　MRI斜矢状位眼球外部层面

1. 外直肌斜断面；2. 上颌窦

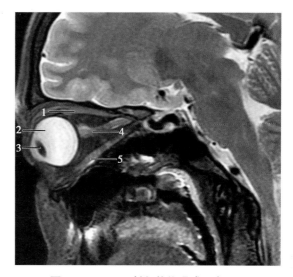

图2-1-25　MRI斜矢状位眼球正中层面

1. 上直肌；2. 玻璃体；3. 晶状体；4. 视神经；5. 下直肌

（3）眼球内部层面：可见内直肌、视束、蝶窦显示（图2-1-26）。

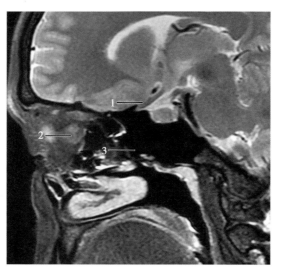

图2-1-26　MRI斜矢状位眼球内部层面

1. 视束；2. 内直肌；3. 蝶窦

（三）MRI对比增强检查

用高压注射器在血管（静脉）内加压注射对比剂后再行MRI扫描，对比剂注射速度2.5～3.0mL/s，对比剂用量一般为1.0mL/kg。动态增强扫描采用三维快速扰相梯度回波序列，行增强后横轴位、冠状位、斜矢状位T1WI，可选择显示病变最好的层面加做脂肪抑制。MRI增强检查通过显示病变组织的不同强化程度与正常组织区分等鉴别疾病，主要用于眼部血管性病变、炎症性病变及眼部占位性病变等。

第二节 泪道系统影像学检查方法与解剖

一、泪道碘油造影

泪道X线碘油造影是通过向泪道中注入高密度对比剂如碘油，人为使泪道和周围组织产生密度差，从而使泪道X线下显影，可用于研究泪道阻塞流行病学特征，泪道疾病的定位、定性诊断，评价泪道术后效果，以及评价邻近部位手术对泪道的影响等。泪道碘油造影对泪囊大小、形态显影良好，而且价格低廉。然而，泪道碘油造影存在以下缺点：侵入性易致泪道损伤；注入造影剂时施加压力对功能性泪道阻塞和轻度泪道狭窄的灵敏性较低；对泪小管阻塞诊断率低；对晶状体辐射影响等。

二、泪道数字化减影

泪道数字化减影是将数字减影血管造影的原理应用于泪道成像的一种泪道造影方法。它去除头颅骨及周围软组织的重叠，突出保留泪道管腔的影像，提高了泪道影像的清晰度。然而，只能对病变部位行定位诊断，不能行定性诊断；检查过程中，任何自主或不自主运动可产生伪影，影响图像质量。

三、泪道CT检查

泪道CT检查具有很高的密度和空间分辨力、无组织结构重叠影、图像清晰、解剖关系明确、检查方便、迅速安全。同时泪道CT检查对骨性泪道狭窄和外伤性泪道阻塞患者有不可替代的作用。然而，普通泪道CT所得到的图像是泪道横断位图像，对泪道结构的细微改变仍可能出现漏诊，泪道CT检查联合多种CT重建技术的运用可以更好显示泪道结构，应用于泪道检查的重建技术主要为MPR。陈浪等发现泪道最小直径多为左右方向，且最狭窄处大多出现于骨性泪道的中段，结合观察矢状位、冠状位的同步图像测得正常骨性泪道中段最狭窄处直径4.11mm±0.53mm，在矢状位图像上测得正常骨性泪道的长度为13.23mm±1.58mm。MPR可用于术前骨性泪道的评价，泪道CT检查在泪道手术中及术后的运用，可以很好地显示骨性鼻泪道的全貌，也可以更精确地定位骨性泪道的起始端和终末端。

（一）典型MPR横轴位影像解剖

1. 泪囊层面 可见泪囊位于眶内侧壁前下方泪囊窝内，泪囊上端为盲端，下端移行于鼻泪管。还可见晶状体、玻璃体、下直肌（图2-2-1）。

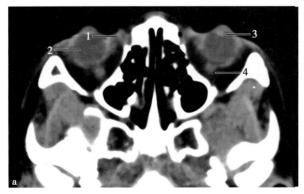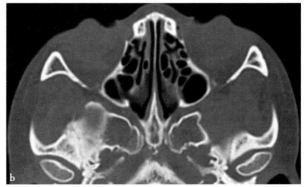

图2-2-1 MPR横轴位泪囊层面（a.软组织窗；b.骨窗）
1. 泪囊；2. 玻璃体；3. 晶状体；4. 下直肌

2. **鼻泪管层面** 是泪囊向下的延续,向下开口于下鼻道。鼻泪管可分为两部分:位于骨性管腔内的称为骨内部;位于鼻腔外侧壁黏膜内的称为鼻内部。鼻泪管外侧为上颌窦,有薄骨壁相隔,内侧为中鼻道侧壁(图 2-2-2,图 2-2-3)。

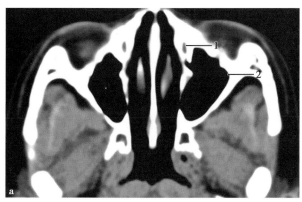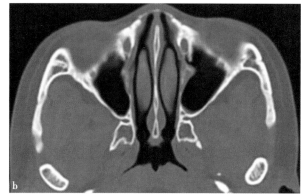

图 2-2-2 MPR 横轴位鼻泪管骨内部层面(a. 软组织窗;b. 骨窗)
1. 鼻泪管骨内部;2. 上颌窦

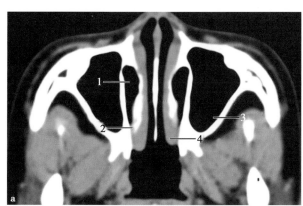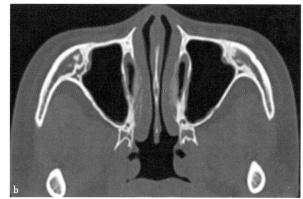

图 2-2-3 MPR 横轴位鼻泪管鼻内部层面(a. 软组织窗;b. 骨窗)
1. 鼻泪管鼻内部;2. 鼻泪管鼻腔开口;3. 上颌窦;4. 下鼻甲

(二)典型 MPR 冠状位影像解剖

1. **泪囊层面** 可见泪囊位于眶内侧壁前下方泪囊窝内,还可见泪腺、晶状体、玻璃体(图 2-2-4)。

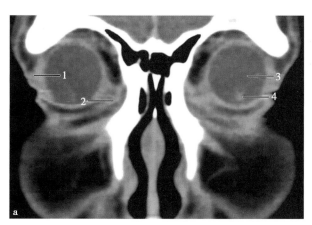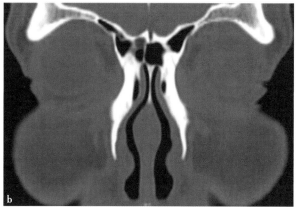

图 2-2-4 MPR 冠状位泪囊层面(a. 软组织窗;b. 骨窗)
1. 泪腺;2. 泪囊;3. 玻璃体;4. 晶状体

2. 鼻泪管层面 是泪囊向下的延续,向下开口于下鼻道(图 2-2-5)。

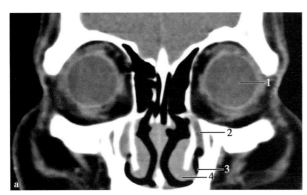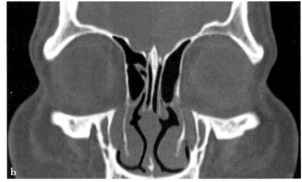

图 2-2-5 MPR 冠状位鼻泪管层面(a. 软组织窗;b. 骨窗)
1. 玻璃体;2. 鼻泪管;3. 鼻泪管鼻腔开口;4. 下鼻甲

3. 典型 MPR 矢状位影像解剖 可见泪囊、鼻泪管全程、鼻泪管鼻腔开口显示(图 2-2-6)。

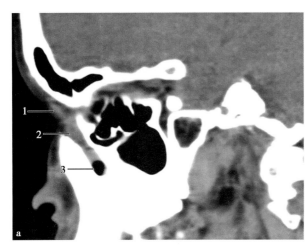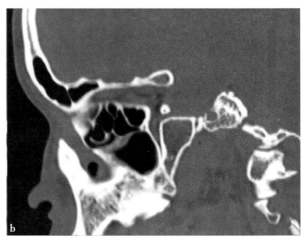

图 2-2-6 MPR 矢状位泪囊、鼻泪管层面(a. 软组织窗;b. 骨窗)
1. 泪囊;2. 鼻泪管;3. 鼻泪管鼻腔开口

四、泪道 MRI 检查

通过向泪道中注入水溶液或顺磁性物质使泪道成像。用于泪囊容积的测量,以及泪道疾病的定位、定性诊断。T2WI 对泪囊腔、黏膜变化显影效果良好,对鼻泪管末端显影好,能避免假阴性,同时其抵抗异物干扰较强(如鼻窦中的气体);T1WI 对泪道阻塞部位的显影效果好,抵抗异物干扰较弱。泪道磁共振检查无辐射,不用局部麻醉,不用向泪道打入造影剂,避免了对泪道的人为损伤。它不仅可提供泪道解剖形态信息,还可为泪道软组织病变的病理改变提供参考信息,这是其他影像技术所不能及的。然而,其对骨性泪道显示不佳,费用高、所用时间也较长。

五、泪道核素显影

泪道核素显影是向结膜囊滴入理化性质接近泪液的造影剂,观察其在泪囊、鼻泪管到鼻腔各部的引流状态,了解上述各部的形态、功能和泪液排泌动力学情况。检查前无须特殊准备。病人一般取坐位,头部摆正固定,两眼凝视前方,检查时尽量不眨眼。采用放射性药物作为显像剂,微量注射器抽取滴于双眼结膜囊内。使用一种带有专门设计的微孔准直器的探测器进行检查,其开口对准眼内眦,滴药后立即逐帧照相,用于功能性溢泪患者泪道的功能性评价。泪道核素显影不用外力注入造影剂,是较为客观反映泪道功能与病变部位的方法,更符合泪道的生理功能,特别对泪小管阻塞或泪道有轻微狭窄,而冲洗泪道通畅的流泪患者有重要的临床意义,然而,其泪道附近的软组织和骨骼解剖结构不能显示,这一点不如 X 线碘油造影及 CT 检查。

六、泪道超声检查

将超声应用于泪道疾病的检查。主要用于泪道系统的生理性研究;了解泪囊及泪道疾病的检查;用于泪道术后的评价;在没有空气的情况下,对泪囊鼻腔吻合术后造骨口也能很好显影。随着超声检查技术的不断完善,超声检查用于泪小管及泪囊区病变的诊断,尤其是对泪小管有着其他影像检查方法不可替代的优势;同时,泪道超声检查无辐射,无人为创伤,无明显禁忌证,操作简单,容易被患者接受。然而,由于鼻骨的遮挡,超声检查对泪囊下端及鼻泪管均不能显影。B 超显示正常泪囊为长椭圆形,顶端钝圆,在泪囊与鼻泪管交界处陡然变窄,泪囊前壁与始切面回声像融为一体,后壁清晰,呈线条状,腔内无反射,或有极少点状反射,在降低灵敏度时消失。

第三节　鼻窦影像学检查方法与解剖

一、CT 检查方法与解剖

(一) CT 平扫

CT 平扫是不使用对比剂的 CT 检查,是眼部 CT 检查的常规方法。扫描常规采用横轴位扫描,以冠状位扫描作补充。

1. 横断面扫描　病人取仰卧位,头部正中矢状位垂直于检查床并与床面中线重合。扫描前,摄取侧位定位片,确定扫描角度和范围。常规横轴位扫描基线为听眶下线,扫描范围为上颌窦下缘—额窦上缘,层厚 5mm,层间隔 5mm,如病变需要可扩大扫描范围。CT 扫描可以通过改变窗宽及窗位而观察软组织及骨组织,能准确评价鼻腔、鼻窦病变部位、范围、骨质破坏情况、病变与周围重要结构的关系以及颈部淋巴结等情况。典型 CT 横轴位影像解剖:

(1) 额窦层面:位于额骨内,鼻腔和鼻窦 CT 上呈低密度,正常窦壁黏膜很薄,不能显示。额窦的前壁为额骨外板,较坚厚,后壁为额骨内板,较薄,与额叶硬脑膜相邻(图 2-3-1)。

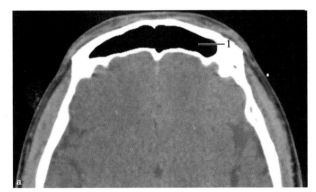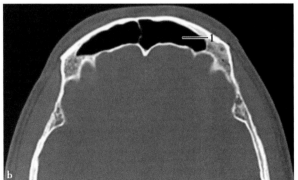

图 2-3-1　CT 横轴位额窦层面(a. 软组织窗;b. 骨窗)
1. 额窦

（2）筛窦、蝶窦层面：筛窦位于鼻腔外上方和眼眶内壁之间的筛骨内，每侧 10 个左右蜂房状小气房，两侧常不对称，气房大小、排列及伸展范围极不规则，外壁菲薄如纸，为眶内侧壁的纸板。蝶窦位于蝶骨体内，由蝶窦中隔分为左右两侧，两侧常不对称，前壁与筛骨垂直板及犁骨后缘相接，后壁为蝶骨体。鼻甲、鼻中隔和窦骨壁 CT 上呈高密度。窦周软组织呈中等密度（图 2-3-2）。

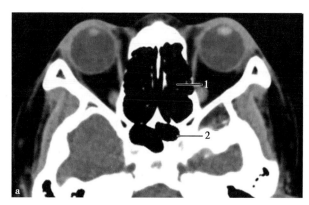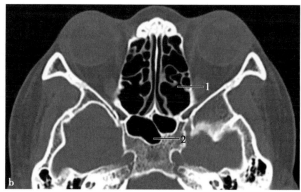

图 2-3-2　CT 横轴位筛窦、蝶窦层面（a. 软组织窗；b. 骨窗）
1. 筛窦；2. 蝶窦

（3）上颌窦层面：在上颌骨体内，形似横置的锥体，前壁中央最薄并略凹陷，上颌窦手术多经此进入，后外壁与翼腭窝相隔（图 2-3-3）。

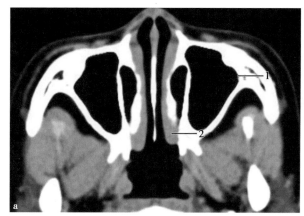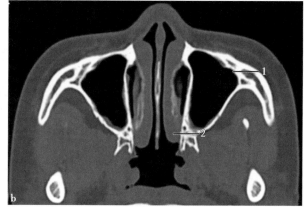

图 2-3-3　CT 横轴位上颌窦层面（a. 软组织窗；b. 骨窗）
1. 上颌窦；2. 下鼻甲

2. 冠状位扫描　病人取仰卧位或俯卧位，头过伸，头部正中矢状位垂直于检查床并与床面中线重合。扫描前，摄取侧位定位片，确定扫描角度和范围。常规冠状位扫描基线为听眶下线的垂直线。扫描范围自额窦前缘至蝶窦后缘，层厚 5mm，层间隔 5mm，如病变需要可扩大扫描范围。

典型 CT 冠状位影像解剖：额窦位于额骨内，内壁为分隔两侧额窦的额窦中隔；底壁为眶顶及前组筛窦之顶，骨质甚薄。筛窦顶壁位于筛板外侧，为颅前窝底部；底壁的前部是上颌窦上壁的内侧缘，后部是腭骨的眶突；顶壁即眶底，顶壁有眶下神经及血管的骨管通过。上颌窦位于上颌骨体内，内壁后上方有上颌窦窦口通入中鼻道；下壁为牙槽突，仅以薄骨片与牙槽相隔（图 2-3-4）。

3. 若观察窦口等重要细微结构，可以采用薄层（层厚 2mm）CT 扫描。

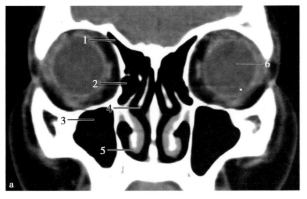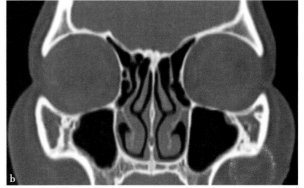

图 2-3-4 鼻窦 CT 冠状位软组织窗、骨窗
1. 额窦；2. 筛窦；3. 上颌窦；4. 中鼻甲；5. 下鼻甲；6. 眼球

（二）CT 图像重建技术

MPR 是鼻旁窦扫描中最常用的重建方式，鼻窦图像在重建时可随时矫正因体位不正带来的问题，使左右对称，经 MPR 重建得到的鼻窦冠状位图像与直接冠状位扫描图像非常接近。

（三）CT 增强扫描

体位、定位片、扫描基线、范围同 CT 平扫。用高压注射器在血管（静脉）内加压注射对比剂后再行 CT 扫描，对比剂注射速度 2.5～3.0mL/s，对比剂用量一般为 1.0mL/kg。CT 增强扫描可了解病变血供情况，并可更清晰地显示病灶范围，是目前常用的检查方法，鼻窦扫描检查必要时作增强扫描。

二、MRI 检查方法与解剖

扫描常规采用横轴位 T1WI 及 T2WI 扫描，必要时冠状位扫描作补充。

（一）MRI 平扫

1. 横轴位扫描 体位、定位片、扫描基线、范围同 CT 平扫。典型 MRI 横轴位影像解剖：

（1）额窦层面：位于额骨内，窦腔内气体和骨皮质 T1WI 及 T2WI 呈低信号；骨髓 T1WI 及 T2WI 呈高或中等信号。窦壁黏膜在 T1WI 上呈线形低或中等信号，在 T2WI 上呈高信号（图 2-3-5）。

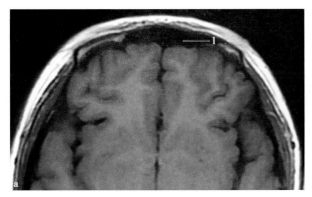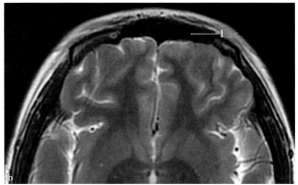

图 2-3-5 MRI 横轴位额窦层面（a.T1WI；b.T2WI）
1. 额窦

（2）筛窦、蝶窦层面：筛窦的外壁；蝶窦的前壁、后壁。窦周脂肪层在 T1WI 和 T2WI 上分别呈高和中等信号（图 2-3-6）。

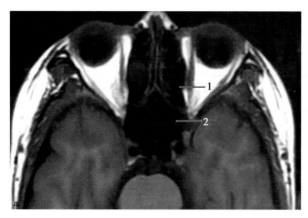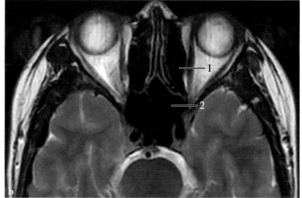

图 2-3-6　MRI 横轴位筛窦、蝶窦层面(a.T1WI；b.T2WI)

1. 筛窦；2. 蝶窦

（3）上颌窦层面：在上颌骨体内，形似横置的锥体。前壁、后外壁（图 2-3-7）。

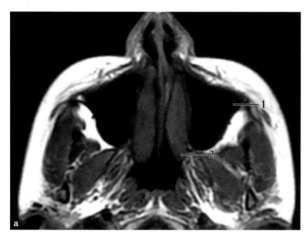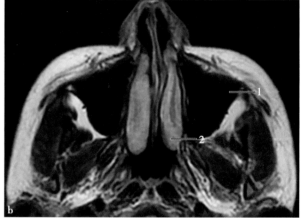

图 2-3-7　MRI 横轴位上颌窦层面(a.T1WI；b.T2WI)

1. 上颌窦；2. 下鼻甲

2. **冠状位扫描**　体位、定位片、扫描基线、范围同 CT 平扫。典型 MRI 冠状位影像解剖见图 2-3-8。

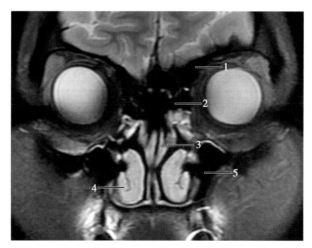

图 2-3-8　鼻窦 MRI 冠状位 T2WI

1. 额窦；2. 筛窦；3. 中鼻甲；4. 下鼻甲；5. 上颌窦

（二）MRI对比增强检查

用高压注射器在血管（静脉）内加压注射对比剂后再行MRI扫描，对比剂注射速度0.5～1mL/s，对比剂用量一般为1.0mL/kg。疑为肿瘤或肿瘤窦外延伸时，宜行MRI增强扫描。可较好区分鼻腔、鼻窦炎症、肿瘤和纤维瘢痕组织，尤其是对恶性肿瘤的定位、定性极为准确，为鼻腔、鼻窦病变最有价值的检查方法。但显示骨质病变和钙化等不及CT敏感。

第四节　视神经影像学检查方法与解剖

一、CT检查

由于CT对软组织分辨率不高，对视神经的解剖关系显示效果欠佳，尤其视神经损伤，常规CT薄层扫描仅能见到部分视神经走行迂曲，密度可无明显异常。CT平扫是不使用对比剂的CT检查，是眼部CT检查的常规方法。扫描可采用横轴位、冠状位及斜矢状位扫描。

（一）横轴位扫描

病人取仰卧位，头部正中矢状位垂直于检查床并与床面中线重合。扫描前，摄取侧位定位片，确定扫描角度和范围。常规横轴位扫描基线为听眶下线，它与视神经走行基本一致，有利于显示视神经。视神经典型CT横轴位影像解剖（眼球中部层面）（见图2-1-3）：视神经由视网膜神经节细胞的轴突汇集而成。从视盘开始后穿过脉络膜、巩膜筛板，经视神经管进入颅内，止于视交叉前角。分为球内段、眶内段、管内段和颅内段4段。球后可以显示视神经眶内段、管内段、房水、晶状体、玻璃体、泪腺、眼环、内直肌、外直肌、视神经、眶上裂。

（二）冠状位扫描

病人取仰卧位，头部正中矢状面垂直于检查床并与床面中线重合。扫描前，摄取侧位定位片，确定扫描角度和范围。扫描范围为眶前缘—眶后缘。常规冠状位扫描基线为听眶下线的垂直线。视神经典型CT冠状位影像解剖（肌锥层面）（见图2-1-8）：可见视神经横切面、上直肌、外直肌、内直肌、下直肌。

（三）斜矢状位扫描

病人取仰卧位，头部正中矢状面垂直于检查床并与床面中线重合。扫描前，摄取侧位定位片，确定扫描角度和范围。常规斜矢状位扫描基线为视神经的平行线，有利于显示视神经。视神经典型CT矢状位影像解剖（图2-4-3）：可见玻璃体、上直肌、下直肌、视神经及视神经管。

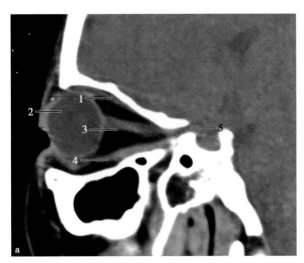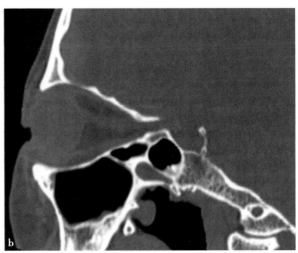

图2-4-1　CT斜矢状位层面（a.软组织窗；b.骨窗）
1. 上直肌；2. 玻璃体；3. 视神经；4. 下直肌；5. 视神经管

二、MRI 检查

MRI 具有较高的软组织分辨率，对视神经的解剖关系显示较好，而且可以较敏感地显示视神经损伤。

（一）MRI 平扫

为视神经检查的常规方法。T1WI：TR 2 100ms，TE 27ms，TI 750ms，层厚 5mm，层间距 5mm，FOV 24cm×24cm；T2WI：TR 4 400ms，TE 102ms，层厚 5mm，层间距 5mm，FOV 24cm×18cm，矩阵 256×192。MRI 扫描常采用横轴位扫描、冠状位扫描、斜矢状位扫描。

1. 横轴位扫描　病人取仰卧位，头部正中矢状位垂直于检查床并与床面中线重合。扫描前，摄取侧位定位片，确定扫描角度和范围。扫描范围为眶上缘—眶下缘。常规横轴位扫描基线为听眶下线，它与视神经走行基本一致，利于观察视神经及其与邻近结构的前后关系等。典型 MRI 横轴位影像解剖：

（1）眶内视神经层面：球后可以显示居中的视神经，在 T1WI 及 T2WI 压脂均呈中等信号（图 2-4-2）。

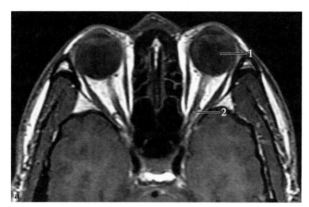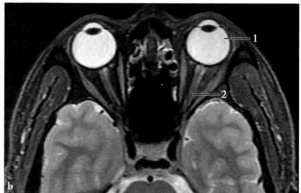

图 2-4-2　MRI 横轴位眶内视神经层面（a.T1WI；b.T2WI）
1. 晶状体；2. 视神经（眶内段）

（2）视交叉层面：视交叉为扁平四边形，在第三脑室前、底壁交界处的鞍上池内，其前外侧与视神经颅内段相连（图 2-4-3）。

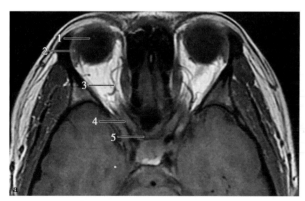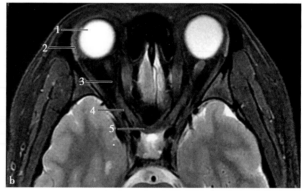

图 2-4-3　MRI 横轴位眼球上部层面（a.T1WI；b.T2WI）
1. 玻璃体；2. 泪腺；3. 眼上静脉；4. 视神经（管内段）；5. 视交叉

2. 冠状位扫描　病人取仰卧位或俯卧位，头部正中矢状位垂直于检查床并与床面中线重合。扫描前，摄取侧位定位片，确定扫描角度和范围。扫描范围为眶前缘—眶后缘。常规冠状位扫描基线为听眶下线的垂直线。冠状位扫描有利于显示视神经及其与邻近结构的上下关系等。典型 MRI 冠状位影像解剖：

（1）肌锥层面：肌锥中央并略偏内上可见视神经断面影（图2-4-4）。

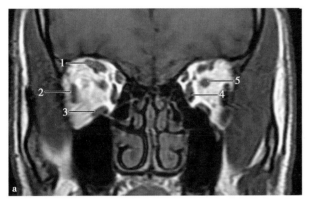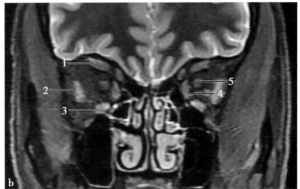

图2-4-4　MRI冠状位眼球后层面（a.T1WI；b.T2WI）
1. 上直肌；2. 外直肌；3. 下直肌；4. 内直肌；5. 视神经

　　（2）视交叉层面：视交叉，为扁平四边形，位于蝶骨视交叉沟的后上方，在第三脑室前、底壁交界处的鞍上池内，其前外侧与视神经颅内段相连，后外侧延续为视束，下方为垂体漏斗部，T1WI、T2WI压脂上均呈等信号。在T1WI、T2WI压脂上呈中等信号。颈内动脉，在T1WI、T2WI压脂均呈流空信号。蝶窦，T1WI、T2WI压脂上均呈极低信号（图2-4-5）。

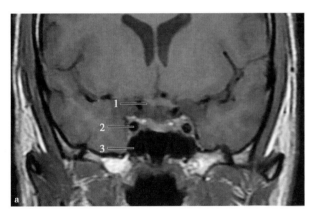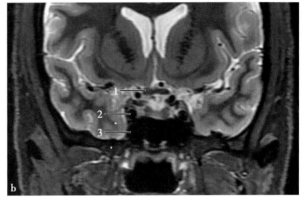

图2-4-5　MRI冠状位视交叉层面（a.T1WI；b.T2WI）
1. 视交叉；2. 颈内动脉；3. 蝶窦

　　3. 斜矢状位扫描　病人取仰卧位，头部正中矢状位垂直于检查床并与床面中线重合。扫描前，摄取侧位定位片，确定扫描角度和范围。扫描范围为常规斜矢状位，扫描基线为视神经的平行线。斜矢状位扫描有利于显示眼眶中轴结构，对于眶顶、眶底及其毗邻结构关系显示较好。典型MRI斜矢状位影像解剖见图2-1-25、图2-1-26。

　　（二）MPR和曲面重建

　　MPR图像可从多个角度更全面地观察视神经。曲面重建（curved planar reformation，CPR）能弥补由于视神经的解剖的特殊性造成视神经不能在同一层面显示的缺点，可连续、完整、清晰地显示视神经全貌，确切显示病变的形态和范围，清晰显示视神经与周围组织的关系，为诊断医生提供更多信息，MPR和CPR可减少由于病人体位不正等原因导致的漏诊和误诊。

　　（三）MRI增强扫描

　　平扫结合增强下的三维重建技术不仅可以敏感和确切地显示视神经损伤的形态和范围，还可较准确地显示视神经管和眼眶的细微骨折，优于薄层CT扫描和常规MRI扫描。

三、视神经管骨折的影像学判断

视神经管是视神经通向大脑的通道,长 5～12mm,是由蝶骨小翼的下根与蝶骨体构成,自后内向前外斜行,分为内外上下四个壁和眶颅两个口。近眶口部最厚,管中部较薄,内侧壁中部最薄,这是临床上视神经管骨折最易发生在此的解剖学基础。视神经管骨折多发生于额叶区及额颞区颅脑外伤,尤其是眉弓外侧的挫伤,常见为车祸伤,其次为高处坠落伤。视神经管的内侧是蝶窦,两者之间只有一层菲薄骨板相隔,故常合并损伤,且蝶窦黏膜下有丰富的毛细血管,损伤时容易形成蝶窦积血。视神经管骨折尤其是骨折合并骨膜下出血或骨折片移位可使视神经管变窄,视神经局部受压,常导致视力降至光感以下,患眼瞳孔散大,直接对光反射消失而间接对光反射存在,是外科急诊减压手术的指征之一,早期诊断具有重要意义。目前影像学检查方法有如下几种:

（一）CT 检查

1. **常规 CT 平扫** 普通视神经管 CT 扫描层厚 5mm,多数不能清楚的显示视神经管及其骨折。常规 CT 平扫发现蝶窦积血合并视力下降或失明时,应追加视神经管 HRCT 扫描查明视神经管情况。

2. **高分辨率 CT 扫描**（high resolution CT scanning,HRCT） 外伤后视神经损伤显示视神经管常规采用 HRCT 横轴位和冠状位扫描。HRCT 扫描特定体位所显示的视神经管影像解剖能清楚地显示各个部位和不同类型的骨折征象。在 CT 横断位图像上视神经管与前床突相平行,呈管状,斜行走向,双侧视神经管以蝶窦为轴呈"V"字形,前床突层面能正确显示视神经管的各壁情况;在冠状位图像上显示视神经管全段的不同冠状切面,呈孔状,自眶口至颅内口依次为半圆形、圆形及水平卵圆形。两者互为补充,使诊断更加准确。

根据骨折形态影像学上可分为 5 型,包括:①线形骨折,CT 像上呈线样低密度骨质不连续(图 2-4-6a);②嵌入型骨折,CT 像上可见骨折片深入视神经管内(图 2-4-6b);③凹陷型骨折,CT 像上骨折处呈"八"字形,尖端朝向蝶窦内(图 2-4-6c);④粉碎性骨折,CT 像上见多条骨折线,视神经管结构紊乱(图 2-4-6d);⑤混合型骨折,CT 像上表现为合并以上两种或两种以上类型的骨折。

视神经管骨折根据骨折不同部位及 CT 表现分为 3 型:①管内型:构成视神经管内外上下壁范围内的骨壁骨折属管内型,骨折均位于管内侧壁,即蝶窦外侧壁。骨折 CT 表现为线样骨折时,骨折处的蝶窦内可见局限性黏膜下血肿征象,CT 表现为椭圆形或半月形软组织密度增高影,密度均匀,境界清楚,骨窗可见线样骨折位于该软组织的后中部或附近,由于一侧断端朝向视神经管,引起局限性视神经管管腔狭窄。凹陷骨折可导致蝶窦内气-液平面,蝶窦、筛窦积血时表现为腔内密度增高;如骨折断端分开较为明显以至形成小缺口,使视神经管侧的内容物沿此小缺口疝向蝶窦,CT 可见沿视神经管内侧壁骨折断端分开处局限性向蝶窦侧突出的软组织密度影。②管外型,指骨折位于管内型骨折以外的视神经骨性通道,又根据骨折所在不同位置再将其分为 2 个亚型:近颅内侧骨折为颅口型,指骨折位于颅内侧视交叉前沟(即蝶窦后壁)至视神经入视神经管处,称此颅内侧段骨折,此型有时可在视神经交叉前沟内可见气体影;近眼眶侧骨折为眶口型,指眶尖处和 / 或构成蝶窦外侧壁的蝶骨的骨折,此型均合并有眼眶内和 / 或外侧壁骨折,骨折处蝶窦内亦可见局限性高密度影,有时可见游离骨折片位于视神经通道内,可能为眼眶内侧壁骨折的游离小骨片所致,CT 可见局部视神经肿胀增粗,呈等低不均混合密度。③混合型,指管内和管外骨折并存或多处不同部位(不论同侧或对侧)的骨折。各型骨折均可致视神经受累,受累的视神经多邻近骨折处,CT 可见视神经水肿、扭曲、局限性增粗、断裂等,多为等低不均密度,边缘不规则,如受累的视神经出血 CT 可见局限高密度影,故视神经改变及蝶窦、筛窦积血可作为视神经管骨折的间接征象。虽然 HRCT 对骨折的显示率较高,但也存在着一定的局限性,如 CT 为二维图像,常不能直接显示骨折线的全程,不易判定骨折的确切部位、移位情况及其空间解剖关系。

3. **CT 重建技术** 通过重建图像,可以清晰展示视神经管骨性结构、骨折线位置、走向、范围和骨折移位、脱位情况,以及与周边临近蝶窦、筛窦及颈内动脉等结构的空间关系;并可任意旋转图像模型,从最佳角度观察骨折。用于视神经管骨折的重建方法主要包括 MPR、MIP 及 VE 等。

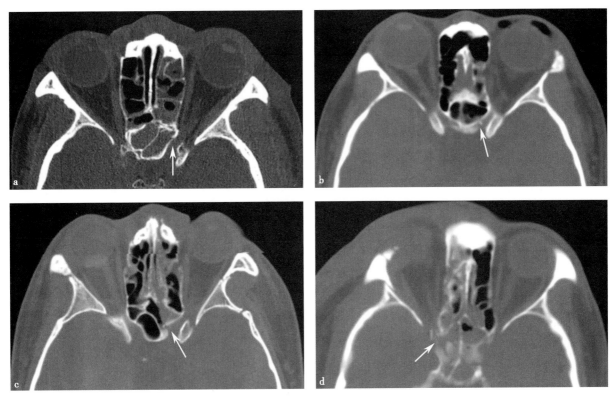

图 2-4-6　水平位眼眶 CT 显示视神经管骨折（箭头）
a. 线形骨折；b. 嵌入型、管内型骨折；c. 凹陷型骨折；d. 粉碎性骨折

（1）MPR：选择任意方向、平面进行重建，轴位再重建可弥补图像两侧不对称，大大地增加了诊断信息量，能完整地显示不同走向的骨折线，了解骨折的全貌（图 2-4-7，图 2-4-8）。当骨折线位于视神经管上、下壁时，骨折线与扫描基线平行，可能发生漏诊，此时进行冠状位重建可清晰显示骨折，并可显示视神经管与后组筛窦和蝶窦间的关系，沿视神经管方向进行斜面重建，可清晰显示上下壁骨折，并测量骨折片移位程度，直接显示骨折片是否压迫视神经，是显示视神经管骨折和视神经的理想方法，但对无移位的视神经管骨折显示差。

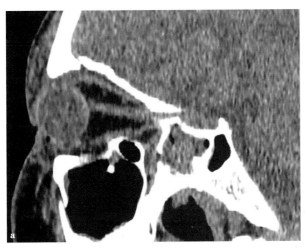
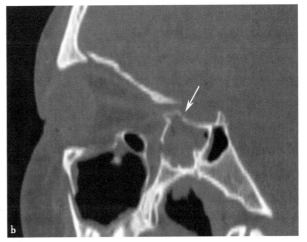

图 2-4-7　视神经管骨折 MPR 重建斜矢状位图像（a. 软组织窗；b. 骨窗）

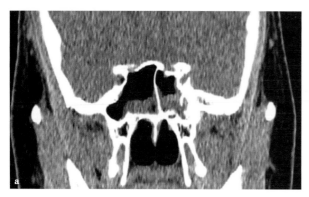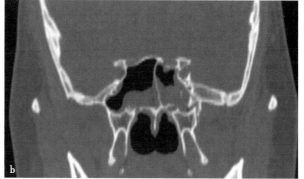

图2-4-8　视神经管骨折MPR重建冠状位图像（a. 软组织窗；b. 骨窗）

（2）MIP：在显示细微骨折方面良好，可使视神经管内外侧壁或上下壁骨折显示清晰，在连续性和整体观上优于轴位图像（图2-4-9，图2-4-10），但MIP在空间立体方面要较VR差。

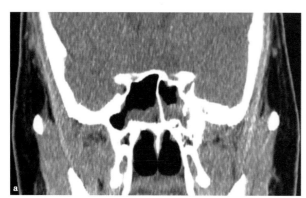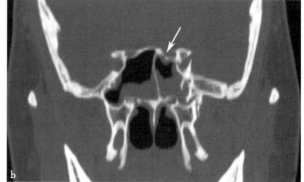

图2-4-9　视神经管骨折MIP重建冠状位图像（a. 软组织窗；b. 骨窗）

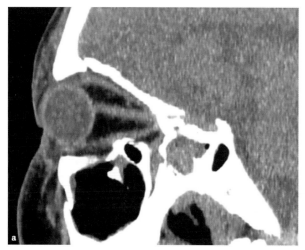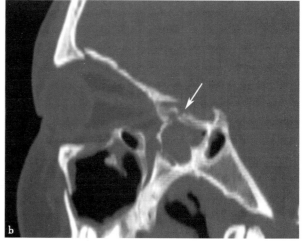

图2-4-10　视神经管骨折MIP重建矢状位图像（a. 软组织窗；b. 骨窗）

（3）VE：可用于术前了解视神经管的骨折部位及周围毗邻关系，重建影像与真实视神经管的解剖形态一致，整体立体感强，可从内部清晰显示视神经管的四壁结构，并可动态观察内部骨质的连续性，可清晰显示视神经管内壁自然缺失形态，判断视神经管骨折情况（图2-4-11）。

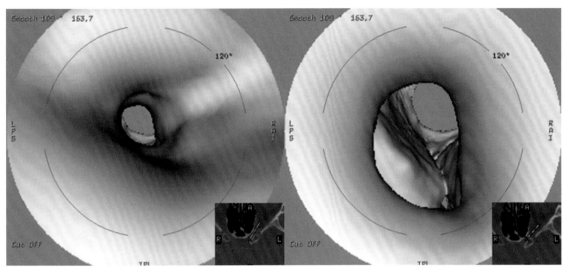

图 2-4-11　视神经管 VE 成像

（二）MRI 平扫

MRI 检查对视神经及视神经管骨膜下出血的显示明显优于 HRCT。MRI 对骨质的显示有极大的局限性，故 MRI 在视神经及其周围骨质的骨折显示方面明显不及 HRCT 好，可作为眼部和颅脑外伤 CT 检查的补充。

第五节　颈内动脉影像学检查方法与解剖

一、数字减影血管造影技术检查

患者取仰卧位，常规采用 Seldinger 技术穿刺股动脉插管法，0.2% 盐酸利多卡因注射液 5ml 局部浸润麻醉，采用高压注射器经股动脉注入非离子型对比剂，使用专用血管造影机，常规采集颈动脉分叉部正、侧位造影图像。采集参数：高压注射器流率 3.0～3.5mL/s，总量 15.0～17.5mL，压力 300psi（1psi=6.89kPa）。3D 自旋模式采集图像后，将图像传至工作站，颈动脉进行三维表面重建或透明重建获得 3D 数字减影血管造影技术（digital substraction angiography，DSA）图像。

DSA 为评价眼动脉的首选方法，是颈内动脉狭窄及侧支血管的金标准。然而，DSA 为有创检查，价格贵，且二维导管造影的观察角度受狭窄血管横截面形态的影响，会低估或高估颈动脉狭窄的程度，并且不能观察血管腔内的情况。

典型颈内动脉 DSA 影像解剖：颈内动脉沿咽侧壁垂直上升达颅底，经颈动脉管入颅腔。颈内动脉在颈部可划分为 7 个解剖段（图 2-5-1），包括 C1：颈段，始于第四颈椎平面，进入颞骨岩部的颈动脉管后终止；C2：岩段，全程均在颈动脉管内，分垂直段及水平段，如倒 "L" 形；C3：破裂孔段；C4：海绵窦段，始于岩舌韧带上缘，穿过硬膜环而出海

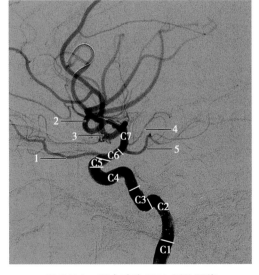

图 2-5-1　颈内动脉 DSA 侧位图像

C1. 颈段；C2. 岩段；C3. 破裂孔段；C4. 海绵窦段；C5. 床突段；C6. 眼段；C7. 交通段

1. 眼动脉；2. 大脑中动脉；3. 大脑前动脉；4. 脉络膜前动脉；5. 后交通动脉

绵窦；C5：床突段，始于近侧硬膜环，止于颈内动脉进入蛛网膜下腔外的远侧硬膜环；C6：眼段，始于远侧硬膜环，止于后交通动脉起点近侧，眼动脉在视神经管颅口处，大多数位于视神经内下方，前行过程中，眼动脉偏向外侧的角度比视神经大，到了视神经管眶口处，大多数眼动脉绕行至视神经的外下方；C7：交通段，起自后交通动脉起点近侧，止于大脑前动脉及大脑中动脉分叉处。颈内动脉颅内段分支包括大脑前动脉、大脑中动脉、后交通动脉、脉络膜前动脉。其中，大脑前动脉发出后，行向前内，进入大脑纵裂，沿胼胝体沟后行，主要分布于顶枕裂以前的大脑半球内侧面和额、顶叶外侧面的上部。大脑中动脉发出后，以水平方向走向外侧，继而折向上方，进入大脑外侧沟并沿此沟走行向外后，主要分布于大部分大脑半球上外侧面和岛叶。后交通动脉向后与大脑后动脉相连。

二、计算机断层成像血管造影检查

患者取仰卧位，采用高压注射器经血管（静脉）注入非离子型对比剂，注射流率 3.0mL/s，注射剂量为80mL，延时 20～23s 开始扫描，当对比剂在靶血管达到高峰浓度时开始螺旋扫描，具体扫描参数为管电压120kV、管电流 300mA，扫描范围一般为主动脉弓至头顶。所得计算机断层成像血管造影（computerized tomography angioascular，CTA）原始数据经工作站后处理，血管重组包括获得 CPR、MIP、VR 和 MPR图像。

（一）CPR

CPR（cardiopulmonary resuscitation）是根据血液循环时间在靶血管内对比剂高峰期进行螺旋扫描，采集容积资料，通过 CPR 获得血管影像（图 2-5-2）。CPR 能跟踪血管走行，将弯曲的血管结构拉直观察，清晰显示周围显示不清的血管解剖关系，不致遗漏血管折叠部位的病变，适用于颈内动脉成像。

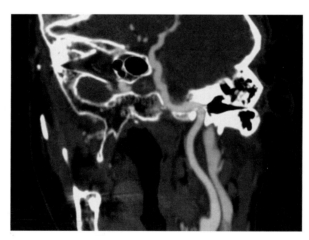

图 2-5-2　颈内动脉 CPR 重建图像

（二）VR

VR 是利用容积扫描所得原始数据传送至后处理工作站，进行容积再现技术（VR）重组。所得图像显示三维空间关系，有较好的连续性和立体感。在 VR 显示技术中，适当调整 CT 值和色彩，使头颈部血管能在互相重叠的状态下清晰可辨，较好地显示血管和组织结构关系。去除骨骼重建时选择软组织重建并调整最佳 CT 阈值和血管 CT 阈值，这样可以完整显示血管。

（三）MIP

能获得与传统 DSA 造影近似的图像，可任意角度观察，能最佳显示血管的形态、走行。但采用最大密度投影，在后处理中丢失非最大密度的信息。而且，由于颅骨影响，不易于完整显示颈内动脉走行。

（四）MPR

是利用容积扫描所得原始数据传送至后处理工作站，获得矢、冠状位或任意斜面的二维图像。重建图像可从多个角度更全面地观察血管情况，但不易于完整显示颈内动脉走行。

CTA 的重组技术能旋转 360°，可以任意角度观察病变血管和血管腔内的情况，避免血管重叠的干扰，联合应用 VR、MIP 等多种后处理技术，可明确血管的三维空间位置关系并获得更精确和有效的诊断信息。此外，CTA 可以直接清楚地显示 DSA 难以显示的血管壁钙化及软斑块等。可测量附壁血栓的 CT 值、范围，还可应用分析软件，通过定义狭窄段血管内板块、钙化、增强后血流等的 CT 值，分析狭窄段血管内的各成分所占体积的百分比，为外科提供血管狭窄的成因，对选择治疗方式具有重要参考价值。然而，3D-CTA 难以排除颅底骨或海绵窦等解剖结构或容积效应的影响，骨骼、对比剂、血管钙化不易区分，有时导致图像难以完整清晰显示。

三、磁共振血管造影检查

（一）3D TOF MRA

磁共振血管造影检查（magnetic resonance angiography，MRA）是指在数据采集过程无须注射对比剂，利用血液的流动效应与周围静止组织的自然对比进行血管成像，基本原理是流动相关增强效应，所以在采集到的原始图像中可以避免颅底骨和海绵窦的干扰（图 2-5-3）。MRA 提供原始数据可得到优秀的图像质量，已经在临床广泛使用，但 MRA 不是诊断动脉狭窄的金标准，血流信号的丢失会加剧狭窄的表现，而且 TOF 法 MRA 对眼动脉显示不良，表现为细小、不连续影，可能与血流速度及周围组织影响有关，该法不能对眼动脉的代偿作用做出正确评价。

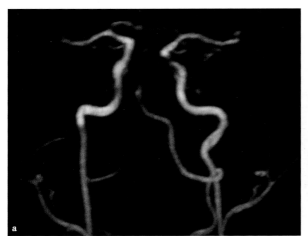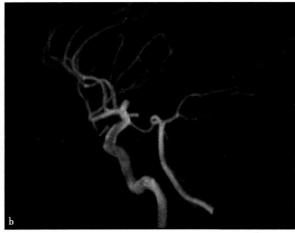

图 2-5-3 颈内动脉 3D TOF MRA 正侧位图像（a. 正位；b. 侧位）

（二）对比增强 MR 血管造影（CE MRA）

高压注射器将对比剂由血管（静脉）注入，流速 2mL/s，剂量 0.2mmol/kg，随即注入 15mL 生理盐水，保证对比剂完全迅速注入体内。采用特殊加强快速梯度回波脉冲序列，冠状面扫描，TR6.2ms，TE1.1ms，翻转角 45°，激励次数 1 次，层厚 2mm，视野 30cm×30cm，矩阵 256×128，层间和层内均采用内插法进行重建。CE MRA 对比剂的应用缩短了血液的 T1 弛豫时间，使成像时间明显缩短。更短的 TE 消除了湍流的信号丢失，使狭窄的分级更加准确，且没有明显的运动伪影，有较高的敏感性。CE MRA 对流动饱和不敏感。

四、经颅多普勒超声检查

经颅多普勒超声（transcranial doppler，TCD）无创、经济、易操作，对眼动脉的评价有独特价值。但资料不易保存，不能整体显示血管形态。

第六节 眼鼻相关疾病影像学诊断与鉴别诊断

眼鼻相关疾病种类繁多,临床表现复杂,部分甚至相当隐匿,影像学检查对其诊断与鉴别诊断至关重要。下面以"眼外肌肥大"为例予以系统、详细讲解。

一、概述

眼眶容积约 30mL,眼眶病变大多发生在肌圆锥内、外,因此,眼眶局部病变常导致眼外肌的直接或间接改变。此外,有些全身性病变也特别容易侵犯眼外肌,导致眼外肌出现相应改变。局部及全身性病变都可表现为一条或多条眼外肌肥大,其病因主要包括炎症、血管性病变、转移性肿瘤、淋巴造血系统、肌肉内原发肿瘤的病变等。诸多病因给临床诊断带来一定困难,通过各种影像学检查对眼外肌肥大进行诊断和鉴别诊断具有重要的意义。

二、眼外肌肥大的诊断方法及标准

单侧眼外肌肥大时,以同侧眼外肌和对侧同一平面的相同眼外肌形态为比较标准。双侧眼外肌肥大,则结合患者的临床及其他影像资料。肥大程度分为轻、中、重三级。轻度指肥大肌肉较健侧或正常值增粗少于 100%;中度指肥大肌肉较健侧或正常值增粗 100%~200%;重度指肥大肌肉较健侧或正常值增粗超过 200%。Ali Ozgen 等利用软件测量 CT 眼外肌的肌肉密度,肌肉的直径(水平位的水平径、冠状位的垂直径),认为正常组各眼外肌直径:上直肌 4.6mm,下直肌 4.8mm,外直肌 3.3mm,内直肌 4.2mm。并且求出眼外肌直径指数(即五条眼外肌直径总和),认为正常组为 16.9mm。邱海江等假设肌肉和视神经的横截面为圆形,得出眼外肌的横截面积,认为各眼外肌中段正常面积值为:上直肌 24.29mm^2,下直肌 21.6mm^2,外直肌 20.38mm^2,内直肌 22.59mm^2。而且,通过分析眼眶低密度组织空间(the low density space of posterior orbit,LDSPO),即 CT 中所见的包围在骨性眶壁内除去眼外肌和视神经的组织,密度比较低,所以在 CT 上显示为黑色区域,包括脂肪组织、淋巴组织等,以脂肪组织为主。在骨性眼眶容积不变的前提下,眶后部各条眼外肌有不同程度肥大时,LDSPO 就会缩小,可以通过 LDSPO 的大小反映眼外肌肥大程度,LDSPO 越小,眼外肌肥大越严重。有研究认为,LDSPO 占骨性眼眶横截面积的正常百分比为 59.51%。CT 的 VR 可以对 LDSPO 进行三维重建,VR 重建得眼眶容积值,可反映眼外肌肥大程度(图 2-1-13)。Forbes 等进行三维的量化分析,利用 CT 对正常眼眶组织的体积进行测量,发现正常眼外肌的平均体积是女性 4.69mL,男性 4.79mL。

三、眼外肌肥大的鉴别诊断

(一)甲状腺相关性免疫眼眶病

本病又称为 Graves 眼病,发病年龄跨度较大,从青年到老年均可患病,其中甲状腺功能亢进伴眼征者多为青年女性,单纯有眼征者性别差异不明显。本病的主要临床表现:甲状腺功能亢进、正常或低下,同时伴有眼球突出、眼睑退缩、迟落、视力减退、球结膜水肿等。眼外肌在眼眶 CT 扫描中与低密度的眶脂肪对比明显,可清楚显示,通过 CT 平扫横轴位及冠状位扫描显示不同病因的眼外肌肥大的不同特征(图 2-6-1)。Graves 眼病

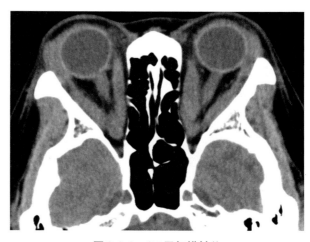

图 2-6-1 CT 平扫横轴位
两侧内、外直肌增厚

时，多条眼外肌肥大多见，眼外肌呈弥漫梭形肥大，主要累及肌腹，止端一般不增厚，肌肉边缘比较清晰锐利，眼外肌受累由多少依次为：下直肌、内直肌、上直肌、外直肌。单独下直肌肥大时，水平扫描中酷似眶尖部肿瘤。眶内脂肪可表现为正常，亦可体积增大，眶隔前突。急性期眶脂肪内可见点线片状密度增高影像。此外，部分病例可见眶尖密度增高，压迫视神经，泪腺肿大，眼上静脉扩张，眶内壁向内移位，呈现"细腰瓶"样改变等征象。MRI 可以将所有眼外肌更清楚显示，还可显示眼外肌脂肪变性及纤维化改变造成的信号差异，从而了解眼外肌的病理改变（图 2-6-2）。Graves 眼病时，受累眼外肌 T1WI 呈低信号，T2WI 呈高信号；晚期眼外肌已纤维化，在 T1WI 和 T2WI 均呈低信号，增强扫描显示病变早期、中期有轻度至中度强化，晚期眼外肌纤维化时则无强化。

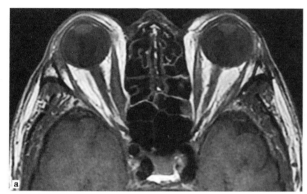 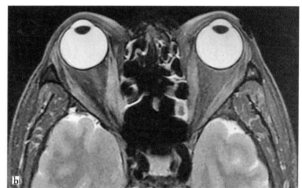

图 2-6-2　MRI 平扫横轴位（ a.T1WI；b.T2WI ）
右侧内直肌增厚

（二）特发性眼眶炎性假瘤

本病也是引起眼外肌肥大的较常见原因，好发于青壮年，单眼受累多见，也可双眼发病。其发病机制不明，可能与自身免疫反应有关。根据临床表现可分为急性、亚急性、慢性和复发性四期。炎症可累及眼外肌、泪腺、巩膜、眶脂肪和视神经，主要累及眼外肌者又称肌炎型炎性假瘤。特发性眼眶炎性假瘤与 Graves 眼病的影像学表现有一定的交叉，两者不典型病例的影像学鉴别较困难，必须结合实验室检查及临床资料（包括对糖皮质激素治疗的反应等）才可能作出正确的诊断。

CT 显示肌炎型炎性假瘤多表现为单眼单肌中、高度受累，肌腱和肌腹肥大，形状不规则，肌肉附着点呈球形肿胀，肿胀眼外肌的边界不清（图 2-6-3，图 2-6-4），常见的受累眼外肌依次为外直肌、内直肌、上直肌和下直肌。MRI 示炎性细胞浸润期 T1WI 呈低信号，T2WI 呈高信号，纤维化期 T1WI 和 T2WI 均呈低信号。增强后中度至明显强化（图 2-6-5，图 2-6-6）。

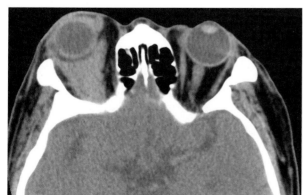 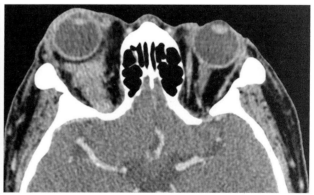

图 2-6-3　眼眶炎性假瘤 CT 平扫　　　　　　图 2-6-4　眼眶炎性假瘤 CT 增强
右侧上直肌明显增粗　　　　　　　　右侧上直肌中度强化

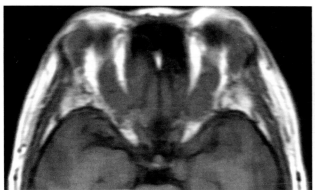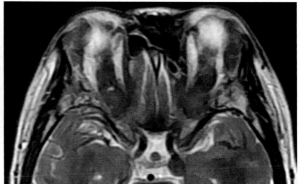

图 2-6-5　眼眶炎性假瘤 MRI 平扫

两侧上直肌明显增粗

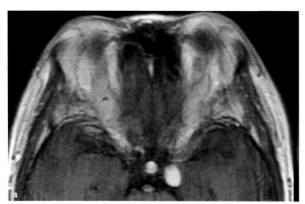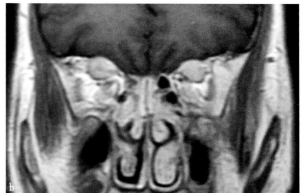

图 2-6-6　眼眶炎性假瘤 MRI 增强（a. 横轴位；b. 冠状位）

两侧上直肌中度强化

（三）眼眶血管性病变

本类疾病包括颈动脉海绵窦瘘、静脉性血管畸形、静脉曲张、动静脉血管瘤等，其中以颈动脉海绵窦瘘多见。由于眶内的异常血管交通，造成眶内正常结构的充血水肿，常常累及眼外肌。

颈动脉海绵窦瘘多由外伤引起，一般是指海绵窦段的颈内动脉本身或其在海绵窦内的分支破裂，与海绵窦之间形成异常的动静脉沟通。临床主要表现为体位性或搏动性眼球突出，眼眶受累时，眼眶静脉回流受阻致眶压升高、组织水肿引起眼外肌肥大。X 线显示患侧眼眶密度增大，少数病史长者可见眶上裂扩大。对于眼外肌肥大 X 线难于显示。CT 多显示单眼多条眼外肌轻度均匀一致性肿大，止端多正常，边界清楚，较光滑（图 2-6-7a）；同时，眼上静脉扩张，海绵窦扩张、眼球突出、视神经增粗，增强后可见增粗的眼上静脉（图 2-6-7b）和增大的海绵窦明显强化（图 2-6-7c）。CTA 可见眼上静脉明显扩张、增粗（图 2-6-7d）。MRI 示受累眼外肌 T1WI 呈低信号，T2WI 呈高信号。增强后可见眼外肌强化，由于信号流空效应，增粗的眼上静脉和增大的海绵窦平扫即可清楚显示。

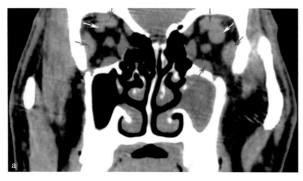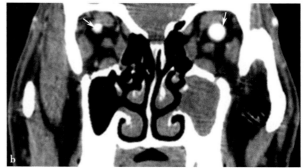

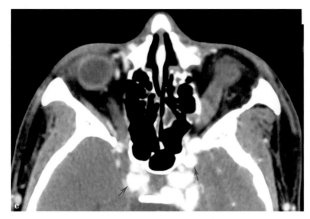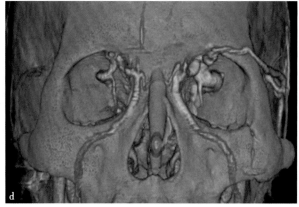

图 2-6-7　颈动脉海绵窦瘘患者 CT 检查特征

a. 多条眼外肌轻度均匀一致性肿大（红箭头），眼上静脉扩张（白箭头）；b. 增强后见增粗的眼上静脉（白箭头）；c. 增强后见增大的海绵窦明显强化（红箭头）；d. CTA 显示两侧眼上静脉明显扩张、增粗

（四）眼眶肿瘤

主要包括横纹肌肉瘤、淋巴瘤、白血病和转移瘤等。

1. 横纹肌肉瘤　原发横纹肌肉瘤是儿童时期最常见的眶内恶性肿瘤，眼外肌肥大也是该病在眶内较常见的表现形式。横纹肌肉瘤发生于眼外肌时，CT 平扫与眼外肌呈等密度或稍高密度，单眶受累，受累肌肉数量不定，肌肉多为不规则增厚，边界不清。MRI 可根据信号差异而区分肿瘤组织和肿大的肌肉组织。MRI 上横纹肌肉瘤信号强度欠均匀，呈 T1WI 低信号，T2WI 高信号，增强扫描呈均质强化。

2. 淋巴瘤　眼眶原发性恶性淋巴瘤较为少见，多属于非霍奇金淋巴细胞性肿瘤，多数是由临近器官蔓延而来，或是全身恶性淋巴瘤在眼眶的局部表现，仅表现眼外肌肥大的实为罕见，眼眶恶性淋巴瘤可侵犯眶内多种组织结构，单双侧眼眶均可受累，累及眼外肌可表现眼外肌明显不规则增粗。

3. 白血病　白血病亦可侵犯眼眶使眼外肌增粗，并常同时伴有眼睑和睑缘皮下软组织浸润性增厚，眶缘骨质破坏，泪腺增大。

4. 转移性肿瘤　眼眶转移性肿瘤中乳腺癌皮肤恶性黑色素瘤及对侧葡萄膜黑色素瘤、肺癌、胃癌、类癌综合征横纹肌肉瘤、胃泌素瘤综合征等均可累及眼外肌。儿童则以神经母细胞瘤、肾母细胞瘤等较多见，乳腺癌和皮肤恶性黑色素瘤更易侵及眼外肌。CT 平扫表现为单或双侧眼眶的一条或多条眼外肌受累。眶尖部的转移癌常因侵及眼外肌使内外直肌表现为类似梭形肿大的特征，且和眶尖部占位病变分界不清，单纯的眼外肌转移癌其特点可为不规则的眼外肌肿块，周围软组织可受侵犯而表现边界不整齐。内、外直肌受累更多见，其次为上、下直肌，斜肌最少见。

（五）感染

包括眶蜂窝织炎、眶脓肿、感染性肌炎、猪囊尾蚴病等。眶蜂窝织炎为引起眼外肌肥大最常见的感染性疾病。所有感染性疾病均为单眼发病。眼外肌受累由多到少依次为：内直肌、下直肌、上直肌、外直肌。受累眼外肌多呈梭形或圆柱形肿大，肌腹肌腱均累及，肌肉边缘模糊。化脓性感染还可导致邻近鼻窦、眶隔、眶脂肪浸润。猪囊尾蚴病可累及眼外肌，眼外肌肌腹内或肌附着处囊尾蚴由于囊泡邻近组织炎症反应，使病变眼外肌增厚，越近囊尾蚴处越明显，故病变眼外肌为不均匀增粗。CT 检查显示为环形低密度区及低密度区内斑点状高密度头节影；MRI 检查显示为长 T1、长 T2 信号的囊泡及在囊泡内可见中低信号的头节影。非活动期囊尾蚴病表现为增粗眼外肌内纤维化病灶及单发或多发的钙化灶。

（六）外伤

包括眶骨骨折、肌肉血肿、异物等。多为单眼单条眼外肌受累，肌肉肿大往往不规则，常呈局限膨胀性增粗，呈半球状或球状（图 2-6-8）。异物时可见高密度异物影，初期眼部皮肤或结膜有穿通道，晚期可形成窦道，眼外肌形态不规则，边缘不清。

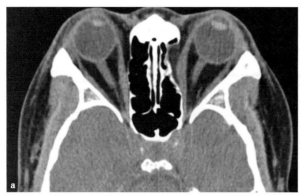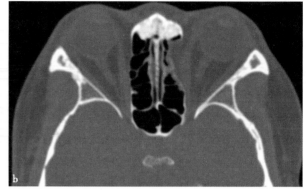

图 2-6-8　左侧眶骨骨折 CT 平扫（a. 软组织窗；b. 骨窗）

显示左眼眶内侧壁骨折，内直肌肌腹稍增粗

（七）其他

包括肢端肥大症、脑膜膨出等。肢端肥大症多表现为双侧所有眼外肌轻度圆柱形、弥漫、均一性肥大。脑膜膨出常表现为多条眼外肌轻度增粗，可合并颅骨缺损。

（叶向楠　杨运俊　吴文灿）

参 考 文 献

1. 叶玉芳，张淑倩，贾秀川，等. 多层螺旋 CT 对眼眶爆裂骨折的征象分析. 中国临床医学影像杂志，2010，21（10）：752-755.

2. 王荣品，翟茂雄，唐斌，等. 多层螺旋 CT 及其后处理技术对隐匿性骨折的诊断价值. 临床放射学杂志，2005，24（5）：426-428.

3. 汪卫中，李雪源，杜凡，等. CT 测量眼眶容积回归方程的特征. 中国组织工程研究与临床康复，2008，12（4）：710-712.

4. 雍军，张华. CT 仿真内境在鼻腔、鼻窦疾病中的应用. 国际耳鼻喉头颈外科杂志，2006，30（2）：105-108.

5. Hansen MH, Albertsen JL, Nepper-Rasmussen HJ, et al. Preoperative dacryocystography in patients with epiphora. UgeskrLaeger, 1996, 158（36）: 5022-5025.

6. Gmelin E, RinastE, Bastian GO, et al. Dacryocystography and sialography with digital subtraction. Rofo, 1987, 146（6）: 643-646.

7. 胥利平，陶海. 泪道影像学检查的研究进展. 眼科新进展，2008，28（10）：788-793.

8. 陈浪，漆剑频，张菁，等. 多层螺旋 CT 骨性泪道成像及临床运用. 放射学实践，2004，19（11）：809-811.

9. Freitag SK, Woog JJ, Kousoubris PD, et al. Helical computed comographic dacryocystography with three-dimensional reconstruction: a new view of the lacrimal drainage system. Ophthal Plast Reconstr Surg, 2002, 18（2）: 121-132.

10. Yoshikawa T, Hirota S, Sugimura K. Topical contrast-enhancedmagnetic resonance dacryocystography. Radiation Medicine, 2000, 18（6）: 355-362.

11. Amrith S, Goh PS, Wang SC. Tear flow dynamics in the human nasolacrimalducts-a pilot study using dynamicmagnetic resonance imaging. Graefes Arch Clin Exp Ophthalm ol, 2005, 243（2）: 127-131.

12. 李玉华，高煜，薛建平，等. 筛窦解剖变异的多排螺旋 CT 研究. 中国医学影像技术，2003，19（12）：1702-1703.

13. 轩昂，史大鹏，樊红光，等. MRI 平扫及增强三维重建技术在视神经损伤中的诊断. 实用放射学杂志，2010，26（10）：1417-1419.

14. Hargunani CA, Kempton JB, Degagne JM. Intratympanic injection of dexamethasone: time course of inner ear distribution and Conversion to its active form. Otol Neurotol, 2006, 27（4）: 564-569.

15. 李志建，叶文钦，陈忠. HRCT 三维重建在视神经管骨折中的应用. 现代医用影像学，2006，15（2）：72-74.

16. 李晓艳，魏世辉. 视神经管骨折高分辨率 CT 检查的影像特征. 中华眼底病杂志，2006，22（6）：387-389.

17. 魏世辉，李晓艳. 视神经管骨折的 HRCT 诊断. 中国实用眼科杂志，2008，26（2）：120-121.

18. 郭晓东，马志中，宋学坤，等. HRCT 和 3D 重建对视神经管骨折的临床价值. 中国医学影像技术，2000，16（4）：280-281.

19. 李银官，游瑞雄，江飞. 视神经管骨折 CT 分型诊断（附 19 例分析）. 临床放射学杂志，2001，20（8）：588-590.

20. 胡非, 顾珏, 王一霖. 眼眶骨折伴复视的 CT 评价. 上海医学影像杂志, 2002, 11 (8): 220-222.

21. 李志海, 高起学, 蔡志毅, 等. 视神经管区多层螺旋 CT 三维成像研究. 临床耳鼻喉头颈外科杂志, 2007, 7 (1): 7-9.

22. 赵云辉, 马著彬, 许乙凯. 颈内动脉狭窄或闭塞侧支循环途径的 DSA 和 MR 血管成像研究. 中华放射学杂志, 2004, 38 (10): 1560-1567.

23. Hriai T, Korogi Y, Ono K, et al. Maximum stenosis of extracranial ICA: effect of luminal morphology on stenosis measurement by using CT angiography and conventional DSA. Radiology, 2001, 221 (3): 802-809.

24. 高艳, 李坤成, 杜祥颖, 等. 64 层 CT 血管造影诊断颈内动脉狭窄及内膜切除术或支架置入术后随访的价值. 中华放射学杂志, 2006, 40 (9): 948-952.

25. Moore S, David T, Chase JG, et al. 3D models of blood flow in the cerebral vasculature. J Biomech, 2006, 39: 1454-1463.

26. 谢晟, 张驰, 李德玉, 等. 颈内动脉虹吸部狭窄的三维构型分析. 中华放射学杂志, 2010, 44 (5): 499-503.

27. 蔡剑鸣, 高元桂, 蔡幼铨, 等. 增强与门控二维时间飞跃法 MR 血管造影评价颈内动脉狭窄的对比研究. 中华放射学杂志, 2001, 35 (9): 698-702.

28. Tatemichi TK, Chamorro A, Petty GW, et al. Hemodynamic role of ophthalmic artery collateral in internal carotid artery occlusion. Neurology, 1990, 40 (3 Pt 1): 461-464.

29. Ali Ozgen, Macit Ariyurek. Normal measurements of orbital structures using CT. AJNR, 1998, 170 (4): 1093-1096.

30. Forbes G, German CA, Brennan MD, et al. OPhthalmopathy of Graves' disease: Computerized volume measurements of orbital fat and muscle. Am J neuroradiology, 1986, 7 (4): 651-656.

31. Murakami Y, Kanamoto T, Tuboi T, et al. Evaluation of extraocular muscle enlargement in dysthyroid ophthalmopathy. Jpn J Ophthalmol, 2001, 45 (6): 622-627.

32. Siatkowski RM, Capo H, Byrne SF, et al. Clinical and echographic findings in idiopathic orbital myositis. Am J Ophthalmol, 1994, 118 (3): 343-350.

33. 金亚明, 王育文, 王鹏赟. 眼外肌肥大的影像学诊断意义. 中国实用眼科杂志, 2005, 23 (11): 1238-1242.

34. 张明白, 鱼博浪. 眼外肌增粗的 CT 鉴别诊断. 实用放射学杂志, 1997, 13 (5): 296-297.

35. 程金伟, 魏锐利. 眼外肌肥大的病因诊断和鉴别诊断. 中国实用眼科杂志, 2003, 21 (12): 884-886.

36. 高占国, 刘立民, 高宇. 以眼外肌肥大为主要 CT 征的眼眶病分析. 2010, 28 (9): 1019-1021.

37. Pushker N, Bajaj MS, Betharia SM. Orbital and adnexal cysticercosis Clin Experiment Ophthalmology, 2002, 30 (5): 322-333.

麻醉对眼鼻相关微创手术的顺利进行极为重要。不同于常规的眼科手术或常规鼻内镜鼻窦外科手术,它常涉及眼眶、鼻腔鼻窦,甚至鼻颅底等众多区域;特别是眼鼻相关微创外科操作更精细,更注重术野的充分暴露、术野的清晰程度。这一方面要保持患者"不痛"以便更好地术中配合,而且要尽可能减少术中创面出血,这给麻醉提出了更高要求。

因此,在面对患者时,必须根据病变特点,全身及局部情况,手术种类与大小,术者手术操作技能与娴熟程度仔细考虑,选择何种麻醉方式最合适?在麻醉中可能会遇到什么问题?遇到问题如何处理?一般而言,单纯泪道手术主要选择局部浸润麻醉和/或神经阻滞麻醉,而手术范围较广,涉及组织结构众多的,如眼眶手术、鼻眶沟通性病变手术、视神经手术等,局麻难以完成,或手术出血较多,有误吸危险,需行气道隔离的,以及不能合作的儿童则选择全身麻醉条件下手术。特别是对眶壁骨折整复、鼻眶沟通性肿瘤切除、眶减压手术、视神经管减压手术等,因涉及眼眶精细结构,全麻时必须实施控制性低血压技术。

第一节　局　部　麻　醉

眼部神经支配涉及第Ⅱ对至第Ⅵ对脑神经和自主神经系统。眼肌由第Ⅲ、Ⅳ、Ⅵ对脑神经支配。眼球感觉神经来自三叉神经,传导疼痛等躯体感觉。副交感神经后纤维支配瞳孔开大肌。鼻腔神经支配涉及来自三叉神经的眼支,它分出鼻睫神经支配鼻中隔前1/3,筛前神经支配鼻侧壁,蝶腭神经节分出后鼻神经和鼻腭神经支配鼻腔后1/3的黏膜。

眼鼻相关微创外科常用局部麻醉有表面麻醉(topical anesthesia)、局部浸润麻醉(infiltration anesthesia)和神经阻滞麻醉(conduction anaesthesia)。表面麻醉、局部浸润麻醉亦常用于全麻患者以减少创面出血。

一、表面麻醉

鼻腔黏膜表面麻醉可用0.5%~1%丁卡因或2%~4%利多卡因和1:1 000~1:10 000盐酸肾上腺素按照1:10比例配制的混合溶液浸湿的棉片分别于下鼻甲以阻滞鼻腭神经,置于中鼻甲前端与鼻中隔之间阻滞鼻睫状神经、蝶腭神经节。表面麻醉时应注意,在用棉片贴附于鼻黏膜表面时,应先挤去多余药液,以防局麻药吸收过多而产生毒性反应。

二、局部浸润麻醉

鼻中隔、钩突等部位可用1%利多卡因(混合1:100 000肾上腺素)注射于鼻黏膜下,使其在组织内形成张力性浸润,与神经末梢广泛接触,以增强麻醉效果并减少创面出血。局部浸润麻醉时应注意,穿刺针进针应缓慢;每次加压推注药物前应回抽,以防局麻药注入血管内。局麻药液注射完毕轻加压,等待4~5min,使局麻药作用完善。

三、神经阻滞麻醉

神经阻滞麻醉是将局麻药注射至外周神经干附近，通过阻断神经冲动传导，使该神经所支配的区域麻醉。常用的局麻药为 1%～2% 利多卡因或与 0.2%～0.375% 布比卡因混合液。神经阻滞只需注射一处即可获得较大区域麻醉。神经阻滞麻醉操作时必须熟悉局部解剖，了解穿刺针所须经过的组织及附近的血管、脏器等；每次注药前亦应回抽，以防局麻药直接注入血管内。眼鼻相关微创外科常用的神经阻滞麻醉有筛前神经阻滞、眶下神经阻滞麻醉。

（一）筛前神经阻滞

筛前神经为三叉神经眼支的终末分支，其中含有来自睫状神经节的副交感纤维，随筛前神经分布于鼻腔前部。三叉神经进入海绵窦分为 3 支，即额神经、泪神经和鼻睫神经。鼻睫神经向前行经眶上裂进入眶内，分出筛前神经和筛后神经。

阻滞方法：用 3.5cm 长的 7 号针头斜面朝内侧沿眶内侧进针，进针 1.5～2cm 后回抽无血后注入 1% 利多卡因 1～1.5ml，同时，在针头退至皮下过程中注入 1ml 局麻药阻滞筛前神经、滑车下神经、鼻睫神经等。阻滞时应注意，穿刺时注意用手指保护眼球，避免反复穿刺，穿刺后轻压伤口 3～5min，避免出血。

（二）眶下神经阻滞

眶下神经起源于上颌神经，它从眶下穿出，并分支鼻外侧神经、鼻内侧神经、上唇神经及上牙槽神经。这一区域神经阻滞可麻醉下眼睑、鼻外侧部分、上唇、口腔黏膜及上切牙。

阻滞方法：在眶下缘下方距面部中线 2.5cm 处，垂直进针至眶下缘深度，在眶下孔附近注药 2～5ml 即可。阻滞时，不必以寻找眶下孔为指标，以免过多地探寻而损伤眶下神经及周围血管。

眶下神经阻滞麻醉最严重的并发症为局麻药直接注入眼眶内导致眶内压明显增高，甚至产生视功能障碍。通常情况下，局麻药引起的症状会随药物吸收而逐渐减轻，但若继发严重眶内出血应及时诊治。

第二节　监护麻醉

监护麻醉（monitored anesthesia care，MAC）是指在局部麻醉或未用麻醉进行操作时，为克服手术引起的不适与恐惧，根据患者情况需要静脉辅助应用一些镇静催眠药物以抗焦虑、镇静及强化镇痛。随着新型药物出现，MAC 应用范围越来越广，但围术期不良反应也日益突出，尤其是静脉镇静、镇痛药物的复合应用使患者中枢受到一定抑制，同时眼鼻相关微创外科手术时患者头面部不容易管理，有可能导致严重后果。因此，监护麻醉基本原则、要求与全身麻醉相同，即保证患者生命安全、舒适及为手术操作提供方便。

一、一般要求

为保证围术期患者安全，监护麻醉基本条件与设备应包括：①供氧源；②吸引器；③废气排除系统；④麻醉机、除颤仪、药物和监护仪器；⑤电源接头；⑥急救设备，包含急救插管或喉罩、口咽通气道、简易呼吸器、开口器等。

MAC 应使患者仍能保持自主呼吸、正常咳嗽、吞咽反射及气道通畅，以及在躯体刺激和口头指令时有适度反应能力。在用间断小剂量静注、持续静滴或靶控滴注镇静药或镇痛药维持较浅水平镇静时，应严密监测患者，注意麻醉深浅。有时患者的镇静水平会迅速加深或意志消失，可能发生气道阻塞、低氧血症和反流误吸等危险，尤其是老年患者，发生风险更高。

二、监护麻醉处理原则

眼鼻相关微创手术中，有些手术如单纯内镜下经鼻泪囊鼻腔黏膜吻合术可在局麻下完成。手术中常用少量镇静药、镇痛药以提高患者舒适度，缓解焦虑，改善手术野条件。在实施MAC时应坚持以下原则：

（一）麻醉前评估

MAC术前评估与一般手术患者相同，可与主管医师讨论患者的评估与术前准备，以合理安排麻醉前评估、术前检查与准备、各种文书签字、制订麻醉计划和麻醉后恢复计划，防止不必要的延迟而影响手术安排。如有严重心脑血管疾病、呼吸系统疾病等，应暂缓手术治疗。术前禁饮禁食，与全身麻醉相同。

（二）MAC方法选择

根据患者需要、医疗条件、手术种类、时间长短及操作者熟练程度和经验而决定是否实施MAC。熟悉相关手术操作步骤有助于对最佳用药时间、药物的选择。目前没有任何一种药物适用于所有患者，单纯镇静可能只适用于一部分患者，而其他患者则需加用阿片类镇痛药，高血压患者还可能需加用降压药物。用药时应根据患者具体情况而差异化用药，从小剂量开始，根据情况酌情增加剂量。

（三）术中监测

MAC术中监测应以及时发现异常情况、保证患者安全为标准。一般应满足以下条件：①在麻醉全过程中，始终有一位合格的麻醉医师在场；②在麻醉期中应有持续而完善的监测，至少应包括血压、心电图、血氧饱和度，有条件者应监测呼气末CO_2浓度和脑电麻醉深度，以评价镇静程度与呼吸状态。

（四）术后恢复

MAC后患者管理等同于全麻手术。患者应在麻醉后恢复室（PACU）苏醒，不能在走廊进行简单留观。患者情况稳定后才能转送，以免在转运途中发生躁动或恶心、呕吐、反流。PACU内应配备监测仪、供氧设备、气道管理、静脉输液、复苏药物和设备。监护麻醉后常见低氧血症，有时难以识别，患者在恢复室内均应吸氧。患者出PACU标准是：①循环和呼吸功能稳定，保护性反射恢复；②苏醒完全，能唤醒，能交流；③能自主站立；④对于年龄小患者或残疾人，难于达到上述标准，但应尽可能恢复到或接近实施MAC前水平。

三、监护麻醉的实施

实施MAC方法多种多样，只要在保证患者安全的前提下，可以根据手术与患者要求、患者实际情况以及麻醉医生经验来选择药物和给予方式，以达到镇静、镇痛、降压的目的。临床所用药物主要包括三大类：①镇静催眠药：地西泮、咪达唑仑、依托咪酯、异丙酚；②镇痛药：阿片类镇痛药、非甾体类镇痛药、氯胺酮等；③降压类：硝酸甘油、压宁定、可乐定、右美托咪啶等。给药方式有经口、鼻、静脉、肌肉或直肠途径，给药的技术有间断分次给药、连续注入、靶控输注和患者自控镇静或镇痛。实施MAC也应强调联合用药的原则。

异丙酚、安定类、阿片类药物最常用于监护麻醉，但异丙酚会因剂量增大导致术中过度镇静与呼吸抑制；安定类药物用于老年患者时亦会导致呼吸抑制，且阿片类药物更易导致呼吸困难与低氧血症，且这些药物低剂量时都不具有降低血压作用。非甾体类镇痛药如氟比洛芬酯，通过抑制外周环氧化脂酶活性，减少前列腺素（PGE_2）合成而产生镇痛作用，可弥补单纯局部麻醉的镇痛不全的缺点，如合并应用阿片类药物可明显减少阿片类药物用量，但可抑制血小板功能而增加创面出血。

右美托咪啶（dexmedetomidine）为新型高选择性α_2肾上腺素能受体激动剂，它可抑制交感神经兴奋性，增强迷走神经兴奋性，使血压下降，心率减慢，降低心肌氧耗，并具有镇静、镇痛、抗焦虑、催眠遗忘和麻醉作用。其镇静催眠作用的特点为：患者可被唤醒并且可合作，可唤醒状态类似自然睡眠，对呼吸无明显抑制作用。在围术期"规定范围之外"应用表明，右美托咪啶尚具有稳定血流动力学、抑制应激反应、减少麻醉剂及阿片类药物用量和抗寒战等作用。但其临床使用经验太少，需进一步探讨其安全使用方法。

第三节　全身麻醉控制性低血压技术

全身麻醉（general anaesthesia）是麻醉药经呼吸道吸入、静脉或肌内注射进入体内，产生中枢神经系统抑制，临床表现为神志消失、全身痛觉丧失、遗忘、反射抑制和骨骼肌松弛。大多数眼鼻相关微创手术需要采取全身麻醉。全身麻醉过程分为诱导期（induction of anesthesia）、维持期、苏醒期，其中药物应用、注意事项、并发症预防及处理均与鼻内镜鼻窦外科、眼眶手术等全身麻醉无异，但需要强调的是，考虑到手术操作的精细性、术野暴露等，在全身麻醉时，眼鼻相关微创手术更注重控制性低血压技术（controlled hypotension）的应用。

控制性低血压（controlled hypotension）的概念首先由 Cushing 等 1917 年提出，1946 年由 Gardner 等应用于临床。控制性低血压技术是采用降压药物或技术等，将收缩压降低至 80～90mmHg 或者将平均动脉血压降低至 50～65mmHg 而不致有重要器官的缺血缺氧性损害，终止降压后血压可迅速恢复至正常水平而不产生永久性器官损害。控制性低血压的主要目的在于：减少失血，改善术野条件，减少输血，使手术期安全性增加。

一、控制性低血压的生理基础

（一）维持血压的主要因素

维持血压的主要因素有心排血量（cardiac output，CO）、总外周血管阻力（total systemic vascular resistance，TTVSR）、血液容量（blood volume）、中枢神经系统调节，以及血管系统等。机体在相对稳定情况下平均动脉压（mean arterial pressure，MAP）可用心排血量乘以总外周血管阻力（TTVSR），即 MAP＝CO×TTVSR。依照此理论，如能将总外周血管阻力降低而保持心排血量不变时即可达降低血压目的。主动脉、大动脉及大静脉血管收缩与舒张能力有限，而小动脉具有丰富的平滑肌，受胸、腰交感神经节的节后纤维与内分泌激素、药物等影响，血管舒张或收缩变化较明显，对血压调控起重要作用。

（二）体位与减少失血量的关系

控制手术部位的位置以减少失血量是临床上的常用方法。保持手术部位在较高水平线（高于心脏水平），使得手术部位的平均动脉血压（MAP）保持在 50～65mmHg 之间，可以减少失血量，保持术野清晰。因此，眼鼻相关微创手术时多采用头高脚低体位，床平面与水平面呈 15°。

二、控制性低血压对重要器官功能的影响

控制性低血压过程中，组织器官血流是否减少是关键性的，而稳定的心排血量对维持组织足够的血流灌注量十分重要。另外，足够的心排血量可以提供充足的氧和能量物质，同时又能将积聚的代谢废物、产物从组织带走。

低血压过程中，心排血量的保持依赖于后负荷（afterload）、前负荷（preload）、心肌收缩力（myocardial constractility）和心率之间的平衡；其他重要因素包括患者身体状况、辅助药物、术中所用的呼吸机控模式等。必须强调足够的有效循环容量是维持器官血流充分灌注的必要条件，控制性低血压手术过程中应定时评估血管内液体容量，以维持器官最理想的功能状态，并提前输注富含高能磷酸键的营养物，使脏器储备能量，减少无氧代谢对脏器的影响。

控制性低血压过程中，脑和心肌最易受损。研究发现，正常体温患者，控制性低血压时，MAP 安全低限度为 50～55mmHg，此范围内脑血流量（cerebral blood flow，CBF）的自身调节能力仍然保持，一旦 MAP 下降低于此限度，CBF 将随动脉血压而平行下降，有可能产生脑缺血，影响脑功能。慢性高血压患者的脑

血管自身调节能力较低,其血压的安全低限与 CBF 低限比正常血压者需要较高。应用有效的抗高血压治疗后,CBF 自身调节能力可回归正常。因此,控制性低血压对于已用药物控制的高血压患者仍是安全的。

由于患者对低血压的耐受性不同,"降压幅度为多少才真正安全"是特别需要关注的问题。老年患者相对于年轻患者而言,心脑血管的储备代偿功能差,其对低血压的耐受性下降明显,如 MAP 低于 70mmHg 或 SDP(subdural pressure)绝对值低于 100mmHg,则易出现心肌缺血、重要脏器的无氧代谢等不良并发症。

三、控制性低血压的操作方法

眼鼻相关微创手术因手术部位深邃,视野狭小,而手术部位组织血供丰富,手术多出血而止血困难;加之手术多需精细操作,如果术中出血明显将严重影响手术进程,影响手术质量,增加手术并发症。临床上,控制性低血压主要操作方法有生理性技术、药理学技术两大类。

生理性技术主要是利用体位改变、机械通气的血流动力学效应、心率和体循环血容量变化等简单而有效的生理性调节方法降压,而药理学技术主要是合理使用药物达到把血压降低至手术要求水平的目的。

四、禁忌证

由于有更好的药物、更严密的监测和更先进的技术应用于控制性降压,其适应证已较前大为放宽。但仍要考虑许多相对禁忌证:

1. 重要脏器实质性病变者　脑血管病、心功能不全、肾功能不全、肝功能不全等。
2. 血管病变者如外周血管性病症、器官灌注不良等。
3. 低血容量或严重贫血。

五、控制性低血压的临床管理

临床上进行控制性低血压时,麻醉者术前应全面了解患者体格状态、手术种类和手术时间,严格掌握适应证,确定降压药种类。进行控制性降压前,应做到麻醉平顺、血压稳定,静脉输液通路通畅,足够血容量,充分供氧,避免缺氧和二氧化碳蓄积。全身麻醉药物与静脉降压药物联合使用,不但能减少降压药使用剂量,而且可使降压作用更平稳。另外,麻醉者除要具备熟练的麻醉技术与正确处理病情的能力外,还应与术者充分配合,适时、适度进行控制性降压处理。临床管理主要有麻醉中监测、降压程度、降压措施与药物选择、呼吸管理、液体治疗及停止降压后处理等几方面,具体不进行赘述,但有几点与眼鼻相关微创手术密切相关的予以强调:

1. 降低血压的主要目的是减少失血与输血量,改善术野,但不能以此作为降压程度的标准,血压降低应以维持心、脑、肾等重要脏器充分灌注为前提,同时应根据患者不同病情,结合手术要求,参考心电图、心率、动脉血氧饱和度和中心静脉压等指标以及患者对低血压的耐受情况而区别对待。正常体温患者,MAP 安全低限为 50~55mmHg,在此范围脑血流(CBF)自身调节能力仍保持正常;一旦 MAP 下降低于此限度,CBF 将平行下降。所以,在临床应用中,短时间内降压后 MAP 保持为 56~65mmHg 是安全的。而老年患者、高血压患者、血管硬化患者血压降低不应超过原水平的 40%(通常为 30%~33%)。在满足手术要求的前提下尽可能维持较高的血压水平。

另外,在麻醉状况下,机体通常对降压药反应比较敏感,应注意防止降压速度过快,以使机体有一个调节适应过程。

2. 在控制性低血压期间保持正常的通气量至关重要。在控制性低血压时,供氧必须充分,潮气量和每分通气量须以保持正常的 $PaCO_2$ 而定,$PaCO_2$ 过高或过低均可造成大脑缺血缺氧。$PaCO_2$ 过高,脑血管扩张,颅内压(intracranial pressure,ICP)增高,脑灌注压降低等;$PaCO_2$ 过低,脑血管收缩,脑血流量减少。另外,降压后,毛细血管动-静脉直捷通路分流,微循环内的血流量降低,容易引起组织缺氧。因此,为了保证患者安全,应提高吸入氧浓度,提高动脉血氧分压,保证组织充分氧供。

六、控制性低血压的并发症及注意事项

控制性低血压常见并发症主要有:①脑栓塞与脑缺氧;②冠状动脉供血不足,心肌梗死,心力衰竭甚至心搏骤停;③肾功能不全,无尿、少尿;④血管栓塞,可见于各部位血管栓塞;⑤降压后反应性出血,手术部位出血;⑥持续性低血压,休克;⑦嗜睡、苏醒延迟等。

控制性低血压大多数是安全的,但不等于无并发症发生。大多数并发症或死亡,其中与降压适应证选择、降压技术掌握、管理不当、药量过多、血容量不足,以及对患者术前潜在危险性因素缺乏了解等有关。因此,控制性低血压必须充分考虑利弊,选择性使用。

(陈世云　姜爱芬)

参 考 文 献

1. Miller RD. Anesthesia. 5th ed. New York: Churchill Livingstone, 2000, 1484.
2. Warner MA, et al. Practic guidelines for preoperative fasting and the use of pharmacologic agents to reduce the risk of pulmonary aspiration: application to healthy patients undergoing elective procedures.Anesthesiology, 1999, 90(3): 896-905.
3. Lassen NA, Christensen MS. Physiology of cerebral blood flow. Br J Anaesth, 1976, 48(8): 719-734.
4. Pagel PS, Kampine JP, Schmeling WT, et al. Effects of the systemic and coronary hemodynamic actions of desflurane, isoflurane, halothane, enflurane in the chronically instrumented dog. Anesthesiology, 1991, 74(3): 539-551.
5. Grosslight K, Foster R, Colohan AR, et al.Isoflurane for neuroanesthesia: Risk factor for increases in intractarual pressure. Anesthesiology, 1985, 63(5): 533-536.
6. Ornstein E, Young WL, Ostapkovich N, et al.DeLivery hypotension in patients with intracranial or arteriovenomalformations: Esmolol compared with isoflurane and sodium nitroprusside. Anesth Analg, 1991, 72(5): 639-644.
7. Aitkenhead AR, Smith G(eds). Textbook of Anesthesia. 3th ed. New York: Churchill Livingstone, 1999, 595.

第四章 基本设备与器械

第一节 基本手术设备

眼鼻相关微创手术基本设备主要包括内镜摄像系统、微动力切割刨削系统两大部分。

一、内镜摄像系统

内镜手术是电子、光学、摄像等高科技在临床实践中应用的典范,主要由设备系统与手术器械系统组成。现在国内外市场上内镜摄像系统品牌众多,功能设计各有千秋,但基本原理一致。内镜摄像系统由内镜镜头、CCD、导光纤维、图像转换与传输系统、监视器、冷光源组成,主要是采用激光照明,将所采集到的待观察部位的图像转化为数字化的光纤信号,最终通过光纤传输至显示屏的成套系统(图 4-1-1),亦被喻为医生的"第三只眼"。

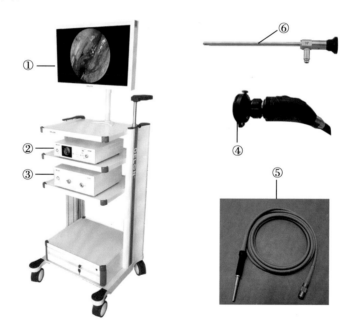

图 4-1-1 内镜摄像系统主要组成(以 Delon 内镜系统为例)
①监视器;②图像转换传输系统;③冷光源;④CCD;⑤光纤;⑥内镜镜头

与通过传统显微镜手术或"头灯模式"下放大镜下手术方式比较,内镜下手术优势显而易见,一方面,术者可以坐或站立于患者一侧,利用手根据术野观察的需要随心所欲地改变照明光投射的角度、范围与远近、大小,一定程度上可以把内镜镜头理解为一个可以随心所欲控制的具有放大倍率的良好的光源;另一方面,在该摄像系统良好的照明、放大倍率下,术者可以利用合适的手术器械,特别是微动力切割刨削系统进行复杂而精细、准确的手术操作。同时,助手、护士亦可同时通过监视器中的实时图像,与术者密切进行手术配合;麻醉医师亦可通过监视器中的图像即时了解术中出血情况,适时调整麻醉方案,进行控制性低血压技术。另外,亦有利于教学与技术培训。

目前市场上内镜摄像系统尽管品牌众多,进口的、国产的,功能上各有千秋,对术者而言,主要表现为分辨率、色温、色彩饱和度与锐度、周边像差等方面的差别。因为内镜摄像系统更新换代比较快,在此不做进一步的阐述。

二、微动力切割刨削系统

一定程度上说,微动力切割刨削系统的问世是鼻内镜鼻窦手术的一次"革命",它将鼻内镜从一项单纯的检查技术向外科手术转变,目前已发展为鼻内镜鼻窦外科不可或缺的一部分,眼鼻相关微创外科亦不例外。

微动力切割刨削系统主要由四个部分组成:主机、手柄、负压吸引器及切割刨削器,其中切割刨削器包括切割用的刀头、磨钻、切割钻、电钻、电锯等(图4-1-2,图4-1-3)。据术者经验,对眼鼻相关微创外科手术,微动力切割刨削系统需要同时实现三个功能:①切割与刨削功能,以达到有效切割软组织或刨削骨性组织,最终去除的作用;②即时冲刷功能:在切割过程中,软组织非常容易堵塞切割器;在刨削过程中,磨钻头之间的"犬齿状"间隙极容易被骨质碎屑所填塞而影响刨削效果,同时局部产生高温作用,而从磨钻头喷出的水能即时冲刷掉骨质碎屑与冷却作用,以消除热灼伤;③即时回吸作用:因为上述的冲刷作用,在术野将不可避免地积水而影响术野暴露及精细操作,此时冲刷的水应该即时被负压吸引,从而保持术野的干净与清晰暴露。

在大多数动力系统中,微动力切割刨削系统的刀头是双向旋转式的,一般旋转速度可达3 000~15 000转/min。脚踏板上配备速度调控开关,可实现无级变速,从而术者可根据需要随时调整切割速度。刀头旋转速度决定切除组织量的多少,转速越快,刀头开放时间越短,吸入刀口的组织量越少,切除亦越少。反之亦然。

当选择正向模式,即单向旋转模式时,即刨削功能。此时,术者可根据需要选择适宜的磨钻种类、大小、角度等,例如,施行内镜下经鼻径路泪囊鼻腔黏膜吻合术(endoscopic endonasal dacryocystorhinostomy,EE-DCR)时,术者喜欢术中采取微动力切割刨削系统驱动下用4mm直径大小的金刚砂磨钻磨薄泪囊区上颌骨额突的部分骨质,然后再轻轻去除薄层骨质以充分暴露泪囊区。有部分术者选择切割钻,但切割钻过度锐利,同时转速很快,稍一操作不当有可能将鼻黏膜,甚至整个泪囊撕毁。

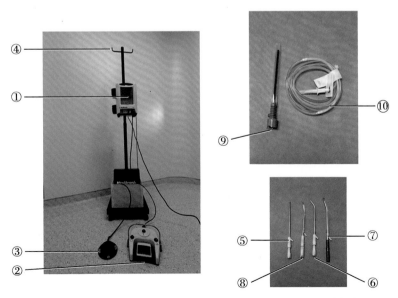

图4-1-2 微动力系统主要组成(以Medtronic公司IPC为例)
①主机;②脚踏控制开关;③洗镜器脚踏控制开关;④水瓶支架;⑤直刨削刀头;⑥40°弯刨削刀头;⑦5mm直径金刚砂磨钻;⑧2.9mm直径金刚砂磨钻;⑨洗镜器套;⑩洗镜器注水管

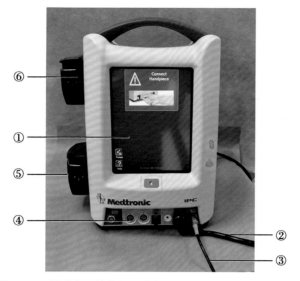

图 4-1-3 微动力系统主机组成（以 Medtronic 公司 IPC 为例）
①显示屏；②洗镜器脚踏连线；③脚踏控制开关连线；④手柄
连线接口；⑤刨削注水动力控制器；⑥洗镜器注水动力控制器

第二节　基本手术器械配置

迄今为止，尚没有一套理想的、专用的眼鼻相关微创外科的手术器械，绝大部分尚依赖于鼻内镜鼻窦外科、鼻颅底外科的常规的手术器械。笔者根据自己 10 多年来的手术经验不断改进，兼具眼眶外科、鼻内镜鼻窦外科、鼻颅底外科的特点而配置了一套相对稳定、成熟的手术器械，基本上能满足临床的需求。

现按照内镜下经鼻径路泪囊鼻腔黏膜吻合术（EE-DCR）、内镜下经泪阜后径路眶内侧壁骨折整复术（endoscopic trans-retro-caruncular repair of medial orbital wall fracture，ETRMOWF）、内镜下经蝶筛径路视神经管减压术（endoscopic trans-ethmosphenoid optic canal decompression，ETOCD）三种手术所需基本手术器械简单列举如下：

一、内镜下经鼻径路泪囊鼻腔黏膜吻合术所需基本手术器械

1. 0°鼻内镜镜头
2. 15°5mm 直径金刚砂磨钻
3. 直枪状镊
4. 双头剥离子
5. 弯眼科整形剪（头端细长、呈弧形）
6. 细长 Blakesley 直筛窦黏膜钳、黏膜剪
7. 130°椎板咬骨钳（或蝶窦钳）
8. 带负压吸引的直型扁平剥离子
9. 泪道探针、泪道冲洗针头、泪小点扩张器（各 1）

二、内镜下经泪阜后径路眶内侧壁骨折整复术所需基本手术器械

1. 0°鼻内镜镜头

2．开睑器、显微结膜剪、显微有齿镊、显微持针器、眼科剪、眼科有齿镊各1把

3．弧形深部拉钩

4．细长Blakesley直筛窦黏膜钳、黏膜剪

5．高频电刀

6．带负压吸引的直型扁平剥离子

7．不同宽度的薄脑压板（数个）

三、内镜下经蝶筛径路视神经管减压术所需基本手术器械

1．0°鼻内镜镜头

2．0°4mm直刨削刀头、15°直径2.9mm金刚砂磨钻（各1）

3．直枪状镊

4．小型360°旋转反向咬钳

5．筛窦钳

6．细长Blakesley直筛窦黏膜钳、黏膜剪

7．双头剥离子

8．双头弯球形蝶窦探针（有条件者备用）

9．130°椎板咬骨钳（或蝶窦钳）

10．带负压吸引的直型扁平剥离子

11．弯眼科整形剪（头端细长、呈弧形）

12．20G矛形刀

13．小镰状刀

14．带负压吸引双极电凝钳（有条件者备用）

第三节 手术室基本配置

与常规内眼手术比较，眼鼻相关微创手术因操作更复杂，需配合人员较多，设备与器械较多，同时术中术者需根据需要多个角度自由移动位置，因此，手术室面积不能过小，以不小于40m² 为宜。

一、人员配备

基本人员安排应根据医院各自实际条件具体配置。笔者所在单位温州医科大学附属眼视光医院配置如下：

（1）EE-DCR：主刀、助手、器械护士、巡回护士各1名，全身麻醉或者靶控麻醉患者需配备麻醉医生1名，必要时配备麻醉护士1名。

（2）ETMOWF：主刀、助手、器械护士、巡回护士各1名；麻醉医生1名，必要时配备麻醉护士1名。对于同时合并有颅颌面复合性骨折患者，如眶-颧-上颌骨复合体骨折、鼻眶筛骨折、额眶筛骨折等需同期整复者，因冠状切口、手术中术野暴露等需要，最好能配备2名，甚至3名助手以更好地配合手术。

（3）ETOCD：主刀、助手、器械护士、巡回护士各1名；麻醉医生1名，必要时配备麻醉护士1名。

二、基础设施配备

不同于常规的眼眶眼整形外科、鼻内镜鼻窦外科，甚至鼻颅底外科，眼鼻相关微创手术因涉及眼眶、鼻腔鼻窦、前颅底等多个部位，许多情况下，手术更复杂、更精细，因此，笔者认为眼鼻相关微创外科手术室不仅需具备施行上述三个专科手术的基本功能，而且必须具备"急救"功能（图4-3-1）。笔者所在单位温州医科大学附属眼视光医院眼鼻相关微创外科手术室设备基本配置如下：

（1）眼科手术显微镜

（2）手术无影灯

（3）手术同步摄像与直播系统

（4）多功能手术床

（5）内镜摄像系统

（6）微动力切割刨削系统（配洗镜器功能更佳）

（7）高频电刀或等离子低温射频手术系统

（8）可360°转向的多功能手术椅

（9）手术导航系统（有条件单位可配置）

（10）麻醉工作站

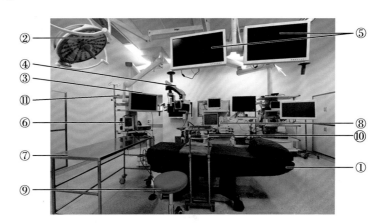

图4-3-1 手术室基本设备配置

①手术床；②无影灯；③内镜监视器；④手术显微镜；⑤监视器；⑥微动力系统；⑦器械台；⑧麻醉工作站；⑨术者坐凳；⑩器械托架；⑪内镜设备吊塔

三、手术室基本设备摆放与术者位置

不同于常规的鼻内镜鼻窦外科、鼻颅底外科，甚至脑外科手术，眼鼻相关微创手术，特别是当施行眼眶肿瘤、眼眶骨折等眼眶手术时，一方面因为需要配合的人员较多，设备与器械又比较多，另一方面术者需要根据术中需求而围绕患者头部频繁移动，因此，术者、患者、手术设备等的相对位置及器械摆放亦不可忽视。笔者认为，总的原则是根据手术种类、操作难度与特点，尽可能方便术中操作（图4-3-2）。同时，兼顾手术室空间与条件具体决定。笔者所在单位的做法如下：

（1）术者可选择自身舒适的位置坐或站在患者一侧（多右侧），患者取仰卧，取15°～30°头高脚低位。

（2）内镜监视器及其他图像显示设备置于患者头部左上方，朝向术者，术者、患者头部、内镜监视器三者呈一直线，且第一助手、器械护士可同时观察到监视器图像；为了提高术者肘部稳定性与舒适度，可将患者头部稍偏向手术医生侧，手术台抬高至稍低平于术者肘部水平即可。如果有肘部托架最好（一般不常用）。

（3）器械台置于患者头部稍右上方，术者左侧，以便器械护士、术者之间有机互动，随时递交、更换手术器械。

（4）微动力切割刨削系统一般置放于术者对侧，第一助手的脚侧端，且隔床旁一定距离，如此不影响手术助手的站位与操作。

（5）对于全麻患者，麻醉工作站置放于患者脚侧端，术者的对侧，如此不至于影响术者、助手、洗手护士之间的手术配合，以及麻醉医生、麻醉护士之间的操作。

（6）其他设备：如果术中须用到高频电刀或射频系统、电锯电钻、负压吸引器等设备，一般置于术者对侧，第一助手的脚侧端，以不影响手术操作为前提。

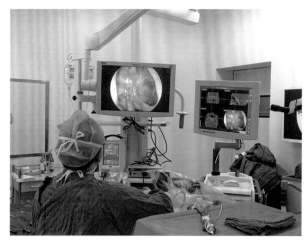

图 4-3-2　手术室基本设备摆放与术者位置

四、内镜镜头选择

目前市面上的内镜镜头基本上都是超广角，因此，0°超广角镜头基本上能满足大部分眼鼻相关微创手术的需求，当涉及额窦、上颌窦、突破眶内侧壁进入眶内的精细操作时，可灵活换用 30° 或 45°，甚至 70° 内镜镜头。

五、内镜把持方法

内镜把持方法因人而异，术者根据自身习惯决定。耳鼻咽喉头颈外科医生一般采取"握拳式"（图 4-3-3）把持法，靠手臂力量来把持，靠前后、左右移动而改变方向。吴文灿教授采取"握笔式"（图 4-3-4），依靠手指、手腕力量把持与改变内镜镜头方向，操作更灵活、准确，但缺点是手指、手臂相对容易劳累。

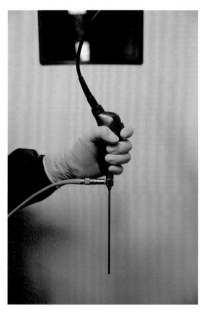

图 4-3-3　"握拳式"内镜把持法
靠手臂力量前后、左右移动而改变内镜镜头方向

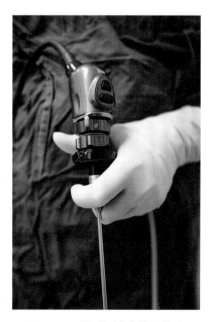

图 4-3-4　"握笔式"内镜把持法
术中依靠手指、手腕力量把持与改变内镜镜头方向

值得注意的是，内镜镜头进入鼻腔后可将镜头轻轻倚靠在患者鼻前庭中部一侧隔角，将鼻尖稍稍向上抬起，以保持镜头的稳定性，同时方便其他手术器械经内镜直视下进入鼻腔；另外，进行手术操作时，所有的手术器械、手术操作都必须确保在内镜直视下进行。

第四节　内镜设备、器械的清洗、消毒、灭菌和保养

内镜设备和器械材质特殊、结构复杂、精密度高且价格昂贵，使用后的规范处理、良好维护非常重要。重复使用的内镜手术器械必须先仔细清洗，再进行消毒、灭菌。鼻内镜镜头及附件的清洗、消毒、灭菌和保养方式应遵循生产厂家提供的使用说明或指导手册进行。

一、鼻内镜镜头及附件的清洗、消毒、灭菌

（一）清洗、检测与包装

1. **预处理和回收**　手术结束后，拆卸导光束、摄像头，拆下洗镜器套。擦拭表面可见污染物后，将鼻内镜镜头和附件分别置于带卡槽的专用密闭容器，转运到消毒供应中心污洗间。回收人员目测光学目镜清晰无裂痕、无破损，导光束无打折，表面无划痕和破损，分类回收处理。

2. **鼻内镜镜头的清洗、消毒、检测和包装**

（1）清洗：鼻内镜镜头需单独手工清洗，轻拿轻放，注意防止划伤光学镜面。流动水冲洗后，浸泡在医用清洁剂（设备厂家推荐的清洁剂）中，用海绵或软布进行擦拭洗涤。再用流动水漂洗，最后用纯化水或蒸馏水终末漂洗。

（2）消毒：避开物镜和目镜，用75%乙醇溶液进行擦拭消毒。

（3）检查：包括清洁度和性能的检查。清洁度包括表面、目镜和物镜端及导光束接口处等，均应符合清洗质量标准。性能检查首先查看镜面、镜体及接口是否完整无裂痕和损坏；最后检查镜头成像质量，将镜头对准参照物缓慢转动360°，从目镜观察图像是否清晰无变形。

3. **导光束的清洗、消毒、检测和包装**

（1）清水擦拭导光束头端及连接设备端，中间导线部分在流动水下冲洗。使用含医用清洗剂的海绵或软布擦拭导光束及导线。清水漂洗，注意连接设备端不能冲洗。纯化水或蒸馏水终末漂洗。

（2）消毒：75%乙醇溶液进行擦拭消毒。

（3）检查：检查表面清洁度是否符合清洁质量标准，表面是否有破损。将导光束的一端对准光源，在另一端上下移动大拇指，检查有无漏光区。

（4）包装：光学目镜宜放置于专用带盖、带卡槽的器械盒内进行独立包装。导光束大弧度盘绕，直径应大于10cm，无锐角。

（二）灭菌

鼻内镜镜头及附件首选低温灭菌方法，低温灭菌可以延长内镜及附件的使用寿命。目前低温灭菌方法主要有环氧乙烷气体灭菌、过氧化氢低温等离子灭菌和低温甲醛蒸气灭菌。

1. **环氧乙烷低温灭菌**　环氧乙烷气体对各种材料穿透性强，低温状态下灭菌效果可靠，对器械损伤小，适用于不耐热、不耐湿如电子和光学仪器等医疗器械的灭菌。缺点是灭菌时间较长，灭菌后物品还需根据灭菌器厂家的使用说明进行充分通风解析后使用。

2. **过氧化氢低温等离子灭菌**　灭菌时间短，无毒无污染，是方便快捷的低温灭菌模式，有利于器械的快速周转使用。但需要注意该灭菌器对物品材质和管腔的要求与范围。推荐的灭菌模式为扩散消毒50min后，进行15min等离子消毒。

3. **低温甲醛蒸气灭菌**　介于环氧乙烷低温灭菌和过氧化氢低温等离子体灭菌之间。可选择78℃和

60℃的灭菌温度,灭菌时间30~40min,全程少于4h。同样需要注意灭菌物品材质和管腔的要求、包装材料的适用性及包装和装载的要求。

(三)鼻内镜设备器械的维护与保养

1. 内镜设备和器械精密贵重,术者、手术护士及使用后的处理人员都应严格遵守操作规程。

2. 内镜设备须稳妥放置在内镜台车或内镜吊塔上,定位放置。推移时要注意台车平衡,防止设备跌落。不可在仪器车上放置液体瓶。使用中要确保设备通风散热。使用后的设备可用较干的柔软湿布擦拭表面,防止积尘。

3. 鼻内镜镜头是精密光学器材,取用内镜时,应轻取轻放,避免碰撞、摩擦而损伤光学镜面。使用后要及时规范清洗。避免清洗不彻底在镜面上留下污迹,影响图像质量。

4. 鼻内镜镜头不要交替使用不同的灭菌方式,这样容易造成内镜的损坏。除非是标明可以压力蒸汽灭菌,否则应采用低温灭菌方法。

5. 摄像头电缆及纤维导光束要妥善安放,轻拿轻放。要确保电缆接口及光纤的端面必须保持清洁,没有破损和刮损。不可过度拉伸或过度弯曲电缆及纤维导光束,防止撕裂外鞘或导致内部电缆及导光纤维断裂。使用后都应大弧度盘旋平放,严禁弯折。

6. 电压不稳定的区域最好配置UPS稳压电源以保证设备的正常运行。接台手术中可不必关闭设备电源,可将冷光源调节到最小亮度待机。

7. 定期检查内镜设备性能,设备工程师每半年进行检查维护。如调节摄像头的清晰度、检查各部件的功能及对氙气灯泡使用寿命的检测等,使设备处于最佳使用状态。做好仪器使用及维护登记。

二、微动力切割刨削设备器械的清洗、消毒、灭菌与保养

微动力切割刨削设备是鼻内镜手术的重要设备,其使用性能状态直接影响到手术的顺利进行及手术安全。鼻内镜手术器械精细贵重,大多带有腔隙,清洗处理较为复杂。

(一)清洗、检测与包装

1. **预处理和回收** 手术结束后,将切割刀头放清水中,电动抽吸排除手柄管腔中的血污和组织碎屑。关闭吸引器,将刀头从手柄上分离,冲洗手柄端口,将手柄装入专用器械盒;将反咬钳、筛窦黏膜钳、黏膜剪、咬骨钳、剥离子及探针等器械擦拭、整理,装器械盒送消毒供应中心。回收人员核对器械数量,查看器械的完整性,组合器械的配件如螺帽、垫圈、密封帽等是否齐全。

2. **清洗** 将器械可拆部分拆开至最小单位,将小配件放入小的密纹清洗筐。流动水下冲洗后浸泡清洗液面下,用软毛刷对器械齿牙处、轴关节、弯曲部彻底刷洗,并用清洗液冲洗管腔。动力手柄不能浸泡,用带中性清洗剂的软毛刷刷洗管腔及接口端的缝隙,软布擦拭电缆,中性清洗液反复冲洗管腔。流动水下漂洗。管腔器械使用高压水枪进行冲洗,直到水流通畅,喷射的水柱成直线、无分叉。最后用纯化水或蒸馏水进行器械的终末漂洗,压力气枪干燥管腔。

3. **消毒、干燥** 实体类器械采用湿热消毒后,放恒温干燥柜干燥。手柄及管腔类器械用压力气枪干燥处理后,再放入干燥柜,使器械内腔缝隙完全干燥。

4. **检测与包装** 对手柄、器械及附件进行全面清洁度检查,确保缝隙、齿牙处、关节及管腔处的光洁。查看手柄完整性,目测检查动力电缆及电凝钳的电源线绝缘层有无裂缝或缺口。对器械的轴节等处进行润滑保养后装配器械,确保每件器械结构完整、轴节关节灵活无松动,关闭钳端闭合完全。将动力手柄电缆盘绕,直径不小于20cm,用双层无纺布包装。

(二)灭菌

根据动力设备、器械厂家提供的使用说明选择灭菌方式。动力手柄首选过氧化氢低温等离子体灭菌,灭菌时间短,无毒无污染,是方便快捷的低温灭菌模式,有利于器械的快速周转使用。但需要注意该灭菌器对物品材质和管腔的要求与范围。推荐的灭菌模式为扩散消毒50min后,进行15min等离子消毒。

动力手柄和内镜手术器械也可采用预真空压力蒸汽灭菌。应采用标准程序的压力蒸汽灭菌程序,禁

止使用快速压力蒸汽灭菌程序。温度不得超过 149℃，灭菌后至少真空干燥 8min，确保动力手柄内腔的干燥。

（三）微动力切割刨削设备的保养

1. 动力设备应定位放置，定期保养维护。使用中发现设备或操作手柄问题，要及时检修。

2. 手术中要做好操作者的自身防护，戴防护眼罩和面罩，避免动力切割时血液或组织碎屑飞溅，引起损伤或传播传染性疾病。

3. 选择正确的动力模式，熟练掌握刀头、钻头的装卸手法，避免手柄与刀头、钻头的损坏。正确连接注水管，保持注水通畅，防止动力切割对手柄的热损伤。

4. 切割刀头、刨削刀头等一般一次性使用。如果有必要重复使用，必须在确保清洗、灭菌质量及使用性能的前提下，限定安全的复用次数，并做到每次使用可追溯。避免使用磨损和变形的刀头，否则将影响手柄的使用寿命。

5. 动力手柄不可使用超声清洗，不得使用丙酮或异丙醇等有机溶剂清洗手柄。不可采用戊二醛、含氯消毒液等化学浸泡消毒。不可使用润滑剂。

6. 手柄在存储前必须清洁后进行彻底干燥。使用高压蒸汽灭菌需经干燥程序处理后方可使用或存放。使用前检查确认电源接口是否干燥。

（陈彩芬　吴文灿　颜文韬）

参 考 文 献

1. Roy R.Casiano. 鼻内镜鼻窦手术操作图谱. 张罗, 周斌, 译. 北京：人民卫生出版社, 2004.
2. 任伍爱, 张青. 硬式内镜清洗消毒及灭菌技术操作指南. 北京：北京科学技术出版社, 2012.
3. 陈燕燕. 眼科手术护理配合及护理操作. 北京：人民卫生出版社, 2019.

第五章　眼鼻相关微创手术基本操作技巧

第一节　眼眶手术基本操作技巧

一、眼眶手术径路选择

眼眶由上、下、内、外四壁组成，容纳眼球与眶内容物，结构复杂而精细、巧妙而脆弱，特别是对于位于眶尖部的病变，空间狭小而深邃，稍有不慎将引起严重并发症。因此，根据疾病的个体差异性选择科学的、合理的手术径路是顺利实施眼眶手术的关键。手术径路选择的原则是以最直接的路径、最小的创伤、最充分而清晰的术野暴露解决眼眶疾病中存在的问题。

眼眶手术径路主要有：

（一）经内侧径路

1. **经内眦皮肤入路**　存在手术创伤大、术后内眦部瘢痕、内眦畸形或损伤泪道等缺陷而较少采纳。为避免上述缺陷，多选用经内上方皮肤入路（Lynch 改良切口），但该切口存在颜面部瘢痕、对内下方病灶暴露欠佳、滑车损伤等缺点。

2. **经内侧结膜入路**　经内侧结膜径路避免了损伤内眦韧带及泪囊，无颜面部瘢痕，内侧暴露相对充分等优点，为临床所广泛采纳。经内侧结膜入路又可分为经泪阜后与泪阜前径路。与经泪阜前径路比较，泪阜后径路虽然增加泪小管损伤的危险，但是不损伤眶隔，术中可以明显减少脂肪疝出所导致的对手术视野的影响。

3. **经筛窦径路**　由于筛窦与眼眶紧密毗邻，随着内镜技术的发展，内镜下经筛窦径路已成为眼眶内侧病变手术的重要选择，但是需要术者兼具娴熟的鼻内镜鼻窦外科手术技巧与眼眶手术操作技巧于一身，难度较大。

（二）经下方径路

1. **经下方皮肤径路**　包括经下睑睫毛下皮肤径路、睑板下皮肤径路以及眶周皮肤径路。由于睑板下以及眶周皮肤切口易导致明显皮肤瘢痕，已较少应用。

2. **经下穹窿结膜径路**　与经下睑睫毛下皮肤径路比较，经下穹窿结膜径路无颜面部皮肤瘢痕，但暴露困难，术中操作相对困难，有时需要切开外眦以充分暴露术野，可能引起外眦畸形。

3. **经柯－陆氏入路**　经犬齿窝处牙龈黏膜做切口，分离暴露尖牙窝，骨凿凿开上颌窦前壁，在内镜配合下暴露眶下壁，主要适合于眶下壁骨折范围大，组织嵌顿明显的患者，常与经下穹窿结膜径路或下睑睫毛下皮肤径路联合使用，以彻底松解、还纳疝入或嵌顿组织，实现眶底壁骨折缺损的修补。

（三）外侧开眶

1. **经外侧皮肤径路**　外侧开眶的皮肤切口不同时期有一定改良。包括眶缘的"S"型切口以及逐渐改进的经外眦水平向外的水平切口以及联合结膜径路等。

2. **冠状切口**　可以充分暴露眶上外侧缘、颧弓、眶内上外侧壁。冠状切口的最大优点就是无颜面部瘢痕，且暴露充分，但操作复杂，对机体创伤较大，可能损伤面神经。

（四）上方切口

1. **皮肤入路**　包括眉弓下皮肤入路与上睑皮肤皱褶入路，眉弓下皮肤入路易损伤提上睑肌，经上睑皮肤皱褶入路,解剖结构较复杂,暴露比较局限,较少采纳。

2. **冠状切口** 可以充分暴露眶上外侧缘以及颧弓、眶内上外侧壁。

二、手术操作技巧与要点

(一)内镜下经泪阜后径路

如上所述,经内侧泪阜后径路(endoscopic transretracaruncular approach,ETA)可以避免内眦韧带、泪囊等重要结构损伤,同时具有无颜面部瘢痕、可直接到达眶内侧壁等优点,特别是随着内镜的应用,该手术径路已经成为大多数学者处理眶内侧病变的优选方案。

1. **相关应用解剖** ETA 所涉及的解剖结构复杂,熟悉并术中辨认其解剖结构至关重要,特别是几个解剖标志(图 5-1-1):

(1)泪阜:泪阜深面的筋膜增厚,与内眦韧带相连续。Horner 肌、内侧眶隔、Tenon 囊前部均附着于此处。

(2)内眦韧带:内侧韧带分前、后、上三支。前支向鼻侧走行终止于上颌骨额突,前支向鼻上分出一上支,止于鼻额缝上下骨膜,后支纤维沿泪囊筋膜表面走行,终止于泪后嵴上。

(3)Horner 肌:眶隔前面眼轮匝肌有一个浅头和深头,浅头起自内眦韧带前支,深头起自泪囊筋膜。睑板前面的眼轮匝肌的前方纤维伸入内眦韧带前部,后方纤维向泪囊后壁延伸,终止于泪后嵴。该部分纤维即为 Horner 肌。Horner 肌和内侧眶隔在泪后嵴后方融合为眶骨膜。经过该肌肉的自然层间为该手术提供理想的手术径路。

(4)Lockwood 韧带:下斜肌与下直肌肌鞘融合,形成一融合肌鞘,该融合肌鞘沿肌间纤维鞘往内侧与内直肌相连,向外侧与外直肌相连,该鞘膜即为 Lockwood 韧带。该韧带内侧止于泪后嵴的下三分之一处呈扇形展开,粘连紧密,主要作用为限制下斜肌后滑以及保持眼球位置正常。

(5)下斜肌:下斜肌与 Lockwood 韧带相距偏下 5~6mm。下斜肌起源于眶下缘稍后,鼻泪管上端开口外侧、上颌骨眶面的位置,在该切口往下分离时应注意该肌肉。

(6)上斜肌:上斜肌起自总腱环,向前经滑车转折向后。滑车位于眶内上方的滑车小凹,该切口向上分离时注意尽可能避免损伤。

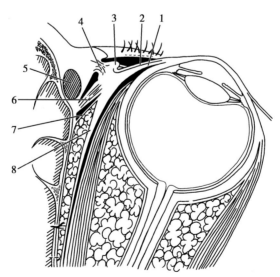

图 5-1-1 泪阜径路相关解剖示意图

1,8. Tenon 囊;2. 结膜;3. 泪阜;4. 泪阜与内眦韧带之间的紧密连接;5. 泪囊;6. Horner 肌;7. 眶隔

2. **手术步骤与操作技巧**

(1)将含 0.01‰盐酸肾上腺素的局麻药经结膜向眼眶内侧眶骨膜下注射少许局部浸润。

（2）沿泪阜后结膜与皮肤交界处做切口（注意避免损伤上下泪小管），切开泪阜与内眦韧带之间的紧密连接，在内眦韧带与眶隔之间的潜在腔隙潜行分离，直达眶内侧壁骨膜。用深部拉钩或窄的脑压板轻轻往外后方压眶隔，暴露眶内侧的泪后嵴；同时，钝性剥离子往后、上、下分离，充分暴露眶内侧壁骨膜。

（3）单极电刀轻轻电凝泪后嵴后方的眶骨膜，用锐利的尖刀片与电凝处轻轻切开，剥离子钝性分离骨膜，进入眶骨膜下，潜行分离，充分暴露眶内侧壁骨质；在骨膜切口上方，向上分离时需注意上斜肌、滑车，向下分离时需注意下斜肌以及 Lockwood 韧带。向后分离注意筛前、筛后动脉的辨认，必要时电凝后切断。然后根据病情需要完成手术操作。

（4）眶骨膜不一定要缝合，6-0 可吸收缝线缝合内眦部结膜和泪阜即可。

3. 重要组织辨认及并发症预防

（1）泪道系统：上下泪小管与切口紧密毗邻，于泪阜皮肤与黏膜移行处做切口，切勿靠前，以免损伤上下泪小管，必要时泪小管内插入探针标识；同时，在后续眶内侧壁骨膜电凝与切开时，必须仔细辨认泪后嵴，以免损伤泪囊。对外伤患者，尚需注意泪囊移位。

（2）视神经：因视神经孔距离筛后孔约 5mm，术中当到达筛后动脉后，操作需异常谨慎，以免损伤视神经。同时，对邻近眶尖的严重眶内侧壁骨折患者，分离、松解、还纳组织时必须仔细辨认眶内组织与鼻黏膜组织，以及碎骨片，如有游离碎骨片应该取出，以防还纳时损伤视神经；另外，必须仔细辨认眶尖部内侧蝶骨小翼与眶纸板交界处，即视神经孔内侧，孔缘一般比较圆顿、光滑，而骨折缘者不规则、锐利。手术中切勿超过此孔缘。

（3）眼外肌：上斜肌的滑车以及下斜肌的起点分别位于切口的上、下方，在较大范围眶内侧壁骨折而需扩大切口时或往上下方潜行分离时，需仔细辨认，避免损伤。

（4）颅底：筛前、筛后孔的连线为筛窦与额骨的分界，术中须避免超过此连线而损伤前颅底以及脑组织，特别是低位颅底者、颅底骨折患者，或额窦发育不全患者。

（二）经下睑睫毛下皮肤径路操作技巧及注意事项

经睑板下皮肤切口或经眶周皮肤切口，由于创伤大、颜面部皮肤瘢痕，一般较少采用。经下睑睫毛下皮肤径路，由于切口掩蔽，颜面部皮肤瘢痕不明显，且操作简便，术野暴露充分而成为许多学者优选方案。

1. 应用解剖　下睑由前向后依次为皮肤、皮下组织、肌肉层、纤维层（睑板与眶隔）和睑结膜层（图 5-1-2）。

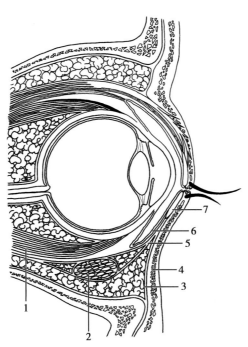

图 5-1-2　经下睑睫毛下皮肤径路相关解剖示意图
1. 下直肌；2. 下斜肌；3. 眶隔；4. 眶部眼轮匝肌；5. 下睑缩肌；6. 结膜；7. 睑板

（1）皮肤以及皮下组织：眼睑皮肤是全身皮肤最薄的部位，厚度仅为 0.4～0.6mm。在做皮肤切口时，应尽量沿皮纹沟方向进行，因为皮肤弹力纤维的排列与皮纹方向一致，切断的弹力纤维少，术后瘢痕生成少。

（2）肌肉层：眼睑肌肉层包括眼轮匝肌、下睑缩肌。眼轮匝肌分眶部和睑部，深部起于内侧眶缘，浅部起于内眦韧带，外侧止于外眦韧带。

（3）纤维层：包括睑板与眶隔两部分，下睑板较小，呈长椭圆形，长约 29mm，中央宽约 5mm，厚约 1mm。睑板下方与眶隔相连，前面与眼轮匝肌之间存疏松结缔组织，是手术分离的潜在间隙。睑板的内外两端形成强有力的纤维结缔组织附着于眶缘，即睑内、外眦韧带。

（4）睑结膜：为眼睑最内层，位于睑板内面并与之紧密结合。睑结膜向内与眼球相接触。

2. **手术步骤与操作技巧**　从睫毛下皮肤切口到眶缘有三种不同的方式，即皮肤瓣、皮肤肌肉瓣以及阶梯状瓣。皮肤瓣即沿皮下直接分离至眶缘，然后切开眼轮匝肌至眶骨膜；皮肤肌肉瓣即沿着皮肤与睑板前肌肉内侧分离，直达睑板下缘的眶隔。该两种方式因易导致皮肤穿孔、术后皮下淤血、眶隔损伤、眼睑退缩或瘢痕等缺点而逐渐较少采用；而阶梯状瓣可弥补这些缺点，被绝大多数临床医生所采纳（图 5-1-3），其步骤为：

（1）于下睑睫毛下 2mm，贯穿整个下睑长度做切口，暴露眼轮匝肌。

（2）在皮肤与眼轮匝肌层间往下方眶缘方向用剪刀钝性分离 4～6mm。

（3）于睑缘用 5-0 丝线缝线间断缝合 2～3 针，往上牵拉固定。

（4）继续钝性分离，直至睑板下缘位置，然后用剪刀向眶隔方向钝性分离至眶下缘下 2mm 左右，暴露眶骨膜。

（5）沿眶缘前下 0.5～1mm 切开眶骨膜，骨膜下钝性分离，暴露眶下壁，直至上颌骨眶面、眶下沟以及眶下神经等。最后根据病情需要完成手术。

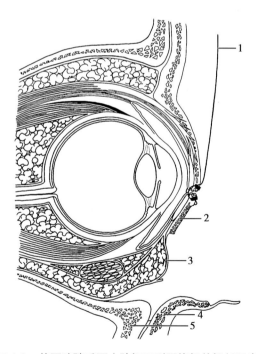

图 5-1-3　从下睑睫毛下皮肤切口到眶缘相关解剖示意图
1. 眼睑牵拉缝线；2. 睑部眼轮匝肌；3. 眶隔；4. 眶部眼轮匝肌；5. 眶下壁

3. **重要组织辨认及并发症预防**

（1）眶下神经：采取下睑睫毛下皮肤径路入眶时，眶下神经无法回避。术中应仔细辨认，并予以分离、保护，特别是在陈旧性严重眶下壁骨折时，因瘢痕粘连明显，应高度注意与嵌顿或疝入至上颌窦的眶内组织相鉴别，尽可能避免损伤。

（2）眶下裂：眶下裂由上颌骨眶面与蝶骨大翼组成，容纳重要的血管与神经。在严重眶下壁骨折修复时，需将眶下裂内的正常组织与嵌顿的眶内组织相鉴别。眶下裂骨质边缘一般比较圆滑，而骨折缘一般锐利、欠规则。

（三）经下穹窿结膜径路操作技巧及注意事项

下睑结膜径路（transconjunctival inferior fornix incision，TIFI）可以分为眶隔前与眶隔后径路，两种径路各有利弊（图5-1-4）。笔者倾向于眶隔前径路，该径路避免眶隔打开，术中眶内脂肪疝出少，有利于后续操作。

1. **应用解剖**　同经下睑睫毛下皮肤径路应用解剖。

2. **手术步骤与操作技巧**

（1）用电刀于睑板下缘切开结膜，术中注意电刀能量。

（2）于睑板下缘眶隔与眼轮匝肌层间潜在间隙插入血管钳，潜行钝性分离至眶下缘。

（3）沿眶隔前钝性分离至眶下缘下2mm，暴露眶骨膜。与眶下缘前下0.5～1.0mm切开眶骨膜，然后沿眶骨膜下钝性分离，暴露眶下壁，直至上颌骨眶面、眶下沟以及眶下神经等。最后根据病情需要完成手术。

3. **重要组织辨认及并发症预防**　同上述经下睑睫毛下皮肤径路。

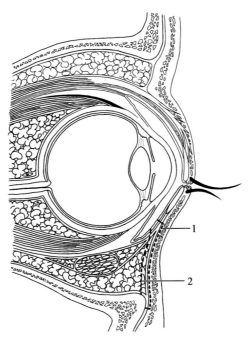

图5-1-4　经下睑结膜径路示意图
1. 眶隔前径路；2. 眶隔后径路

（四）经头皮冠状切口手术操作技巧与注意事项

经头皮冠状切口或半冠状切口因具有对眶上缘、眶外上缘、眶外侧、颧弓、眶内上缘暴露充分而无颜面部皮肤瘢痕等优点而越来越被眼眶外科所青睐，常用于复合性眼眶骨折，如额骨骨折、额眶筛骨折、眶-颧-上颌骨复合体骨折整复手术。

1. **应用解剖**　头皮主要解剖层次依次为皮肤、皮下组织、肌肉和腱膜、疏松网状结构、颅顶骨膜。

（1）头发的皮肤、皮下组织以及肌肉腱膜层间无明显潜在间隙，粘连紧密，做切口时常作为一整体。

（2）帽状腱膜层，由两侧额肌、枕肌、耳周肌与宽大的腱膜组成。分为两部分，包括延伸至额肌与枕肌之间的颅顶腱膜，以及向两侧延伸的颞顶筋膜。颞顶筋膜向下与面部颞浅筋膜相融合，颞浅动脉位于其中或其浅面，分离时应注意，尽量避免损伤。帽状腱膜为致密的纤维组织，厚约 0.5mm，皮肤与脂肪与之紧密黏附。

（3）疏松网状结构：位于帽状腱膜层下方与颅顶骨膜之间。正是由于该层疏松的网状结构的存在，使帽状腱膜层与颅顶骨膜层之间容易分离，从而为冠状切口的制作提供了解剖学基础。在前方帽状腱膜下筋膜与疏松的网状结构组织相延续，直至眼轮匝肌处，侧面附着于颧骨的额突，沿着颞弓表面往下延续，到达外耳道与乳突上方，与上项线骨膜相融合。

（4）颞顶区解剖层次（图 5-1-5）：颞顶筋膜（通常称颞浅筋膜）是头皮下最表浅的筋膜，如上所述由上方的帽状腱膜延续而来。颞浅血管束走行于此筋膜表面，同时，面神经颞支走行于其深面，因此，该部位的处理是经冠状切口的关键操作之一。

（5）面神经：面神经颞支在眉上区域又称为额支，支配额肌、皱眉肌与部分眼轮匝肌的运动。面神经的体表标志为耳屏下 0.5cm 与眉毛外侧上 1.5cm 之间，在外耳道前壁前大约 2.0cm 处跨过颧弓表面，变异范围是外耳道前 0.8mm～3.5cm。颞支走行于颞浅筋膜深面，位于颞浅筋膜和颧弓骨膜、颞筋膜浅层和帽状腱膜下筋膜融合层之间，继续向前上方走行于颞顶筋膜深面，在不超过眶上缘水平上 2.0cm 内进入额肌。手术时必须熟悉面神经走向，以避免损伤。

2. 手术步骤与操作技巧

（1）设计切口并标记：切口设计需考虑两个因素，一是患者发际位置，切口尽量掩蔽在发际之后。切口稍靠后不会影响术野，骨骼的显露范围取决于切口向下的延伸范围，而不是顶部切口的前后。但在做半冠状切口时，切口靠前有利于术野暴露；另一个因素是切口向下延伸的位置。将切口顺耳屏前向下延伸至耳垂，可以充分显露颧弓，甚至眶下缘。根据手术需要设计切口后，并采用亚甲蓝或染色笔予以标记。

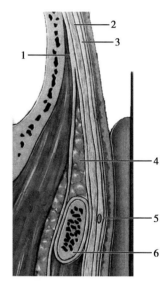

图 5-1-5 颞区解剖示意图
1. 颞肌筋膜；2. 帽状腱膜下组织；3. 颞浅筋膜；4. 颞浅脂肪垫；5. 面神经；6. 颧弓

（2）水分离：在做切口前，帽状腱膜下注射生理盐水（含 0.01‰盐酸肾上腺素），使之局部呈球样隆起，有助于切口制作及术中分离，且出血量很少。

（3）切口制作：根据手术部分采用的切口范围不同。从一侧颞上线到另一侧颞上线按顺序切开皮肤、皮下组织，直达帽状腱膜层，稍钝性分离，切口缘用头皮夹夹闭止血。

（4）钝性潜行分离：用钝性剥离子于帽状腱膜层与颅顶骨膜层之间的"疏松网状组织结构"潜行分离，面中部直至眶上缘 3～4cm 处，在颞浅动脉额支之上切开骨膜，向下分离至眶缘。颞侧皮瓣沿颞肌筋膜表面分离，外耳前切缘继续向下分离至颧弓根部。切开颧弓根部的颞肌筋膜浅层后与颞上线上已切开的骨膜汇合。切开颞肌筋膜浅层后可以暴露颞浅脂垫与疏松组织，尽可能避免损伤该层脂肪。在颞肌筋膜浅层深面向下分离直达颧弓。这样可以避免损伤位于颞浅筋膜深面的面神经。

（5）充分暴露后，暴露颧弓后沿颧骨体以及眶外侧向上切开骨膜，与上方以及剥离的骨膜汇合。至此可以暴露眶外壁、颧弓，如果需要可以继续沿内侧向下分离至完全暴露眶内壁。然后根据需要，完成后续手术。

3. 重要组织辨认及并发症预防

（1）面神经：冠状切口应该注意的一个关键环节是避免损伤面神经，应熟悉并注意面神经的走向，尽量避免在耳屏前 0.5cm 以及外眦后 2.5cm 范围内做切口。

（2）出血：在头皮切口时应用头皮夹仔细夹闭创缘，避免隐性失血；注意颞浅动静脉的处理；创面内出血点应电凝止血。

三、笔者经验与观点

（一）需根据病情灵活选择各种径路

因为眼眶自身及其与周围毗邻结构解剖关系的复杂性，手术径路没有一个固定模式，在确定一个具体手术时，必须根据病情需要，结合上述径路的各自特点与自身的操作技巧，科学选择，灵活运用。

（二）上述径路联合应用以达到优势互补目的

上述手术径路亦有种种演变，可根据病情需要联合，取长补短，优势互补，以达到成功手术的目的。例如，使用经下睑睫毛下皮肤径路时，可通过向外侧延伸皮肤切口，沿眼周皮纹方向，在骨膜浅面分离整个眶外壁至颧额缝上方，将外眦韧带浅支与眼轮匝肌向上牵开，纵向切开骨膜，使之与下方的眶骨膜切口相连接，以达到充分暴露颧额缝、下外侧壁眶缘、眶壁以及部分颧弓的目的。如果与经头皮冠状切口联合使用，可以充分暴露整个眶 - 颧 - 上颌骨复合体。犹如下睑的结膜径路可以向内侧延伸，通过结膜径路与经泪阜后径路相延续，可以充分暴露眶内下壁，特别是在伴有内下壁隅角移位的复杂的、大范围的眶内下壁骨折整复时尤其适用，不但可降低泪道损伤的概率，而且有利于保护下斜肌。

（三）良好的助手配合至关重要

不似白内障、青光眼等传统眼科手术，眼眶手术是"团队作战"，主刀医生、助手、护士、麻醉医生之间的良好配合、协调对顺利、高质量完成一台眼眶手术至关重要。例如，内镜下经泪阜后径路眶内侧壁骨折整复术，手术操作空间极其狭小，特别是当骨折范围大，组织嵌顿或疝入严重，后段邻近眶尖部时，手术难度极大，需要主刀与助手之间娴熟的配合。稍有不慎，将导致视神经损伤、内直肌损伤、眶内大出血等严重并发症。

（四）规范、高质量的眼眶外科与鼻内镜鼻窦外科操作技巧

尽管眼鼻相关微创外科具有微创、清晰视野下操作、手术径路更直接、并发症少、疗效更可靠等优越性，但它对术者提出了更高的要求。它不但要求术者具有扎实的眼眶外科操作技术，而且必须同时具有娴熟、高超的鼻内镜鼻窦外科操作技巧。而这有赖于规范、系统、高质量的培训与平时的临床实践，切忌"无师自通"，以免给患者带来不可挽回的损失。

第二节　鼻内镜鼻窦外科手术操作技巧

鼻内镜应用领域不断扩展，其手术范围不断加大，手术的危险性也随之上升。鼻内镜鼻窦手术是眼鼻相关微创外科的基础，只有熟练掌握了鼻内镜鼻窦手术的基本操作方法与技巧，才能在眼眶、视神经与泪道手术中充分发挥出鼻内镜技术的优势，在一个狭小而深邃的空间游刃有余，拓展出一片新的天地。

鼻内镜鼻窦手术的基本方法包括从前向后法和从后向前法，分别适用于不同范围的病变。在临床应用中，一般可根据患者实际情况相应变通与交叉使用，相互融合，但前提是必须先熟练掌握基本术式。

一、从前向后法

亦称为 Messerklinger 术式，由奥地利学者 Messerklinger 首先提出，并经不断改进而日趋成熟。其特点是手术方向从前向后，逐步推进。

（一）麻醉方式

局部麻醉或全身麻醉均可，主要根据患者全身和局部状况，兼顾术者技能水平选择最佳的麻醉方式。笔者建议初学者最好采用全身麻醉。

（二）术前准备

1. **患者准备**　患者仰卧，聚维酮碘消毒液头面部常规消毒，铺无菌手术巾。

2. **鼻腔检查**　使用血管收缩剂后，彻底检查双侧鼻腔，并根据鼻窦 CT 扫描显示检查术侧中鼻道解剖和病变情况，以及与手术相关的重要解剖定位标志，判断患者内镜下所见与 CT 显示结果是否相符。

（三）基本步骤

1. **切除钩突**　是从前向后法（Messerklinger）术式的开始，钩突是否完整切除决定了术野是否宽敞，上颌窦口能否顺利暴露及手术能否顺利实施。

（1）首先，观察钩突与鼻腔外侧壁相接处的黏膜，可见弧形切迹。以剥离子或镰状刀钝面轻压钩突与鼻腔外侧壁相接处的黏膜，确定切口轨迹。

（2）将反张咬骨钳前端自钩突尾端套入钩突与鼻腔外侧壁之间的间隙，咬除钩突尾端（图 5-2-1a）。用双头剥离子自中鼻甲前端根部钩突附着处插入，沿钩突与鼻腔外侧壁的附着缘，自前上向后下弧形划开骨黏膜，直至钩突的后下附着缘处（图 5-2-1b）。

（3）持剥离子沿切口将钩突向内侧移位，使其仅上端与鼻腔外侧壁相接（图 5-2-1c）。

（4）用不同角度的筛窦钳将钩突上、下两端与鼻腔外侧壁分离后咬除（图 5-2-1d）（注意保护鼻腔外侧壁黏膜，吴文灿等喜欢用弯剪剪断钩突上、下端与鼻腔外侧壁的接合处）。

完整切除钩突后，可见其后方筛泡。用 30° 或 70° 内镜常可见上颌窦自然孔。

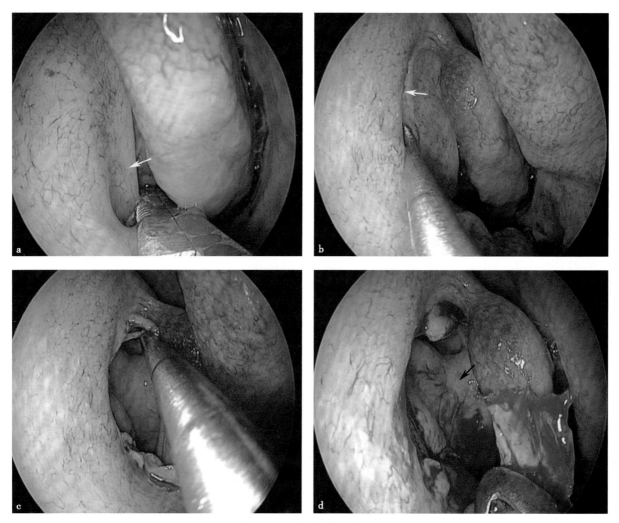

图 5-2-1　内镜下钩突切除

a. 充分暴露钩突（黄箭头）后，反张咬骨钳插入钩突尾端下方准备咬除；b. 从双头剥离子沿钩突前界（黄箭头）划开钩突；c. 双头剥离子将钩突向内侧移位；d. 完整切除钩突后，暴露出后方的筛泡（黑箭头）

2. **切除筛泡**　用鼻甲剪于筛泡内侧与中鼻甲交界处、筛泡外侧壁、筛泡上方基板、筛泡下方平中鼻甲基板水平各剪一刀，用直头开筛前去除筛泡，暴露前组筛窦（图5-2-2）。

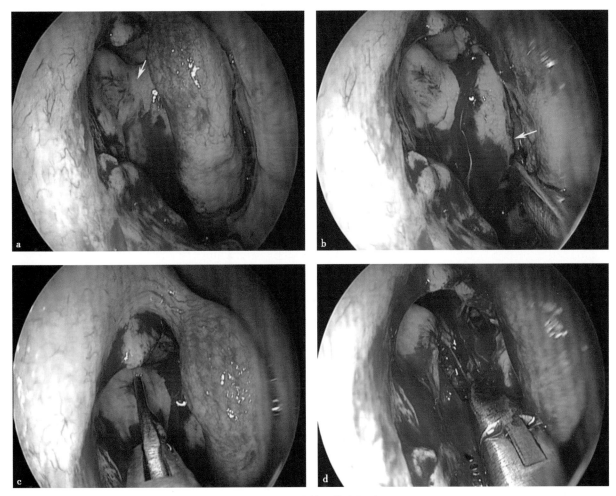

图 5-2-2　内镜下筛泡切除

a. 切除钩突后充分暴露的筛泡（黄箭头）；b. 用鼻甲剪于筛泡内侧与中鼻甲交界处（黄箭头）剪开；c. 用鼻甲剪于筛泡鼻腔外侧壁剪开；d. 用开筛钳钳除整个筛泡，暴露前组筛窦

3. **开放 / 切除前组筛窦**　用微动力系统切割刀头、不同角度的筛窦钳从前向后逐步开放 / 切除前组筛窦，直达后组筛窦（图5-2-3）。若筛窦气房气化良好，且窦内黏膜光滑，则仅开放气房以保证引流通畅即可，尽可能保留和避免损伤窦腔黏膜；若筛窦气房气化不良，且窦腔内病变较严重，则彻底清除窦腔内黏膜不可逆病变。开放前组筛窦至分隔前、后组筛窦的中鼻甲基板后，按照顺序从前向后或由后向前清除眶纸板和中鼻甲根部残余气房，然后向上清除额窦底及额窦口周围病变（注意尽量靠近鼻中隔侧开放筛窦气房，并保持筛窦钳在矢状位张开，以免损伤眶纸板）。

4. **开放上颌窦**

（1）上颌窦自然孔的定位　用30°或70°内镜寻找中鼻道上颌窦自然孔。正常情况下，上颌窦自然孔位于筛漏斗后下，对应中鼻甲下缘前中 1/3 交界处，通常被钩突尾端遮蔽，钩突切除后才能充分暴露，但有时该孔被鼻息肉或高度水肿的鼻黏膜覆盖而不易找到，此时可用剥离子或带角度的吸引器、或前端为卵圆头的弯曲探子，沿钩突切缘外侧筛漏斗形成的沟槽自前上向后下滑行，或沿下鼻甲前上与鼻腔外侧壁结合处上方，轻压中鼻道鼻腔外侧壁的黏膜，多可找到狭窄呈漏斗状的上颌窦自然孔，必要时可结合CT寻找解剖标志。

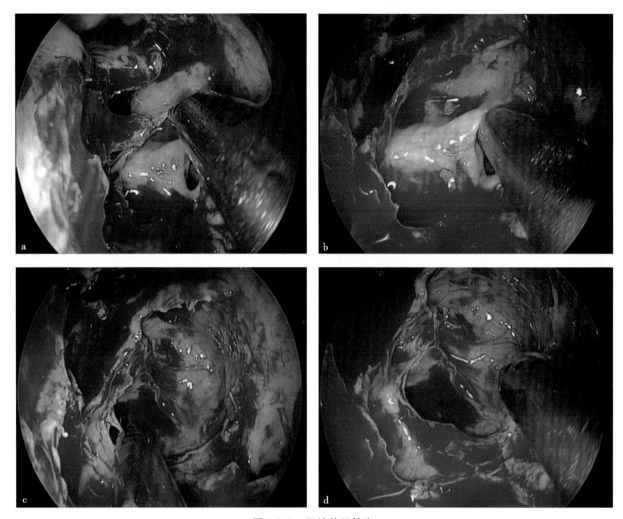

图 5-2-3　开放前组筛窦

a, b. 开放前组筛窦气房，并用微动力刨削系统切割刀头予以切除；c, d. 开放后组筛窦，然后用切割刀头予以咬除

（2）上颌窦自然孔的处理：若上颌窦自然孔开放良好，窦腔内无病变，则不必破坏上颌窦自然孔的结构。这种情况下，即便是很小的上颌窦自然孔也能满足上颌窦通气引流和黏液清除功能的需要，否则，可用 90° 筛窦钳探查并扩大缩窄的自然孔，然后以反张咬钳向前及前下咬除前囟，或以直钳向后咬除后囟，扩大上颌窦自然孔，使自然孔前后径达 1～2cm。扩大了的上颌窦窗口缘应保留部分自然孔黏膜，通常保留自然孔的前下部，这有利于上颌窦经中鼻道引流功能的需要和有效防止术后开窗口闭锁。最后清除上颌窦内病变。

值得注意的是，带角度的咬钳勿因咬除自然孔上缘的骨质而损伤眶壁结构；向前扩大自然孔时，切忌太靠前靠上而损伤鼻泪管；向后下咬除后囟时有损伤蝶腭动脉鼻后外侧支的可能性；少数骨质坚硬或上颌窦自然孔融合的患者需行上颌窦下鼻道开窗术。

5. 开放蝶窦

（1）经蝶窦自然孔开放蝶窦（图 5-2-4）：蝶窦自然孔位于蝶窦前壁距后鼻孔上缘约 10～12mm 的蝶筛隐窝近中线处，以及上鼻甲下缘附着蝶窦前壁处的内侧。尽管后组筛窦、蝶窦解剖变异很大，因人而异，但蝶窦自然孔位置相对比较恒定，上鼻甲是最重要的解剖标志。在上鼻甲肥厚或蝶筛隐窝狭窄的情况下，可将上鼻甲的后下部分切除（图 5-2-4a, b），有助于暴露蝶窦自然孔。以不同角度的筛窦钳向内、向前下扩大蝶窦自然孔（图 5-2-4c），咬除蝶窦前壁，直至最后完全开放蝶窦（图 5-2-4d）。（注意蝶窦前壁近颅底为筛窦动脉经过，下方有蝶腭动脉鼻中隔后支经过，在扩大蝶窦自然口时应注意尽可能避免损伤这两支血管）

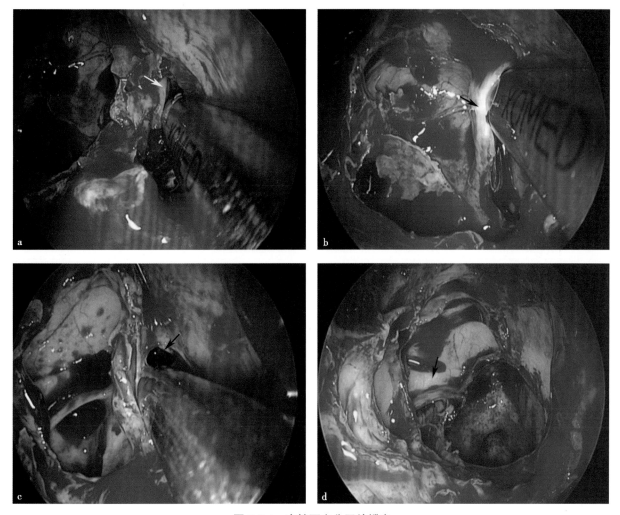

图 5-2-4　内镜下充分开放蝶窦

a. 充分开放后组筛窦后，往内侧近中鼻甲侧寻找上鼻甲（黄箭头）；b. 以切割刀头切除上鼻甲下端以便暴露蝶窦自然开口（黑箭头）；c. 扩大蝶窦自然口（黑箭头）；d. 去除蝶窦前壁，充分开放蝶窦，见蝶窦外侧壁、视神经管隆突（黑箭头）等结构

　　（2）经蝶窦前壁开放蝶窦：在找不到蝶窦自然孔，尤其是病变广泛或局部增生明显时，可循开放了的后筛至蝶窦前壁，遵循近中线原则，做蝶窦前壁开窗，或在正中对中鼻甲后缘与鼻中隔间的蝶窦前壁造孔进入，此时，应认真参考鼻窦 CT 扫描。

　　6. **开放额窦**　换用带角度的内镜（30°或 70°内镜），以不同角度的筛窦钳清除中鼻甲附着缘前端后方，及筛窦前上方的残余筛房达额窦底，此时，应根据 CT 扫描所示钩突上部附着方式和额隐窝气房分布情况，辅助手术中定位额窦开口。以钩突为解剖参考标志，清除额窦底残余筛房，开放额窦开口。开放鼻丘气房对部分患者可能有助于充分开放扩大额窦开口，应注意勿损伤位于鼻丘气房外侧的泪囊。

　　至此完成全部的单侧鼻窦开放/切除手术。

　　7. **术腔填塞**　主要目的是减少术后术腔出血，促进创面愈合。术腔填塞过紧可能给患者带来不同程度的痛苦，但也应充分估计术后血管收缩剂失效后的反弹性出血，应在确保患者术后安全和减少患者痛苦的前提下尽量减少鼻腔填塞物。术前填塞主要根据术腔出血状况选择。对于术中出血少，术腔洁净的患者，可选用涂有抗生素软膏的明胶海绵、止血纤维、可溶性止血纱布等填塞术腔；术中出血较多，术腔渗血明显者，可选用一些特殊的、带止血功能的填塞物。

二、由后向前法

以 Wigand 术式为代表,又称全蝶筛切除术。其特点是手术方向从后向前,适用于后组鼻窦病变。由于手术以直接暴露蝶窦前壁为起始,对鼻腔前部解剖标识的完整性要求较低,故特别适用于因既往手术造成解剖标识(如中鼻甲)被破坏的患者。同时要求术野相对宽敞,保证从后向前径路的通畅,对伴严重鼻中隔偏曲而影响通气功能的患者需先行鼻中隔矫正术。

(一)麻醉方式

局部麻醉和全身麻醉均可,但考虑书中出血倒流入鼻咽部,可能使患者误吸,加之既往手术造成的骨质增生和患者精神紧张等因素都可能给手术带来一定的困难,故此采用全身麻醉更佳。

(二)术前准备

基本同从前向后法。应特别注意控制术中出血,勿使倒流入鼻咽部。

(三)基本步骤

1. **切除部分中鼻甲**　视中鼻甲的大小,以鼻甲剪剪除中鼻甲的中、后部,暴露蝶窦前壁区域(注意此部分非必须)。

2. **暴露蝶窦自然孔**　蝶窦自然孔的位置约平对中鼻甲后部和上鼻甲水平,距前鼻棘约 7cm,与鼻底成角约 30°,一般从鼻中隔与上鼻甲之间进入即可发现蝶窦自然开口(图 5-2-5a)。如果未发现,可部分剪除上鼻甲,甚至用蝶窦探针轻触上鼻甲中下部与鼻中隔交界处,以寻找可能被病变结构覆盖或闭锁的蝶窦自然孔。

3. **扩大蝶窦自然开口,开放蝶窦**　用鼻甲剪剪除上鼻甲下部(图 5-2-5b),然后用咬骨钳谨慎向内侧和／或下方扩大蝶窦自然孔,至能够满足术后引流需要即可。若蝶窦自然孔闭锁、或需要充分蝶窦进行蝶窦内手术,则可进一步切除部分后组筛窦(图 5-2-5c),然后去除蝶窦前壁,充分开放蝶窦(图 5-2-5d);必要时可用骨凿或骨钻在蝶窦前壁内下方造孔。将鼻内镜伸入蝶窦,观察病变表现,酌情去除或活检。同时,应观察蝶窦外侧壁颈内动脉和视神经可能造成的压迹(图 5-2-5d),并据此判断二者大致的走向与相互关系为蝶窦口扩大的程度提供依据。

4. **开放／切除前、后组筛窦**　以筛窦气房向筛顶的凹陷自前向后依次开放／切除前、后组筛窦气房,直至额鼻管开口处。

5. **开放额窦**　以带角度的鼻内镜观察额窦引流通道,及额隐窝周围的前筛气房,依次开放,同从前向后的方法,根据 CT 提示的额窦引流方式,在内镜下定位和开放额窦自然开口。同样应注意避免损伤泪囊。额窦开放过程中,在清除额窦底病变的前提下,尽量不损伤额鼻峡周围黏膜及其骨质结构,以免造成术后骨质增生引起的额窦引流通道狭窄。若开放后的额窦开口可伸入直径 4mm 的吸引器,则术后通畅不会发生狭窄。

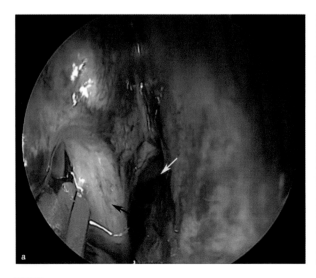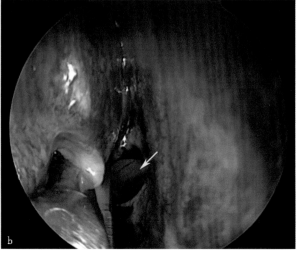

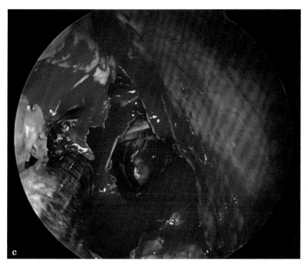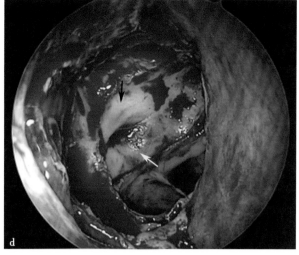

图 5-2-5 从后往前法从蝶窦自然口开放蝶窦

a. 自上鼻甲中下部（黑箭头）与鼻中隔交汇处找到蝶窦自然口（黄箭头）；b. 以鼻甲剪剪除上鼻甲中下部以便扩大蝶窦自然开口；c. 用切割刀头往自然口外侧，靠近中鼻甲侧切除部分后组筛窦，以便去除蝶窦前壁；d. 最后去除蝶窦前壁，充分开放蝶窦，见视神经管隆突（黑箭头）、颈内动脉隆突（黄箭头）等结构

6. 开放上颌窦 基本方法同前述从前向后法。

至此完成全部的单侧鼻窦开放/切除手术。

（四）术后术腔填塞

基本同前述从前向后法。对于行鼻中隔矫正术的患者，应做双侧鼻腔填塞。由于本术式的术腔相对位于鼻腔后部，填塞时应避免填塞物落入患者的鼻咽部或造成患者吞咽不适。

（涂云海 陈 犇 侯江平）

参 考 文 献

1. Wu W, Jing W, Selva D, et al. Endoscopic transcaruncular repair of large medial orbital wall fractures near the orbital apex. Ophthalmology, 2013, 120（2）: 404-409.

2. Shorr N, Baylis HI, Goldberg RA, et al. Transcaruncular approach to the medial orbit and orbital apex. Ophthalmology, 2000, 107（8）: 1459-1463.

3. Wu W, Selva D, Jiang F, et al. Endoscopic transethmoidal approach with or without medial rectus detachment for orbital apical cavernous hemangiomas. Am J Ophthalmol, 2013, 156（3）: 593-599.

4. Norris JH, Ross JJ, O'Reilly P, et al. A review of combined orbital decompression and lower eyelid recession surgery for lower eyelid retraction in thyroid orbitopathy. Br J Ophthalmol, 2011, 95（12）: 1664-1669.

5. Dong QN, Karino M, Koike T, et al. Navigation-Assisted Isolated Medial Orbital Wall Fracture Reconstruction Using an U-HA/PLLA Sheet via a Transcaruncular Approach. J Invest Surg, 2019, Jan 15: 1-9.

6. Hwang NH, Kim DW. Modified Transconjunctival Lower Lid Approach for Orbital Fractures in East Asian Patients: The Lateral Paracanthal Incision Revisited. Plast Reconstr Surg, 2015, 136（1）: 117e-118e.

7. Hwang K. Extended Transconjunctival Lower Eyelid Blepharoplasty with Release of the Tear Trough Ligament and Fat Redistribution. Plast Reconstr Surg, 2018, 141（3）: 443e.

8. Kim HS, Choi CW, Kim BR, et al. Effectiveness of Transconjunctival Fat Removal and Resected Fat Grafting for Lower Eye Bag and Tear Trough Deformity. JAMA Facial Plast Surg, 2019, 21（2）: 118-124.

第六章

术前准备与围术期处理

第一节 术 前 准 备

眼鼻相关微创手术由于涉及区域较广泛而复杂,不但包括眼眶,甚至涉及鼻腔鼻窦、前颅底等邻近器官组织,同时术中需处理种种重要神经与血管,稍有不慎,可引起严重并发症;另一方面,手术常采用全身麻醉、术中鼻腔需使用盐酸肾上腺素等血管收缩药物,对患者全身因素影响较大。因此,完善术前准备对整个手术的顺利实施具有非常重要的意义,应予以高度重视。

一、基本原则

主要包括以下几个方面:
(1)掌握眼科及鼻科解剖学、生理学及病理学,对相关疾病有全面认识。
(2)术前准备根据疾病具体情况选择相应检查,排除手术禁忌证,全面充分地评估患者手术风险。
(3)掌握各种手术方式及手术径路,根据疾病具体情况选择最合理的手术方式。
(4)详细分析术前各项检查结果,尤其重视影像学检查。
(5)对于特定的疾病制定科学、周密的手术计划,对术中、术后可能出现的意外情况做好相应的准备。
(6)掌握各种术后并发症的处理,及时、积极、有效地应对。

二、一般准备

(一)病历书写
要及时、客观、准确地完成病历书写,避免不必要的医疗纠纷。

(二)术前体格检查
测量生命体征至关重要。若血压>200/120mmHg,一般不宜手术,以免发生意外(急症者例外)。同时,对于外伤性视神经病变患者、眼眶骨折患者等,需注意其他部位伴发损伤,查体时不能忽略全身体格检查,以免遗漏一些隐匿性损伤而延误治疗,如颅脑损伤、血气胸、腹腔出血等。

(三)血化验常规检查
包括血尿常规、血液生化检查、肝肾功能检查,出凝血时间以及免疫学检查。甲状腺相关性眼病患者术前需常规检查甲状腺功能。

(四)对几种常见全身疾病的评估

1. 高血压患者术前评估 根据患者血压水平,有无危险因素及器官损害,将高血压分为低度、中度、重度与极高度危险4级。危险因素包括:①有早发高血压病及并发症家族史;②男性>55岁,女性>65岁;③高收缩压与舒张压调控效果不理想或未进行系统治疗;④吸烟史;⑤糖尿病病史;⑥血浆胆固醇>6.5mmol/L。与危险程度分类有关的器官损害包括:①左室肥厚;②蛋白尿和轻度血肌酐浓度升高;③动脉粥样斑块形成;④视网膜动脉狭窄。

高血压患者术前应先进行系统治疗，入院后继续用药，降压药尽量选用长效的降压药，避免血压波动。给高血压患者施行急诊手术时，术前可选用静脉给药，将血压控制在合理范围内，但对将血压控制在何等水平目前存在争议，大多数学者主张以 24h 平均收缩压低于 130mmHg，平均舒张压低于 80mmHg 为宜。对于血压过高者其平均舒张压、收缩压不宜降的太低，一般较治疗前降低 20% 为宜。

2. 糖尿病患者 糖尿病患者病情评估非常复杂。一般需控制血糖平稳，空腹血糖以低于 8mmol/L，随机血糖低于 12mmol/L 为宜。

一般糖尿病患者手术多安排在早上进行，血糖需控制在正常偏高水平。低血糖时易引起手术部位出血。全麻患者术前应静脉输注糖 50g，以避免饥饿性酮症。同时需注意水、电解质保持平衡。

对严重糖尿病患者，尚需综合考虑各器官损害与功能情况，必要时请内科及相关科室会诊，以确定是否耐受手术。病情不稳定者，先由相关科室治疗，待病情稳定后再施行手术。

3. 甲状腺功能障碍患者 主要是甲状腺相关性眼病患者，大部分伴随有甲状腺功能异常。对功能异常患者，一般需通过内科治疗将甲状腺激素水平控制在较平稳、合理的水平方可施行手术。

（五）患者知情同意与告知

眼鼻相关手术一般病情相对比较复杂，特别是视神经疾病、严重甲状腺相关性眼病、复杂性眼眶肿瘤或颅颌面骨折等，术前病情告知必须认真、全面、客观。对于重大手术，应由专科主任牵头召集相关科室医师集体讨论，并制定正确的手术方案；告知者应该充分了解术中、术后可能发生的各种意外，商定防治措施，且由专人负责，并向有关上级医生或部门报告并签字；对于特殊严重、疑难疾病或新开展的手术，须申请医院医务部组织介入谈话；对于术后的治疗和护理工作，亦应制订具体方案以切实执行，并做好病人及家属思想工作，向患者及家属说明目前病情，拟采取的治疗方案以及其他可替代方案，以及各种方案的优缺点、手术的意义及术中、术后可能出现的情况等，并履行签字手续。

三、专科准备

（一）眼科检查

眼科常规检查包括视力、裂隙灯检查、眼底检查，视神经损伤病人还需要检查视野、VEP、OCT 检查神经纤维层厚度、球后血流评价等，其他原因的视神经减压患者尚需查荧光素眼底血管造影及其他相关检查。骨折患者需检查眼球突出度、双眼视功能检查，有助于术后评价效果以及术前评估。甲状腺相关性眼病患者需检查眼球突出度。

（二）鼻腔检查

由于鼻腔和鼻窦构造复杂，解剖上个体差异又很大；检查者必须具备基本的解剖知识及熟练掌握内镜操作方法，才能达到正确理解观察所见，减少误诊，同时减轻患者的痛苦。鼻腔检查可以了解鼻腔解剖结构以及变异，确定手术径路及方法。比如鼻中隔偏曲患者术前需评价是否需要同期行鼻中隔偏曲矫正术。同时可以发现一些潜在病灶，如鼻前庭囊肿、咽后壁新生物等，避免漏诊。有鼻前庭及鼻唇部炎症者，应事先进行处理。鼻腔内如果有较多脓性分泌物或有大量痂皮时，应在术前用 1:5 000 呋喃西林液或生理盐水进行鼻腔灌洗。如有鼻旁窦炎症、鼻息肉患者，手术前 1～2 天可用呋喃西林麻黄碱溶液滴鼻，全身可使用激素控制炎症，减少肿胀，减少术中出血，提高疗效。

（三）影像学检查

1. 泪道疾病患者 术前一般采用泪道造影 X 线检查以及泪道造影 CT 检查。在怀疑泪道肿物时，行 CT 增强检查，必要时行 MRI 检查。泪道影像学检查主要实现以下几点目的。

（1）泪囊大小评估：泪囊大小明显影响内镜下泪囊鼻腔吻合术的难度以及手术的成功率。泪囊造影 X 线或 CT 检查可以提供清晰准确的大小评价。

（2）泪囊周围结构评估：有国外学者提出"中鼻甲腋"概念，即中鼻甲前端位于鼻腔外侧壁的附着处。来准确描述中鼻甲与泪囊的解剖关系，用于术中定位泪囊。并使用泪囊造影高分辨 CT 扫描来观测中鼻甲胺与泪囊顶、底的关系。沿泪囊长轴其顶、底距中鼻甲胺分别为：8.8mm 和 4.1mm。并得出泪囊大部分位于中鼻甲胺位置以上的结论。但是国内研究发现泪囊大部分位于中鼻甲胺以下。可能与人种差异有关。因此我们通过影像学来分析定位泪囊与中鼻甲之间的关系，为手术提供定位指导，特别是在外伤性泪囊炎患者中尤为重要。

泪囊上半部与前组筛窦接近。国内报道泪囊窝与前组筛窦的解剖学关系按吴建等分类方法分为：Ⅰ型为前组筛房前界达泪囊的泪后嵴占 31.2%，Ⅱ型为前组筛房前界达泪囊的泪颌缝占 50%，Ⅲ型为前组筛房前界超过泪颌缝达泪前嵴占 18.8%。由于Ⅲ型患者的上颌骨额突全有前组筛窦覆盖，手术时需切除部分前组筛窦，才能暴露上颌骨额突，这也是鼻腔泪囊吻合术中泪囊探查困难、手术后失败的原因之一。同时也是术中出血的常见原因。

钩突常见的变异有钩突发育不良、钩突内移或外移、气化，尤其对内镜下泪囊鼻腔吻合成功率影响较大的钩突肥大等。外伤愈后的患者常有一些明显的解剖变异而影响手术。笔者曾遇过 1 例外伤患者出现明显的颅底塌陷。

（3）鼻腔病变评估：鼻炎、鼻中隔偏曲、鼻息肉、下鼻甲肥大等鼻腔疾病是慢性泪囊炎的常见病因。随着内镜下泪囊鼻腔吻合术的开展，使同时治疗泪囊炎与鼻腔病变成为可能。另外一些鼻腔的肿瘤有类似泪囊炎的临床表现，需影像学检查以鉴别。鼻中隔偏曲与鼻窦炎的密切关系已为鼻科界所认可，同样也是泪囊炎的病因之一，并影响泪囊鼻腔吻合术后的成功率。鼻息肉、鼻窦炎患者术前 CT 检查可以明确鼻窦炎累及范围，可以明确手术指针以及手术方案。

2. **视神经减压患者** 由于鼻腔和鼻窦构造复杂，解剖上个体差异又很大，而薄层的骨窗 CT 图像可以为术者提供良好地解剖结构，引导术者顺利地进行手术。视神经减压患者术前影像学评估需要注意以下几点：

（1）视神经定位：鼻窦的解剖复杂，并且视神经与颈内动脉、海绵窦等解剖结构毗连，变异较大，因此术中视神经管的准确定位是手术成功与安全的保证。术前应仔细阅片，明确视神经管定位，以及与后组筛窦、蝶窦之间的毗邻关系。明确视神经与筛蝶窦的关系后，最好是能寻找一些细节来更准确地定位视神经，如视神经管 - 颈内动脉隐窝、视上隐窝、骨嵴、骨折线等。

（2）风险评估：外伤性视神经病变患者常伴有眶壁、颅骨等多发骨折，术前需充分认识，并确认骨折的范围，避免在术中并发症的发生。在手术径路中需明确的有无眶内壁骨折，避免损伤眶内组织。在磨骨壁或者剥离骨壁时，需注意有无颈内动脉隆突、颅底骨折，避免出现脑脊液漏或者颈内动脉损伤。初学者对该类患者应有准确认识，没有把握者，建议取消手术计划或转上级医院治疗。

3. **爆裂性眶壁骨折或颅颌面复合性骨折患者** 术前影像学检查有助于评价骨折累及的眼眶、眶壁以及范围，为手术径路、人工骨板大小等手术设计提供指导。眶缘有骨折患者可采用表面重建的方法，重建骨折，给术者提供更加清晰的、立体三维的直观图像。

第二节 围术期准备

1. 鼻部手术前，要求病人洗净面部、刮脸、剃须、剪短鼻毛。若颅面联合进路手术须剃光头发消毒包扎。

2. 术前鼻腔滴呋喃西林麻黄碱溶液 15min 一次，共滴 6 次。以促进鼻腔黏膜血管收缩，加大手术操作空间。

3. 围术期预防性使用抗生素，避免感染。

4. 全身使用止血药，减少术中出血。

5. 紧张患者可适量给予镇静剂。

第三节　鼻内镜鼻腔检查

眼鼻相关微创手术大部分为单纯经鼻径路，如内镜下经鼻泪囊鼻腔黏膜吻合术（endoscopic endonasal dacryocystorhinostomy，EE-DCR），或经鼻与经眶联合径路，如鼻眶沟通性肿瘤切除等，因此，内镜下鼻腔检查显得尤为重要，其作用主要在于，一方面术前检查以明确是否合并鼻部异常，例如严重鼻中隔偏曲、严重慢性鼻窦炎、鼻部肿瘤等；另一方面在于术后随访观察与处理，如 EE-DCR 泪囊鼻腔黏膜吻合口创面愈合与上皮化形成观察以及吻合口周围肉芽组织清除与处理、视神经管减压患者术后蝶窦腔内局部药物缓释等。因此，全面、规范的内镜鼻腔检查为眼鼻相关微创外科不可缺少的一部分。为了体现其重要性，特介绍如下。

一、基本操作方法及注意事项

1. **患者取头高仰卧位，检查者站在被检查者右侧，正对监视器。**
2. **麻醉**　检查者于内镜下将丁卡因棉片（含 1/1 000 000 盐酸肾上腺素）轻轻贴附于鼻腔内鼻黏膜表面。
3. **持镜方法**　一般左手持镜，右手可以拿其他器械进行操作。持镜手法：耳鼻喉科医生习惯于握持式（图 6-3-1），笔者主张采取"执笔式"（图 6-3-2），以便更灵活地操作。

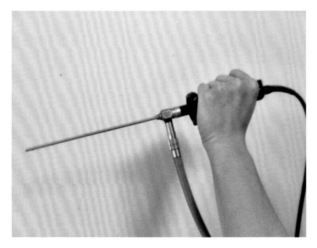

图 6-3-1　握持式持镜方法

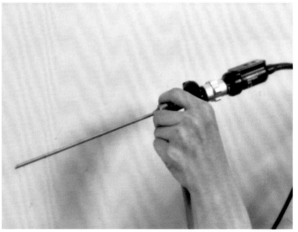

图 6-3-2　执笔式持镜方法

4. **检查步骤**　内镜先从总鼻道沿鼻底平行向后缓慢推进，注意经过部位有无异常，穿过后鼻孔，进入鼻咽部，分别观察鼻咽顶后壁、侧壁、咽隐窝、咽鼓管圆枕、咽鼓管咽口，然后将内镜慢慢地向外退出，镜头稍稍向上，观察蝶筛隐窝、中鼻道、鼻顶、嗅裂、最后退出来，观察鼻中隔前端和鼻前庭；也可以进镜后先观察鼻前庭、鼻中隔前端、中鼻甲、钩突、中鼻道、嗅裂、蝶筛隐窝，最后检查鼻咽部。观察的同时，对需要的部位进行图像采集及储存。对于泪道手术的患者，尤其需要注意观察中鼻道前缘（泪囊区）（图 6-3-3）和下鼻道（图 6-3-4）情况。

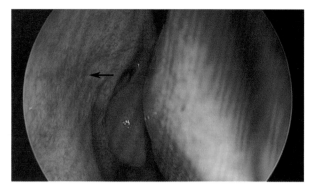

图 6-3-3　箭头所指为泪囊区

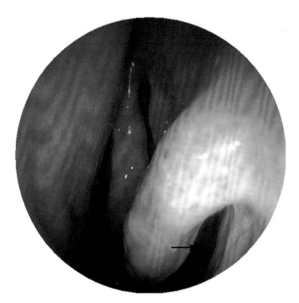

图 6-3-4　箭头所指为下鼻道

5. 操作注意事项

（1）检查前应告知患者用口自然呼吸，以避免经鼻呼吸所致的镜头起雾影响检查，并强调检查过程中头部不能乱动。如患者出现要打喷嚏的前兆或疼痛无法忍受时，应迅速将内镜撤出，以免戳伤鼻部组织。

（2）内镜尽量从鼻腔的空隙向前推进，遇到阻力不要强行推进，可稍上下移动一点部位，转一下角度，顺势而进，这样就不易擦伤黏膜。一般总鼻道鼻底部空隙最大，检查时内镜可多沿着这一空隙向后推进，但要注意避免挤压鼻中隔及鼻底，因其只有薄层黏膜覆盖，缺乏弹性，一旦受压会产生明显的疼痛。相反下鼻甲黏膜有一定弹性，如下鼻甲过大，影响内镜通过时，镜头可稍向下鼻甲推压，一般不会引起明显的疼痛。如总鼻道鼻底部空隙较小，或下鼻甲明显肥大伴鼻甲骨质硬化，内镜无法通过时，可试着从中鼻甲下缘、中鼻道内侧向后达鼻咽部。

（3）内镜到达鼻咽部后一般要患者进行几次经鼻的深吸气，使软腭下压，以便充分暴露鼻咽部。对于鼻腔或鼻炎部分分泌物较多的患者亦可嘱其将分泌物用力鼻回吸后经口吐出，仍无法去除时可用吸引器将其吸除后再进行检查。

（4）内镜角度的选择：一般来说，广角 0° 镜即可满足检查的需要，对于一些较隐蔽的部位，如嗅裂、额隐窝、蝶筛隐窝等深处可用 30° 镜进行观察。

二、术后鼻腔检查

根据各种手术方式不同，术后内镜下鼻腔检查的内容与目的亦各不相同，例如，对于 EE-DCR 患者，术后主要以观察、处理泪囊鼻腔黏膜吻合口为主；而对于内镜下经蝶筛径路视神经管减压术（endoscopic trans-ethmosphenoid optic canal decompression，ETOCD）的患者，术后主要以蝶窦腔内局部换药为主，同时观察是否存在脑脊液鼻漏。现在以 EE-DCR 为例介绍如下。

（一）检查内容

包括鼻腔黏膜总体状况、泪囊鼻腔黏膜吻合口创面愈合及上皮化情况，是否存在纤维组织过度增生所致肉芽组织形成、瘢痕增生等；上颌窦窦口开放情况、是否发生鼻腔粘连等。

（二）常见泪道疾病术后鼻腔改变

1. 泪囊炎（EE-DCR 术后）术后（图 6-3-5～图 6-3-7）。

2. 下泪小管阻塞激光泪道成形术并环形置管术术后（图 6-3-8）。

3. Medpor 人工泪管植入术后（图 6-3-9）。

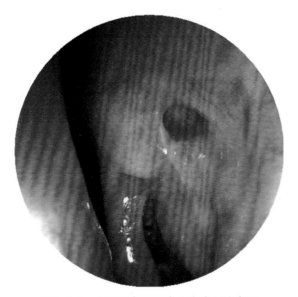

图 6-3-5　内镜下鼻腔泪囊吻合术后吻合口

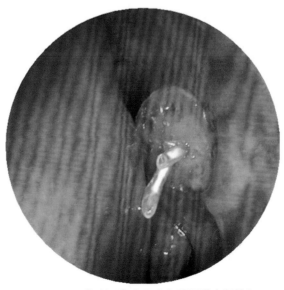

图 6-3-6　鼻腔泪囊吻合术合并泪道支架植入

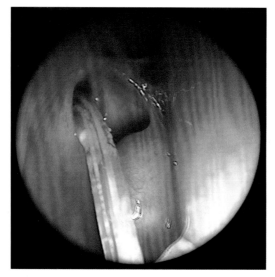

图 6-3-7 鼻腔泪囊吻合术合并人工泪管植入

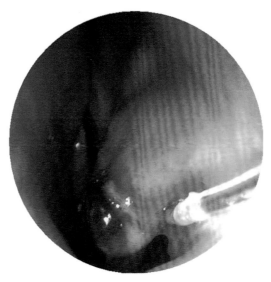

图 6-3-8 下泪小管阻塞激光泪道成形术并环形置管术

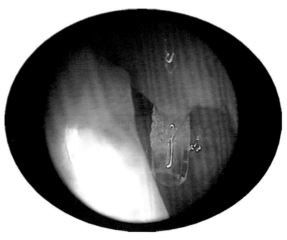

图 6-3-9 经泪阜中鼻道 Medpor 人工泪管植入术

（施节亮 周广明 余 波）

参 考 文 献

1. Eloy JA，Svider PF，Setzen M.Clinical pearls in endoscopic sinus surgery：key steps in preventing and dealing with complications．Am J Otolaryngol，2014，35（3）：324-328．

2. Kalm O．Endoscopic surgery in rhinology and ophthalmology．Surg Technol Int，1994，3：273-279．

3. de Gabory L，Sowerby LJ，DelGaudio JM，et al．International survey and consensus（ICON）on ambulatory surgery in rhinology．Eur Ann Otorhinolaryngol Head Neck Dis，2018，135（1S）：S49-S53．

4. 陈茂国．耳鼻咽喉科手术常见并发症及防治．哈尔滨：黑龙江科学技术出版社，2005．

5. 韩德民．外科手术规范化操作与配合．耳鼻咽喉头颈外科分册．北京：人民军医出版社，2009．

第七章

主要手术并发症预防与处理

第一节　内镜下经蝶筛径路视神经减压手术并发症

内镜下经蝶筛径路视神经管减压术（endoscopic trans-ethmo-sphenoid optic canal decompression，ETOCD）因手术径路直接、内镜良好照明与放大倍率下操作、全程可视、微创、疗效肯定而越来越被众多临床单位所采纳。但因为视神经管本身及其与周围邻近结构如颈内动脉、海绵窦以及前颅底等复杂的毗邻解剖关系，ETOCD属于高危手术，术中稍有不慎将导致严重并发症，甚至危及生命。其主要并发症有：

一、脑脊液鼻漏

脑脊液鼻漏是ETOCD的常见并发症，可能缘于术中颅底骨质损伤（图7-1-1a），亦可能是术前就存在颅底骨折，甚至术前就存在脑脊液鼻漏。

脑脊液鼻漏患者可出现为鼻腔间断或持续流出清亮、水样液体（图7-1-1a），早期因与血混合，液体可为淡红色。特别是术前有颅底骨折患者应特别注意。

（一）脑脊液漏的诊断与鉴别诊断

1. 通过鼻溢液性质确定

（1）简便测试方法：将鼻溢液滴在纱布上，中央为血色斑点，周围形成透明的晕，通常考虑为脑脊液，但是与血混在一起的唾液或泪水也会形成该现象，造成假阳性。

（2）实验室检查：糖定量可准确判定脑脊液。脑脊液的糖含量>30mg/dL。亦有学者提倡蛋白含量测定（脑脊液蛋白含量>0.45g/L），特别是β_2转铁蛋白的检测对脑脊液鼻漏的诊断具有一定的特异性。

2. 脑脊液漏入鼻腔的部位

（1）鞘内注射示踪剂：历史上就有人用鞘内注射染料，观察鼻内是否有染色剂来定位诊断。

（2）亚甲蓝：因出现并发症及定位不准确而被禁止使用。

（3）荧光素钠：亦有神经系统并发症的报道。

（4）CT脑池造影：碘苯酯非水溶性，不能流经小的裂孔。但是放射性同位素示踪剂可以通过，并且半衰期短，是一种理想的造影剂。但是对患者存在基础放射性增加的缺点。CT扫描时鞘内注射泛影葡胺有利于活动性脑脊液鼻漏的解剖定位，采用头高位扫描，同时做Valsalva动作，即便是小的裂孔也可显示。

（5）MRI检查：MRI检查是有效和精确的脑脊液鼻漏定位方法，无侵袭性，可清晰显示解剖结构及不接触放射线。在T2加权像可显示脑脊液漏出部位。亦可行MR脑池造影。

（6）鼻内镜检查：如果术中出现脑脊液漏，可在内镜下观察到清亮液体流出（图7-1-1a）。如为术后发现脑脊液漏，亦可在术中清理鼻腔后仔细寻找脑脊液漏的位置。

（二）脑脊液鼻漏治疗

1. 保守治疗　
对术后出现脑脊液鼻漏患者首先提倡保守治疗，可以观察2～6周，等待身体自然修复。患者保持头高位30°～70°（亦有单位主张去枕平卧位），避免咳嗽、打喷嚏、擤鼻和极度紧张。同时予以缓泻剂和限制液量，必要时可行脑脊液引流减低脑脊液压力。由于脑脊液鼻漏患者颅脑与鼻腔沟通，应予以抗生素预防颅内感染。

2. **手术治疗**　一般来说漏持续 1 周以上就需探查和手术修补。术中出现脑脊液漏患者,可术中予以修补(图 7-1-1b~d)。术后发现脑脊液漏患者经保守治疗无效,亦应手术修补。出现以下三种情况有急诊手术的指征:越来越严重的气颅,持续性脑脊液漏,脑膜炎。目前主要采用内镜下脑脊液漏修补术。

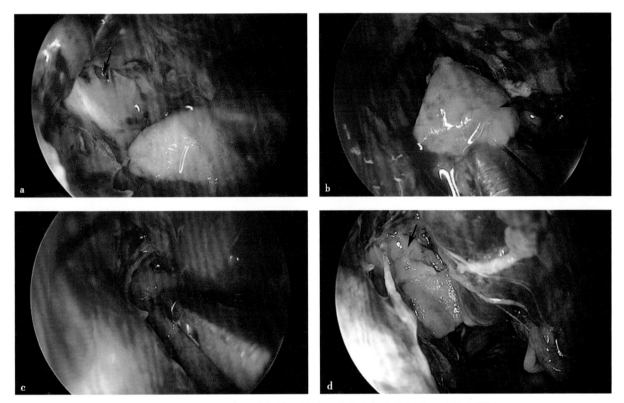

图 7-1-1　内镜下经鼻径路视神经管减压术术中损伤前颅底至脑脊液鼻漏

a. 术中损伤的硬脑膜裂孔(黑箭头),见清亮脑脊液涌出;b. 取相应大小的鼻黏膜补片(黑箭头);c. 用细长黏膜钳将鼻黏膜补片填塞至颅底骨质缺损处,堵塞硬脑膜破裂口;d. 硬脑膜破裂口被鼻黏膜补片填塞(黑箭头),无脑脊液漏

二、颅内感染

在正常情况下,脑组织处于头皮、颅骨和脑膜的三重保护下,由于血脑屏障的存在,使得颅内感染的机会较其他器官要低得多。但是在视神经减压手术中视神经鞘膜切开后,特别是同时伴有颅底骨折的患者可能会加大颅内感染的机会。

(一)临床表现

颅内感染主要表现为发热、寒战、嗜睡困倦、头痛、呕吐、颈项强直。一般来讲,手术后不会出现体温升高。颅内感染一般发生于术后 3~10 天(如果术前有颅底骨折继发颅内感染,可能会提前)。多出现稽留热或弛张热,同时伴有全身中毒症状和脑膜刺激征。

(二)诊断标准

临床上有高热、头痛、喷射性呕吐、颈项强直等颅内感染的症状与体征。脑脊液白细胞大于 0.01×10^9/L,其中多核白细胞大于 50%,血中大于 10×10^9/L。脑脊液中糖定量小于 2.5mmol/L,蛋白定量大于 0.45g/L,脑脊液细菌培养呈阳性结果。

(三)治疗方案

包括早期应用合理有效的抗生素抗感染、脑室外引流和冲洗、腰穿以及鞘内给药、全身营养支持治疗、防治并发症等综合治疗。

三、鼻腔鼻窦口闭锁

窦口闭锁最常见的是上颌窦开窗口和额窦开窗口。

（一）常见原因

1. 窦口黏膜损伤过重 鼻窦生理学研究提示，窦内黏膜纤毛清除的方向朝向自然口，开放自然口时，任何过分的黏膜损伤将导致开窗口黏膜增生以及瘢痕化，引起窦口的阻塞。

2. 术中窦口开放不全 术中未充分扩大鼻窦自然口，术后周围组织的增生修复，导致自然口的阻塞。

3. 中鼻甲切除 中鼻甲部分或全部切除后，其屏障作用消失，导致气流直接接触或刺激筛窦黏膜，出现黏膜增生和瘢痕化，而闭塞窦口。

（二）预防与处理

1. 术中根据手术原则，彻底清除病变组织，并适当取舍黏膜；窦口周围手术操作者，应充分开放其窦口，合理处理中鼻甲，尽量保留中鼻甲功能。

2. 加强术后随访处理 及时清理术腔出现的囊泡及增生肉芽组织，避免阻塞鼻窦口。

四、术中和术后出血

（一）临床表现

出血本身并非意味着并发症，术中出血难以避免，但出现以下情况应视为并发症：

1. 术中损伤较大的血管出血，比如蝶腭动脉、筛前动脉、颈内动脉及海绵窦等，其中比较常见的为蝶腭动脉和筛前动脉。蝶腭动脉的中隔支穿过蝶窦前壁，在术中开放蝶窦前壁下方，如果开口过大过下，蝶腭动脉中隔支可能会被损伤，引起较明显的出血，但大多数经脑棉片稍微填塞压迫止血即可，极少数需电凝止血。筛前动脉在上斜肌和内直肌之间起源于眼动脉，与筛前神经和静脉合为一束，穿过筛前孔进入前组筛窦，在筛窦上壁横行进入颅前窝，如果开放前组筛窦过于靠上或者开放额窦后壁时操作不小心，可能会损伤筛前动脉。此时，筛前动脉有可能退缩至眶内引起眶内出血，眶内压增高，眼球突出，视力显著下降，甚至失明。因此，开放筛窦、额窦时需要特别留意。颈内动脉走行在蝶窦外侧壁视神经管内段下方，一般不容易损伤。如果术中一旦不幸损伤了颈内动脉蝶窦段，会引起爆发性大量出血而危及生命。此时，必须当机立断，立刻用一切可以填塞的止血物质，包括止血海绵、碘仿纱条、凡士林油纱条等填塞蝶窦腔以临床控制凶猛出血，为后续神经外科、介入科专家急诊治疗争取时间与机会。术前应该特别注意颈内动脉周围骨折患者，术前应排除假性颈内动脉瘤的可能，必要时需要术前做 CTA、DSA 检查予以排除。笔者曾接触一例假性颈内动脉瘤患者，术前正常，ETOCD 手术顺利，但术后 3 个月却出现鼻腔大出血（图 7-1-2），后来经脑外科介入栓塞后治愈。

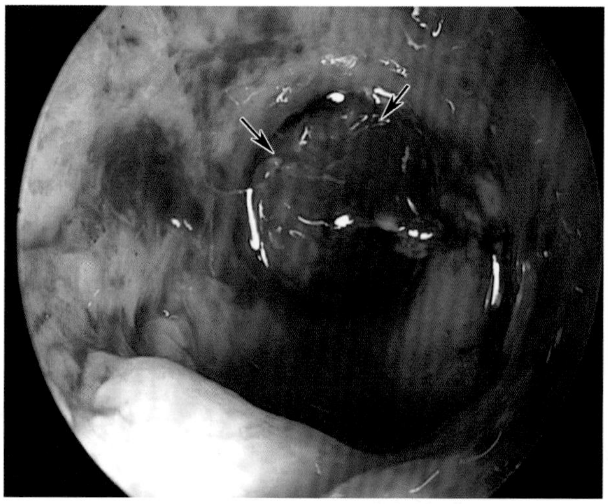

图 7-1-2 ETOCD 术后 3 个月并发假性动脉瘤患者
内镜下见视神经下方颈内动脉处明显局部膨隆（黑箭头），搏动性出血

2. 广泛弥漫性出血导致出现全身性低血压、休克等病理改变，需输血或需特殊方法止血。

3. 术后继发性出血，常见蝶腭动脉的中隔支、鼻后外侧支或手术后继发感染所致。

（二）处理与预防

1. 术前用药 术前应用促凝血药，是手术顺利进行、减少术中术后出血的重要措施。

2. 分期手术　术中出血较多或病变较严重而且广泛时，可以分次手术，以防止过多出血引起相应并发症。

3. 麻醉方式选择　从避免并发症的角度讲，全麻下控制性低血压技术较局麻更容易控制出血，提高术野的清晰程度。

4. 术中止血药物使用、使用含有盐酸肾上腺素的脑棉片，以及一些止血生物材料可有效减少术中创面出血。

5. 术中损伤血管，可用电凝镊或钳电凝止血，但电凝时必须高度注意切忌损伤视神经及其他重要神经、肌肉、血管等，海绵窦损伤所引起的出血一般禁忌电凝止血。

第二节　内镜下眼眶手术并发症

与传统"头灯下"开眶手术比较，内镜下眼眶手术因狭小切口、操作深邃，内镜放大倍率下导致的术野局部放大而失去周围组织的对照参考，以及初学者对内镜监视器显示的二维图像缺乏立体感，手术并发症发生的几率明显增加。因此，术前必须加强训练，术中必须高度小心、慎重、仔细操作。其主要并发症有：

一、视功能损害

视功能损害可发生于术中或术后，原因众多，包括视神经直接、间接损伤，或因血管损伤而继发的视神经视网膜缺血性病变，例如缺血性视神经病变、视网膜中央动脉阻塞，甚至眼动脉阻塞等。传统眼眶手术更多的是因为眶尖部暴露困难、术中盲目操作直接损伤视神经，或因术野暴露问题，术中止血不彻底而至术后出血压迫视神经所致视功能损害，但内镜下手术由于良好的照明、术野放大作用能清晰暴露术野，特别是眶尖部术野，但初学者可能不熟悉内镜下眶尖部解剖或操作不细致、用力不当而出现误伤，特别是涉及眶尖部的眶内壁骨折患者，术中可能直接损伤视神经，或者植入的人工骨位置不当，太靠近眶尖部压迫视神经，从而导致视力严重下降，甚至完全丧失光感。

眼眶手术后继发性缺血所致的视神经功能损害亦应高度注意。笔者临床中碰到2例内镜下经泪阜后径路眶内侧壁骨折整复患者，手术很顺利，术中瞳孔一直保持正常，麻醉清醒后患者床旁视功能检测可见眼前手指，但术后4～6h患者突然出现稍微额颞部头痛及术眼视物不清，头痛自前向后呈线状，此时检查瞳孔散大，相对性瞳孔传导阻滞（relative afferent pupullary defect，RAPD）（+），1例眼底正常，1例出现视网膜中央动脉阻塞样眼底改变，表现为后极部视网膜水肿、樱桃红点，而急诊CT检查人工骨位置正常，无任何直接压迫视神经迹象，眶尖部无任何出血改变，后经一系列检查，1例诊断为"后部缺血性视神经病变"，1例诊断为"视网膜中央动脉阻塞"。至于引起此种缺血性病变的具体原因一直不明确。

视功能损害患者常出现明显视力下降或视野缺损。局麻患者术中可直接发现，全麻患者术中有视功能损害时一般存在瞳孔变化。一般情况下，全麻患者瞳孔缩小，在视神经损伤时瞳孔散大与RAPD（+）。有条件者，可以试行术中采用视觉电生理仪监测。

术中一旦发现视神经功能损害，应立即停止操作，明确病因。如为血管痉挛，应立即扩张血管、缓解血管痉挛、吸氧、恢复血压等治疗，同时予以大剂量激素冲击、营养神经以及对症、支持治疗；如果发现是眶内出血、眶内组织高度水肿，或其他原因引起眶压过高所致，应立即予以眶减压处理。如发现为人工骨压迫所致，应立即取出人工骨，必要时行眶尖减压术，切开眶尖深部眶筋膜而达到眶尖部减压的目的，尽可能促进视神经功能恢复。

二、眶内出血

与传统"头灯下"手术模式一样，内镜下各种眼眶手术术中、术后均可能出现眶内出血，包括创面渗血、血管损伤。创面渗血可以用含 0.1‰盐酸肾上腺素浸湿的带线脑棉片轻轻填塞压迫止血。无效时，可视血压情况嘱麻醉医生施行控制性低血压技术、改变患者头位，甚至采用生物止血材料填塞等方法止血。如果损伤血管所致出血，特别是筛前筛后动脉，或其他小动脉出血，上述压迫止血无效时，应果断采用电凝止血，切忌存侥幸心理。术后出现眶内出血，临床上一般出现眶压升高、眼睑皮下淤血、眼痛、眼球突出、结膜水肿等，严重者将导致视神经功能损害，此时应仔细分析原因，予以对因止血、降眶压治疗，必要时施行眶减压术，切忌强行眼部加压包扎。笔者临床中碰到 1 例眶尖部小肿瘤摘除术患者，手术很顺利，术中术毕瞳孔均正常，但术后 1h 左右床旁检查发现术眼无光感，瞳孔散大，考虑系眶尖部出血所致，当时立即争分夺秒地打开原切口，沿着原手术径路仔细探查，仔细清除眶尖深部极小量积血，术后视力迅速恢复。因此，对于涉及眶尖深部手术的患者，必须高度注意眶尖深部极小量出血导致的视神经功能严重损害的可能，它完全没有上述眶内大出血所致的高眶压迹象。

三、泪道损伤

传统眼眶手术很少损伤泪道，内镜下经蝶筛径路眶减压手术时可能会损伤鼻泪管，主要是在进行上颌窦自然口扩大时切口太靠前靠上所致。另外，在内镜下经泪阜后径路施行眶内侧壁骨折整复或肿瘤切除时，一方面，由于切口太靠近上下泪小管直接损伤，特别是在植入大片人工骨时因为暴露不充分，强行往内推送人工骨而切割上下眼睑损伤上下泪小管；另一方面，在做泪阜后径路操作时，暴露泪后嵴不充分，切口太靠前，操作时容易损伤鼻泪管、泪囊。一旦损伤，术中、术后应及时修复。

四、眼球运动异常

眼球运动异常原因复杂，术中眼外肌损伤、支配眼外肌运动的动眼神经肌支遭到损伤、动眼神经直接损伤、眼外肌嵌塞或过度疝入至鼻窦腔内都可以引起。另外，对于爆裂性眶壁骨折患者，也可能是术前眼外肌嵌塞程度太重、时间太长，一旦彻底松解还纳后，因为眼外肌本身麻痹、痉挛，或被嵌塞处瘢痕挛缩而可能产生相应功能障碍，必须予以注意。

内镜下眼眶手术因内镜良好的照明、术野放大作用，操作相对精细、轻柔，一般很少直接损伤眼外肌导致眼球运动异常，但在复杂性肿瘤摘除时，为了暴露术野，助手过度地牵拉眼外肌可导致暂时性的眼外肌功能麻痹。因此，助手术中应注意动作细致、轻柔。对于因为过度牵拉所致者，术后可应用大剂量激素短期冲击、营养神经处理，术后 6～9 个月一般可以恢复。如果术后 9 个月以上仍不能恢复，可以施行相应眼外肌手术处理以解除不可忍受的复视现象。

五、术后感觉异常

三叉神经分支损伤可出现相应支配区的颜面部麻木。另外，内镜下眶下壁骨折整复重建手术时损伤眶下神经，或植入的人工骨位置不当压迫眶下神经，可出现相应支配区域麻木、针刺不适感。如果为人工骨压迫所致，建议重新手术，调整人工骨位置，一般术后症状可消失；如果系直接损伤所致，无特殊治疗，6～9 个月患者可能适应。

六、眶内侧壁损伤和脂肪疝入

切除钩突,尤其是从前向后切除时用力过度或者方向过于朝向外前方,导致剥离子或其他分离器械突破内侧壁进入眶内,引起眶壁损伤和脂肪疝出,因此建议从后向前的方法切除钩突。

鼻腔外侧壁与中鼻甲交界部位也容易发生眶内侧壁损伤。通常此部位有鼻丘气房,但是部分解剖变异患者或者既往外伤患者,钩突与眶内侧壁融为一体,中鼻甲前穹隆与眶内侧壁直接相连,从而术中容易损伤。对此,术前、术中仔细辨认CT,以防损伤。

对于眶内侧壁骨质缺损,如果眶骨膜无破裂,脂肪无疝出,一般无需处理;对于范围不大,尽管有少量脂肪疝出至筛窦,可以无需处理,特别是初学者切忌吸切疝出的脂肪,因为操作不当,只会引起更多的脂肪疝出而造成眶内组织的丢失,甚至发生其他并发症,如内直、视神经损伤、眶内出血等。也不要试图还纳脂肪如眼眶,因眶内压力高于鼻腔,往往不能成功还纳。如果疝出的脂肪影响术中操作,可以用脑棉片稍微覆盖后往眼眶侧推移。如果眶内侧壁骨质缺损范围大,大量脂肪疝出至筛窦,往往会导致术后眼球内陷、眼外肌功能障碍或眼球往内侧移位引起难以忍受的复视,应该同期予以眶内侧壁骨质缺损修复手术。

七、鼻腔、颅内并发症

详见第一节内镜下视神经管减压手术并发症。

第三节 内镜下泪道手术并发症

随着人们生活水平提高,内镜下经鼻泪囊鼻腔黏膜吻合术(endoscopic endonasal dacryocystorhinostomy,EE-DCR)因其微创、无颜面部瘢痕、不影响泪液"泵"功能、并发症少、成功率高、可同期处理鼻部疾病等优越性,呈逐渐取代传统的内眦部经皮肤径路泪囊鼻腔黏膜吻合术(external dacryocystorhinostomy,Ex-DCR)而成为鼻泪管阻塞的主流术式之势。其并发症主要有:

一、出血

(一)原因

EE-DCR并发出血的主要原因是黏膜渗血,以及鼻腔外侧壁黏膜血管、上颌骨额突滋养血管、泪后嵴部位血管、下鼻甲与钩突尾端交界处等血管、泪囊壁本身供血血管等破裂出血。当术中存在钩突肥大、鼻息肉、慢性鼻窦炎、前组筛窦解剖变异等时,出血概率明显增加。

(二)预防与处理

1.术前用药 术前应用一定剂量的糖皮质激素类药物、鼻黏膜收缩剂、促凝血药等,可一定程度上减少术中、术后出血。

2.术前、术中仔细辨识鼻腔鼻窦与泪道系统之间的影像学特点,熟悉解剖特点,特别是鼻部血管分布与走行方向,尽可能避免损伤。

3.术中手术操作轻柔、仔细,动作稳、准、细是避免术中、术后出血的关键。

4.麻醉方式选择 从避免并发症的角度讲,全麻下控制性低血压技术较局麻更容易控制出血,提高术野的清晰程度。

5.术中止血药物使用 术中使用含0.1‰盐酸肾上腺素的脑棉片轻轻贴附填塞尽可能收缩鼻黏膜

及其血管，可有效减少术中创面出血。术中自中鼻甲鼻腔外侧壁附着端始，向前向下平行于沟通的鼻腔外侧壁黏骨膜下注射含极低浓度盐酸肾上腺素的生理盐水或利多卡因溶液，使之与泪囊窝骨质之间形成"水分离"，不仅有利于鼻黏膜瓣的制作，亦可减少制作黏膜瓣时出血；术中适当应用止血材料也可减少出血。

6. 术中损伤血管，可用电凝镊或钳电凝止血。

7. 鼻腔外侧壁，特别是上颌骨额头滋养血管破裂所致出血可使用骨蜡止血。

二、泪道组织损伤

原因

多出现于初学者。其原因主要为：

1. 术中泪囊黏膜瓣制作时，特别是在切开泪囊时，可出现泪囊层间切开，导致泪囊瓣形成困难，严重者可出现泪囊部分切除。因此在泪囊切开时，应仔细辨别泪囊的大小以及位置。

2. 在泪道探针撑起泪囊时，特别是麻醉后眼睑肿胀明显时可能损伤泪小管，出现泪小管豁裂。

3. 在急性泪囊炎或泪囊黏液囊肿患者，在泪囊内压力未减轻的情况下探入探针，可能会损伤泪总管。该类患者应在泪囊充分减压后再探入探针。

三、鼻腔造瘘口周围瘢痕增生与肉芽组织形成

（一）原因

泪囊鼻腔黏膜吻合口周围瘢痕增生、肉芽形成是 EE-DCR 术后最常见的并发症，过度的瘢痕增生与肉芽形成将可能导致造瘘口的闭锁或堵塞（图7-3-1a～c）。其发生的原因主要有以下几点：

1. 造瘘口周围骨质裸露范围太广、周围裸露骨质表现不平整，犬牙交错，导致愈合延迟或困难，上皮化难以形成。

2. 泪囊黏膜瓣与鼻腔黏膜瓣吻合欠佳。

3. 术中操作粗暴，或对泪囊壁、鼻黏膜操作太多，损伤严重，以致术后创面炎症反应明显，愈合延迟。

4. 鼻黏膜本身存在慢性炎症、水肿、息肉样变等病变。

5. 病人自身存在瘢痕体质。

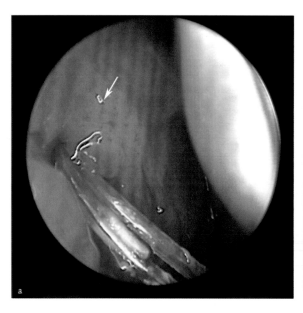
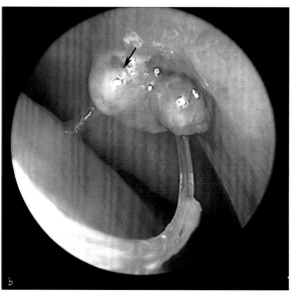

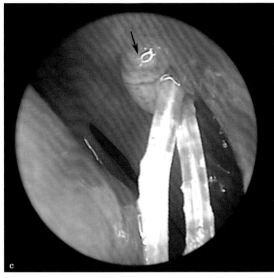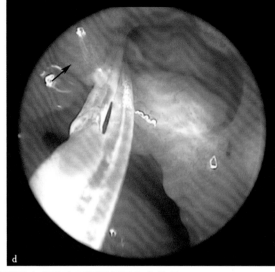

图 7-3-1　EE-DCR 合并人工泪小管留置患者造瘘口周围创面愈合状况

a. 造瘘口周围黏膜明显水肿,伴部分肉芽组织形成,但造瘘口尚开放;b,c. 造瘘口周围大量肉芽组织形成,完全堵塞造瘘口;d. 造瘘口周围一定距离肉芽组织增生,不影响造瘘口开放

(二) 处理

1. 术前充分阅读 CT 片,明确泪囊的位置及其毗邻关系,避免术中骨质裸露范围太宽。同时,术中尽可能保留鼻黏膜,术毕裸露骨质用相应大小的鼻黏膜贴附、覆盖。

2. 泪囊黏膜、鼻腔黏膜创面应尽量整齐,对位良好,实现创沿之间良好的端端吻合。对存在钩突肥大以及前组筛窦前突的患者,应切除部分钩突或开放前组筛窦,使黏膜对位良好。同时,尽量是厚的骨质表面平整、光滑,有利于贴附的鼻黏膜上皮移行、扩展,直至完全愈合与上皮化形成。

3. 术后鼻腔应用含激素的鼻喷雾剂可以一定程度上减少鼻腔黏膜炎症反应,有利于创面的愈合与上皮化形成。

4. 据吴文灿等前瞻性对照研究发现,术毕创面贴附一种主要组成成分为透明质烷(酸)的止血材料 MeroGel 可一定程度上有助于创面的愈合与上皮化的形成,减少创面瘢痕增生与肉芽组织形成,提高造瘘口开放率(图 7-3-2、图 7-3-3)。余波等研究发现,术毕创面贴附一种主要组成成分为自交联透明质酸的凝胶材料"千创复"亦可一定程度上减少创面瘢痕增生与肉芽组织形成,提高手术成功率。

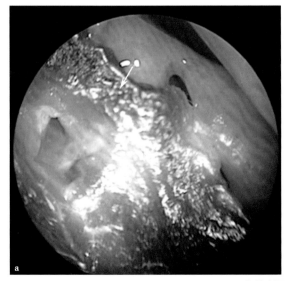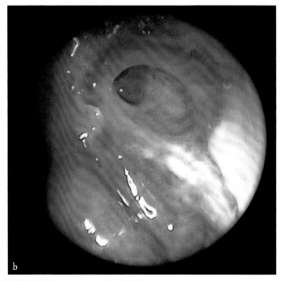

图 7-3-2　EE-DCR 术毕创面周围贴附 MeroGel 术后观察

a. 术后 4 天,贴附于造瘘口周围的 MeroGel 膜片(白箭头)完整,造瘘口开放良好;b. 术后 2 周,MeroGel 降解吸收,造瘘口周围创面愈合,上皮化良好,无瘢痕增生与肉芽组织形成

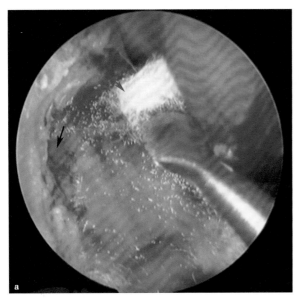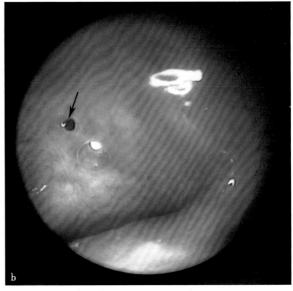

图 7-3-3　EE-DCR 术毕创面周围贴附 MeroGel 术后观察

a. 术毕取 MerGel 膜片（红箭头）贴附于极小的造瘘口（黑箭头）周围，覆盖裸露的创面，但保持造瘘口（黑箭头）开放；b. 术后 18 个月复查，小圆孔状造瘘口呈针眼状（黑箭头），保持开放，周围创面愈合，上皮化良好，无明显瘢痕增生及肉芽组织形成

四、鼻腔造瘘口闭锁

（一）原因

鼻腔造瘘口的闭锁将导致手术失败，其发生的原因除上述的造瘘口周围瘢痕增生及肉芽组织形成外，还因泪囊太小，造瘘口太小，在愈合过程中往往容易闭锁。

（二）处理

泪囊造瘘口完全闭锁后，需进一步检查泪囊大小。如泪囊仍较大，可再次行泪囊鼻腔黏膜吻合术；如果泪囊过小，甚至基本上无泪囊，亦可再次施行 EE-DCR，但手术难度极大，对手术操作技术要求非常高，同时可联合应用上述辅助性材料如 MeroGel、透明质酸钠凝胶（千创复）等贴附创面，必要时可考虑应用丝裂霉素 C 等药物，以提高手术成功率。

五、人工泪管移位及脱出

对于 EE-DCR 术中是否留置人工泪管存在一定争议。按照吴文灿等观点，一般不主张应用，只有在下泪小管（泪总管）存在梗阻或狭窄时才使用，因为他们认为人工泪管留置对正常泪囊、大泪囊施行 EE-DCR 的患者手术成功率无影响，反而会增加造瘘口周围瘢痕增生及肉芽组织形成（见图 7-3-1），以及泪小点豁裂、人工泪管脱出、溢泪等并发症。在留置人工泪小管的患者可出现泪小管豁裂、脱出以及移位等。如发现上述情况，大多情况下应取出人工泪小管。

（施节亮　余　波　吴文灿）

参 考 文 献

1. Ginat DT. Posttreatment Imaging of the Paranasal Sinuses Following Endoscopic Sinus Surgery.Neuroimaging Clin N Am，2015，25（4）：653-665.

2. Ono H. Atypical Clival Fracture Due to Minor Trauma and Cerebrospinal Fluid Rhinorrhea. Intern Med, 2017, 56（14）：1757.

3. Kljajić V，Vuleković P，Vlaški L，et al. Endoscopic repair of cerebrospinal fluid rhinorrhea. Braz J Otorhinolaryngol，2017，83（4）：388-393.

4. DeConde AS，Suh JD，Ramakrishnan VR.；Treatment of cerebrospinal fluid rhinorrhea. Curr Opin Otolaryngol Head Neck Surg，2015，23（1）：59-64.

5. Seredyka-Burduk M，Burduk PK，Wierzchowska M，et al. Ophthalmic complications of endoscopic sinus surgery.Braz J Otorhinolaryngol，2017，83（3）：318-323.

6. Jefferis JM，Jones RK，Currie ZI，et al. Orbital decompression for thyroid eye disease: methods，outcomes，and complications. Eye（Lond），2018，32（3）：626-636.

7. Coumou AD，Genders SW，Smid TM，et al. Endoscopic dacryocystorhinostomy: long-term experience and outcomes.Acta Ophthalmol，2017，95（1）：74 78.

8. Saniasiaya J，Abdullah B，Husain S，et al. Primary endoscopic endonasal dacryocystorhinostomy for pediatric nasolacrimal duct obstruction: A systematic review. Am J Rhinol Allergy，2017，31（5）：328-333.

9. Nomura K，Arakawa K，Sugawara M，et al. Factors influencing endoscopic dacryocystorhinostomy outcome. Eur Arch Otorhinolaryngol，2017，274（7）：2773-2777.

10. Chen X，Liu Y；Efficacy of nasal endoscopic dacryocystorhinostomy for chronic dacryocystitis: A systematic review protocol of randomized controlled trial. Medicine（Baltimore），2019，98（12）：e14889

11. Dalgic A，Ceylan ME，Çelik Ç；Outcomes of Endoscopic Powered Revision Dacryocystorhinostomy. J Craniofac Surg，2018，29（7）：1960-1962.

12. 王飞，宗绪毅，桂松柏，等．内镜下经鼻蝶窦入路手术并发颅内感染的诊治．中华神经外科杂志，2015，31（1）：40-43.

13. 姜鸿彦，许庚，肖继前，等．鼻内镜术后上颌窦异常引流与黏膜炎症状态．中华耳鼻咽喉头颈外科杂志，2007，42（1）：14-18.

14. 段乃超，杨彦忠，任秀敏．鼻窦内窥镜手术眼眶并发症117例分析．山东大学耳鼻喉眼学报，2006，20（3）：236-237.

15. 张继东．耳鼻咽喉手术并发症及知情同意要点．北京：军事医学科学出版社，2010.

16. 王毅，李月月，严欢，等．鼻内镜鼻窦手术致严重眼眶并发症的临床分析．中华眼科杂志，2014，50（8）：569-574.

17. 陈晓栋，彭晶晶，石照辉，等．经鼻内镜泪囊鼻腔吻合术51例疗效分析．中国耳鼻咽喉头颈外科杂志，2018，25（5）：251-254.

18. W Wu，P S Cannon，W Yan，et al. Effects of Merogel coverage on wound healing and ostial patency in endonasal endoscopic dacryocystorhinostomy for primary chronic dacryocystitis. Eye（Lond），2011，25（6）：746-753.

第八章　手术与病房护理

不同于单一的眼科、鼻科及颅底外科手术，眼鼻相关微创手术系眼科、鼻科、颅底外科，甚至颌面外科手术的交叉、综合，因此对其手术术中护理与配合、术后病房护理等提出了不同要求。

第一节　手术护理与配合

眼鼻相关微创手术往往多径路操作，手术复杂而精细。手术可能面临众多风险或需要紧急处理的情况，加之使用的仪器设备较多，因此，巡回护士、洗手护士术前均应熟悉手术路径、解剖特点和手术操作步骤，了解术者操作习惯，完善各项术前准备，掌握仪器设备和器械的性能及使用方法，并学会根据手术操作视频进行术中配合。密切而和谐的手术护理配合，可以缩短手术时间，确保手术顺利进行。

一、术前准备

1. **术前访视**　有条件的医院可常规开展术前访视，也可以选择性地对复杂、特殊患者进行术前随访。手术前一天巡回护士到病房访视患者，查看病历，了解病情和患者情况，介绍手术相关情况，给予心理疏导及支持。局麻下手术病人指导其张口呼吸，并告知术中适时做深呼吸，有利于放松，并可缓解手术操作带来的恶心不适。对疑难、特大手术，必要时可参与手术组的术前讨论，了解手术径路、手术难度、特殊器械，术中可能出现的情况，以提前做好充分的术前准备。

2. **手术设备准备**　按手术所需备好所需仪器设备，连接电源，安放各设备的脚踏控制器；检查内镜系统的监视器、冷光源及摄像成像系统三部分是否正常连接，将成像系统输出视频线连接录播系统；检测动力设备性能；查看吸引器负压等是否正常。

3. **手术器械包配置**　根据开展的手术种类、手术需求及术者使用习惯进行器械配置、打包，原则上要注意提高精密贵重器械的使用率，以降低器械配置成本，特殊精密器械以单件包装为主，但可以灵活搭配。以下配置方式供参考：

（1）内镜基础器械包：枪状镊、双头剥离子、带吸引剥离子、鼻中隔剥离子、圆头吸引器、130°椎板咬骨钳、细长 BLAKESLEY 黏膜剪、弯眼科整形剪、线剪、9 号针头（尖）、9 号针头（平）、刀柄、布巾钳、血管钳、持针器、眼科有齿镊、眼科无齿镊、弯盘、小药杯、盐水碗（图 8-1-1）。

（2）内镜附加器械包：脑压板、中弯血管钳、蚊式钳、眼睑拉钩、弧形深部拉钩、有齿镊、神经剥离子、眼科剪、显微持针器、显微有齿镊、显微结膜剪、开睑器（图 8-1-2）。

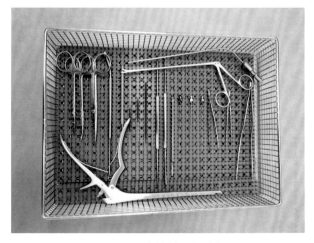

图 8-1-1　内镜基础器械包

（3）泪道置管包：枪状镊、窥鼻器、泪点扩张器、泪道探针、眼科剪（图8-1-3）。

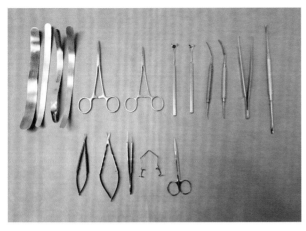

图 8-1-2　内镜附加器械包

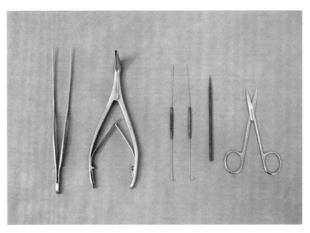

图 8-1-3　泪道置管包

（4）单件包装器械：鼻内镜镜头、动力手柄、筛窦钳、细长 BLAKESLEY 直筛窦黏膜钳、BLAKESLEY 鼻切钳、中鼻甲剪刀、反咬钳、小镰状刀、带吸引黏膜钳、带吸引咬切钳、双极电凝镊、泪点扩张器、泪道探针等（图8-1-4）。

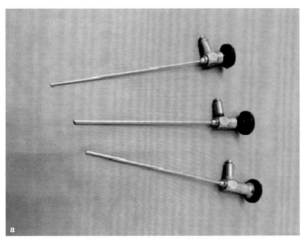

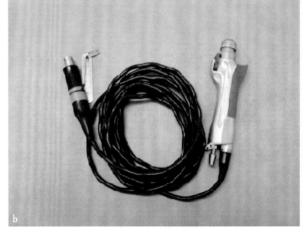

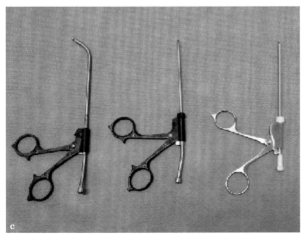

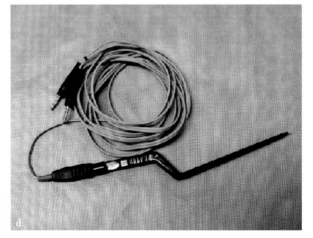

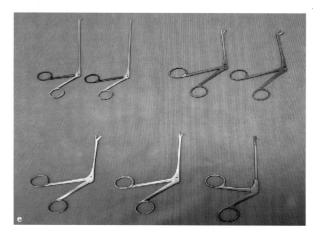

图 8-1-4　单件包装器械

a. 鼻内镜镜头；b. 动力手柄；c. 带吸引黏膜钳；d. 双极电凝镊；e. 细长 BLAKESLEY
直筛窦黏膜钳、筛窦钳、中鼻甲剪刀、BLAKESLEY 鼻切钳、反咬钳

4. 无菌器械台准备　一般设大器械台和器械托盘各一，复杂眶壁骨折、多径路手术，术中使用内固定器械，需增加一个小器械台。器械托盘放于手术床中间的上方，用于术中暂时放置鼻内镜镜头及动力手柄。

二、手术护理配合

1. 手术体位　一般取头高脚低仰卧位。患者仰卧头部稍侧向右侧，床头抬高 15°～30°。双手自然放于身体两侧，中单固定肘关节部位，约束带固定于膝关节上方。

2. 术前安全核查　核对患者身份及手术相关信息、携带的影像片等，确认患者没有佩戴金属首饰及义齿等。实施麻醉前、手术开始前，麻醉医师、手术医师及巡回护士严格执行三方核查制度，确保手术患者、手术部位及手术方式正确，确认所需器械、药品、耗材等准备到位，确保手术安全。

3. 全身麻醉配合　建立静脉通道，保证麻醉给药、术中输液的需要。除经结膜径路手术外，患眼结膜囊涂眼膏后自然闭合；非手术眼贴上敷贴保护角膜，避免角膜干燥或被消毒液灼伤。预计手术时间长、出血多而补液量较多者，在全身麻醉诱导后给予留置尿管。

器械护士提早进行外科手消毒、穿手术衣戴手套后，与巡回护士一起清点器械和敷料，将器械按类别及使用顺序有序摆放于器械台上。准备好所需的纱布和棉片等敷料。

4. 安放影像图片　选择术眼影像图片水平位与冠状位各一张，插观片灯上以备术前、术中查看对照。

5. 消毒和铺巾　因眼部、眼眶及经鼻联合操作，皮肤消毒范围大，从额部到颌下区，两边到发际、下颌，包括气管插管，达到整个颌面部的消毒。前鼻孔黏膜用蘸 5% 聚维酮碘的棉签消毒 2 次，手术开始前，用 1% 聚维酮碘液冲洗鼻腔。柯 - 陆径路按口腔手术消毒。协助患者抬头，双层治疗巾铺于头及肩颈下。将上面一层治疗巾包裹提起包裹头部，巾钳固定。用 3 块双层折叠消毒巾呈"倒三角形"分别铺在两侧面颊部及额部，暴露双眼（便于术中对照）、鼻部及上唇，巾钳固定；套无菌托盘套。2 块大单分别铺盖颈部、胸前托盘及上半身，最后铺大洞巾（图 8-1-5）。柯 - 陆氏径路需暴露口唇部。

6. 清点器械及敷料　洗手护士提早进行外科手消毒，准备器械。与巡回护士双人清点台上物品，特别注意清点棉片、纱条、针头及缝针的数量，并准确记录。脑棉片每包 10 片装扇形展开，稍拉牵引线，并查看棉片质量，避免使用易断线或分层的棉片。

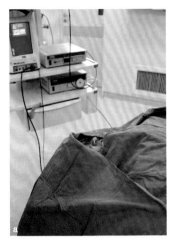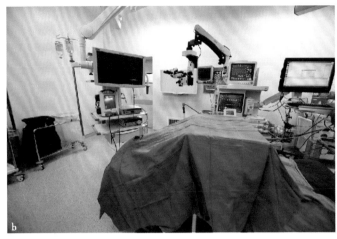

图 8-1-5　手术铺巾

a. 3 块双层折叠消毒巾呈"倒三角形"分别铺在两侧面颊部及额部；b. 2 块大单分别铺盖颈部、胸前托盘及上半身，最后铺大洞巾

7. 局部麻醉及填塞棉片准备

（1）局部浸润麻醉：按 1∶1 的比例抽取 2% 利多卡因液 +0.75% 布比卡因液进行局部麻醉。

（2）黏膜表面麻醉及收缩药：局部麻醉下手术使用表面麻醉滴眼液 15mL，按 10∶1 的比例加入 0.01% 盐酸肾上腺素 1.5mL；全身麻醉下手术使用 0.9% 氯化钠加 0.01% 盐酸肾上腺素，配制比例相同。

（3）棉片浸入上述药液后平展放在弯盘内，线端朝内。注意不能太湿，以填塞时没有药液滴下为度，以免吸入过多盐酸肾上腺素。

（4）准备填塞膨胀海绵：将膨胀海绵对半剪，保留牵引线，将边上的棱角修剪成弧形，0.9% 氯化钠浸湿膨胀后填塞鼻咽部，再用血管钳将牵引线固定于手术布巾上，防止病人术中误吞或误吸。

8. 内镜手术设备安装与调试　开启摄像机、监视器及冷光源电源开关，连接摄像电缆及导光束，摄像头安装内镜镜头和导光束。镜头安装洗镜器，连接注水管，查看镜头冲洗是否流畅。调节视频图像白平衡，将内镜的物镜前端对准白纱布，按白平衡按钮，当显示器屏幕闪动出现 OK 时表示调节完成。动力手柄连接主机，安装刀头。听到卡紧的声音后松开，轻轻外拉无松脱，说明安装正确。连接负压吸引管。选择动力运转模式及转速。负压吸引管连接吸引头，妥善固定。测试吸力大小。

9. 术中配合　巡回护士观察患者病情变化，关注手术进展，及时提供手术所需物品，调节设备操作模式及功率等。洗手护士密切配合手术，及时、准确传递器械、棉片等。植入内固定器械、特殊材料及使用药品应做到双人严格核对。用过的药瓶及安瓿要留存到手术结束，以备核查。

10. 清点器械　眶内或深部手术操作完成后，先清点器械、敷料、针头及缝合针，特别是填塞棉片的数量，发现有误，立即寻找，避免异物残留。手术结束后，再次清点器械、敷料。

三、术后配合

1. 术毕涂眼药，加压包扎切口，擦拭清洁病人脸部血迹。
2. 麻醉恢复室护理，准备吸引器、吸痰管等，监测神志、呼吸及全身情况，做好保暖。
3. 器械处理，整理、清洁手术室，设备归位。

第二节　常见手术护理配合

　　眼鼻相关微创外科患者病情复杂，手术常涉及眼眶、鼻腔鼻窦，甚至前颅底等多个组织结构，手术步骤繁杂，所需内镜、动力系统等精密贵重医疗设备与器械众多，且术中存在发生严重并发症如大出血、脑脊液鼻漏等的风险，而需紧急处理。因此，主动、娴熟的护理配合是顺利完成手术的重要因素之一。器械护士与巡回护士需要熟练掌握相关仪器设备的使用，熟悉手术步骤及术者的操作习惯，才能做到默契的配合。

　　眼鼻相关微创外科手术种类众多，且因病情、解剖的复杂性，同一种疾病所实施的手术径路、手术步骤也不一定相同，手术护理配合亦随之而改变。因此，很难一一详尽阐述。在此，仅根据内镜技术在泪道、视神经、眼眶疾病中的拓展应用选择一种主流术式逐一介绍。

一、内镜下经鼻径路泪囊鼻腔黏膜吻合术

（一）用物准备

1. **仪器设备**　鼻内镜摄像系统、微动力切割刨削系统。
2. **手术器械**　0°鼻内镜镜头、内镜基础器械包、泪点扩张器、泪道探针、20G矛形刀。
3. **特殊耗品**　15°5mm 直径金刚砂磨钻、止血材料、膨胀海绵、脑棉片、人工泪管。

（二）麻醉

　　一般采用鼻黏膜表面麻醉联合眶下神经、筛前神经阻滞麻醉，必要时全身麻醉。

（三）手术步骤与护理配合

手术步骤	手术配合
1. 消毒	消毒颌面部，递消毒棉签进行前鼻孔消毒
2. 铺巾	治疗巾包头，然后以鼻部为中心铺置 3 条治疗巾，再依次铺设大单、眼鼻洞巾
3. 连接鼻内镜管件	正确连接鼻内镜和冲洗器管件
4. 衔接动力系统	正确衔接动力系统手柄并安装 5mm 金刚砂磨钻
5. 麻醉	提供 2% 利多卡因、0.75% 布比卡因各 1 支，进行筛前、眶下神经阻滞麻醉
6. 鼻黏膜消毒	准备 1% 聚维酮碘 20mL 进行鼻黏膜冲洗消毒
7. 堵塞后鼻孔	递枪状镊夹持膨胀海绵，沿总鼻道填塞到后鼻孔，递止血钳将膨胀海绵的固定线固定于洞巾上
8. 收缩鼻黏膜血管	准备含 0.01% 盐酸肾上腺素的表面麻醉滴眼液棉片，填塞鼻腔，并保留 3～5min
9. 分离骨壁与黏膜	递 2% 利多卡因、0.75% 布比卡因 1∶1 配比的麻醉药，在切口处进行黏膜下浸润麻醉，并分离骨壁与黏膜
10. 制作黏膜瓣	递双头剥离子，在中鼻甲根部上方 8mm 平行上颌骨线做一个 1.5cm×1cm 的月牙形黏膜切口
11. 分离黏膜瓣	递带吸引剥离子，沿骨面分离黏膜至泪颌缝；递弯眼科整形剪，剪开黏膜瓣的两端
12. 暴露泪囊	递 5mm 金刚砂磨钻，去除上颌骨额突；分离泪骨前部，递咬骨钳将其去除，暴露出泪囊内壁
13. 准确定位	递泪点扩张器，扩大泪点，递泪道探针经泪小管导入泪囊，鼻内镜下观察，确定泪囊是否已充分暴露
14. 泪囊开窗引流	递 20G 矛形刀切开泪囊；递吸引器吸引泪囊内脓性分泌物；递细长 BLAKESLEY 黏膜剪，剪开泪囊两端，暴露泪囊外壁
15. 冲洗泪囊	用 0.9% 氯化钠溶液冲洗泪囊，同时查看泪小管是否通畅
16. 放置人工泪管	递泪点扩张器扩大泪点，上、下泪道置入人工泪管，固定人工泪管

手术步骤	手术配合
17. 无须放置人工泪管者	递擦干的剥离子、枪状镊，将止血材料填塞于创口周围，然后注射地塞米松以浸湿止血材料；递双头剥离子，将止血材料平整贴附于吻合口四周创面上
18. 清点核对物品	递圆头吸引器，拔出填塞于后鼻孔的膨胀海绵，吸除鼻腔内积血，清点核对物品，尤其是脑棉片，以防遗留于鼻腔
19. 包扎	术毕擦净病人面颊、鼻部血迹与消毒液，涂抗生素眼膏后无菌纱布遮盖

（四）注意事项

1. 神经阻滞患者因为术中后鼻孔填塞膨胀海绵，无法通气，术前告知患者术中使用嘴巴进行呼吸。

2. 手术台上使用的鼻内镜、动力系统应放置妥当，防止坠落。

3. 动力系统使用前，要正确转换模式、调节参数；使用中维持冲洗液通畅；术中不用时应放置安全位置，避免脚踏误踩造成医源性损伤；手术结束后及时对动力手柄进行预冲洗。

4. 术中及时清理咬骨钳缝隙里的碎骨片，以免影响咬骨钳的使用功能。

5. 手术结束后及时查看镜头性能与完整性，与器械分开放置，及时清洗处理。

二、内镜下经蝶筛径路视神经减压术

（一）用物准备

1. **仪器设备**　鼻内镜摄像系统、微动力切割刨削系统、双极电凝器。

2. **手术器械**　0°鼻内镜镜头、内镜基础器械包、筛窦钳、360°反咬钳、细长 BLAKESLEY 直筛窦黏膜钳、中鼻甲剪刀、带吸引双极电凝钳、小镰状刀、15°刀。

3. **特殊耗品**　0°4mm 直刨削刀头、15°直径 2.9mm 金刚砂磨钻、膨胀海绵、脑棉片、止血材料（包括速溶性止血纱、可降解止血海绵等）。

4. **特殊药物**　曲安奈德、鼠神经生长因子。

（二）麻醉

气管插管全身麻醉，术中采用控制性低血压技术。

（三）手术步骤及护理配合

手术步骤	手术配合
1. 麻醉	实施全身麻醉
2. 消毒	消毒颌面部，递消毒棉签进行前鼻孔消毒
3. 铺巾	治疗巾包头，然后以鼻部为中心铺置 3 条治疗巾，再依次铺设大单、眼鼻洞巾
4. 正确连接鼻内镜管件	正确连接鼻内镜和冲洗器管件
5. 正确衔接动力系统	正确衔接动力系统手柄并安装刨削刀头
6. 鼻黏膜消毒	准备 1% 聚维酮碘 20mL 进行鼻黏膜冲洗消毒
7. 填塞后鼻孔	递枪状镊夹持膨胀海绵，沿总鼻道填塞到后鼻孔，递止血钳将膨胀海绵的固定线固定于洞巾上
8. 收缩鼻黏膜	准备含 0.01% 盐酸肾上腺素的生理盐水棉片，填塞鼻腔
9. 咬除钩突、筛泡	递反咬钳咬除钩突尾端，递剥离子分离钩突体部，递弯眼科整形剪除钩突头部，递筛窦钳取出钩突；递中鼻甲剪刀剪断筛泡骨质，递筛窦钳去除筛泡
10. 切除筛窦	递刨削刀头切除前后组筛窦，暴露蝶窦前壁，充分暴露蝶窦顶壁、外侧壁、筛顶与眶纸板

手术步骤	手术配合
11. 开放蝶窦	切除上鼻甲,从总鼻道寻找到蝶窦自然开口,递咬骨钳咬除蝶窦前壁,辨认丘状或半管状视神经隆起
12. 暴露视神经管骨壁	递镰状刀将视神经管隆突表面上的黏膜切开,暴露视神经管骨壁,镰状刀剔除视神经管隆突的碎骨片
13. 磨薄视神经管	递2.9mm金刚砂磨钻沿视神经管走行方向磨薄视神经管的内壁、上壁、下壁以及眶尖
14. 切开视神经的鞘膜	递剥离子,清除视神经周围骨片。递15°刀切开视神经的鞘膜和前端眶尖部的总腱环
15. 配制术中用药	正确核对并抽取曲安奈德、地塞米松和鼠神经生长因子,填入明胶海绵后,注入准备好的药物
16. 填塞止血材料	以可降解止血海绵填塞中鼻道及鼻腔,防止鼻腔内出血
17. 清点核对物品	递圆头吸引器,拔出填塞于后鼻孔的膨胀海绵,吸除鼻腔内积血,清点核对物品,尤其是脑棉片,以防遗留于鼻腔
18. 包扎	术毕擦净病人面颊、鼻部血迹与消毒液,无菌纱布遮盖

(四)注意事项

1. 动力系统使用前,要正确转换模式、调节参数;使用中维持冲洗液通畅;术中不用时应放置安全位置,避免脚踏误踩造成医源性损伤;手术结束后及时对动力手柄进行预冲洗。

2. 准备两套吸引设备并确保负压吸引设备正常;准备双极电凝器并调节好参数,以备术中大出血时应急使用。

3. 手术台上抽取的药物,如鼠神经生长因子、曲安奈德、地塞米松,应做好标识,严格区分,防止混用。

4. 注意保护精细器械,如细长BLAKESLEY直筛窦黏膜钳、小镰状刀,用毕应套上硅胶套保护,并与其他器械分开放置。

三、内镜下经鼻径路眶减压术

(一)用物准备

基本上同内镜下经蝶筛径路视神经管减压术(ETOCD),不同之处在于准备40°4mm弯刨削刀头、带吸引咬切钳。

(二)麻醉

气管插管全身麻醉,术中采用控制性低血压技术。

(三)手术步骤及护理配合

手术步骤	手术配合
1. 麻醉	实施全身麻醉
2. 皮肤消毒	消毒颌面部,递消毒棉签进行前鼻孔消毒
3. 铺巾	治疗巾包头,然后以鼻部为中心铺置3条治疗巾,再依次铺设大单、眼鼻洞巾
4. 正确连接鼻内镜管件	正确连接鼻内镜和冲洗器管件
5. 正确衔接动力系统	正确衔接动力系统手柄并安装刨削刀
6. 鼻黏膜消毒	准备1%聚维酮碘20mL进行鼻黏膜冲洗消毒
7. 填塞后鼻孔	递枪状镊夹持膨胀海绵,沿总鼻道填塞到后鼻孔,递止血钳将膨胀海绵的固定线固定于洞巾上
8. 收缩鼻黏膜	准备含0.01%盐酸肾上腺素的生理盐水棉片,填塞鼻腔

手术步骤	手术配合
9. 咬除钩突、筛泡	递反咬钳咬除钩突尾端，递剥离子分离钩突体部，递弯眼科整形剪剪除钩突头部，递筛窦钳取出钩突；递鼻甲剪剪断筛泡骨质，递筛窦钳去除筛泡
10. 切除筛窦	递刨削刀头切除前、后组筛窦，暴露眶内侧壁，递枪状镊夹持棉片填塞止血
11. 开放蝶窦	切除上鼻甲，从总鼻道寻找到蝶窦自然开口，递咬骨钳咬除蝶窦前壁，充分暴露蝶窦顶壁、外侧壁、筛顶与眶纸板
12. 开放上颌窦	递弯刨削刀从上颌窦自然口进行开放，向上至眶底水平，向下扩大至下鼻甲根部，向前达鼻泪管后缘，向后平上颌窦后壁
13. 去除内侧壁部分骨质	递 2.9mm 金刚磨钻磨薄眶内侧壁部分骨质，递剥离子去除大部分筛骨纸板与眶底内侧壁部分骨质，暴露内侧壁眶筋膜
14. 暴露部分内侧壁脂肪	递镰状刀切开眶筋膜，递带吸引剥离子分开眶骨膜，并切开纤维带，使眶脂肪充分向筛窦腔内疝入，暴露眶脂肪
15. 去除部分锥内、外脂肪	递带吸引咬切钳咬除疝入的肌锥内、外脂肪，降低眶压，可见突出的眼球明显平复，检查双眼外观，使其基本对称
16. 鼻腔压迫止血	用含广谱抗生素的明胶海绵，填塞于筛窦内。递可降解止血海绵充填在中鼻道及鼻腔内，防止鼻腔内出血
17. 清点核对物品	递圆头吸引器，拔出填塞于后鼻孔的膨胀海绵，吸除鼻腔内积血，清点核对物品，尤其是脑棉片，以防遗留于鼻腔
18. 包扎	术毕擦净病人面颊、鼻部血迹与消毒液，涂抗生素眼膏后无菌纱布遮盖

（四）注意事项

1. 甲状腺相关性眼病病人，眼球都有不同程度的突出，术前应涂上眼膏保护角膜，避免角膜干燥与消毒液灼伤。

2. 铺巾需暴露双眼，以便术中观察突眼矫正效果。

3. 注意无菌操作，术前要用消毒液冲洗鼻腔，切开眶筋膜前，必要时再次冲洗鼻腔并更换器械。

第三节　病房护理

一、泪道手术围术期护理

泪道疾病是眼科常见病、多发病，一般情况下是不会严重影响视力，但是会影响生活质量，以溢泪为主要症状。常见的疾病有泪道狭窄、泪道阻塞、泪囊炎等，对眼睛有着潜在的威胁，应予以重视。

（一）术前护理

1. **心理护理**　评估患者心理状态以及对疾病的认知程度，通过向患者介绍手术的目的、意义、注意点，说明术中可能出现的情况及配合要点，术后的注意事项，使患者有充分的思想准备，消除其紧张、焦虑心理。

2. **鼻腔护理**　术前 3 天用盐酸羟甲唑啉喷雾剂喷鼻，以收缩鼻黏膜，利于引流及预防感染。喷药时取头低 30° 的坐位，摇匀药液给药。术前需清洁鼻腔、剪除鼻毛，并指导患者练习张口呼吸。

3. **泪道冲洗**　术前 3 天用抗生素眼药水滴眼。滴眼药水前先用手指按压泪囊区或行泪道冲洗，排空泪囊内分泌物后，再滴眼药水。术前常规冲洗泪道，确定阻塞的部位，清除泪道内分泌物。冲洗泪道时，动作要轻柔，切勿强行用力，避免损伤泪道黏膜。

4. 一般准备

（1）术前协助患者完善各项检查：眼部检查、全身检查。

（2）全身准备：询问过敏史，控制好血压及血糖，女性避开月经期，男性禁烟2周。

（3）术晨准备：冲洗结膜囊、冲洗泪道、剪除鼻毛，冲洗鼻腔。遵医嘱予术前用药，并做好宣教。全麻病人做好急救物品准备。

（二）术后护理

1. 体位　术后取半卧位，利于伤口积血的引流，减少出血量。全麻者去枕平卧头侧位，清醒6h血压平稳后，逐步摇高床头。

2. 饮食护理　术后进温凉饮食，鼓励患者进清淡、易消化、富含维生素的软食。

3. 鼻腔护理

（1）术后第2天给予盐酸羟甲唑啉喷雾剂和布地奈德鼻喷雾剂喷鼻，每天2次，喷药时取头低30°的坐位，摇匀药液，交叉给药。其中盐酸羟甲唑啉喷雾剂连续使用不得超过7天，布地奈德鼻喷雾剂连续使用不得超过1个月。

（2）术后7天起，在鼻内镜下对术腔进行彻底清理。清理前，先用2%利多卡因肾上腺素浸润棉片做鼻黏膜表面麻醉和血管收缩。在鼻内镜下，医生用吸引器清理吸净鼻腔内的分泌物和血块，确保中鼻道和各窦口通畅。

（3）嘱患者勿牵拉填塞物、用手挖鼻腔和用力擤鼻，勿用力咳嗽及打喷嚏。

4. 泪道护理

（1）泪道置入硅胶管后有轻微异物感，眼球转向鼻侧时异物感更明显。向患者做好解释工作，嘱其不要牵拉人工泪管，以免人工泪管脱落，一般在3～5天后患者即能适应。

（2）术后给予局部滴抗生素眼液，滴眼时患者面部处于水平稍偏健眼位置，有利于药液聚集在患眼内眦部，从而被虹吸入泪道。

（3）术后第二天予妥布霉素针加地塞米松针行泪道冲洗，每天1次，连续2天，然后1周、半个月、1个月等，患者来随访时予行泪道冲洗。冲洗时注意动作轻柔，幅度要小；应顺着泪道方向或沿着人工泪管缓慢进针，达到骨壁后稍退少许，轻轻推注液体。若进针困难或遇有阻力不可强行推进，可退出后改变方向再重新进针；不要牵拉人工泪管，以免人工泪管脱落。

5. 并发症观察及护理　术后最常见的并发症为鼻腔出血，部分患者术后短时间内鼻腔或口腔会出现少许血丝，不需处理会自愈。若患者前鼻渗血量多，大量鲜血顺前鼻流出；或观察到患者出现频繁的吞咽动作，嘱其不要下咽并将分泌物吐到弯盘内，可见到吐出物为血性分泌物，色鲜红，说明患者发生了伤口活动性出血，要及时通知医生处理，必要时按医嘱使用止血药。术后24h内可行面颊部冷敷以减少出血及疼痛。

二、眼眶疾病围术期护理

眼眶疾病种类繁多，临床症状也多样，诊断和治疗相对复杂，因此，要求我们要详细询问病史，了解患者全身与周围组织的情况，协助患者完善各项检查，配合医生完成各项治疗。

（一）术前护理

1. 心理护理　根据患者不同的心理需求，护士应做好个性化护理。对紧张、焦虑、自卑的患者，护士应给予心理安慰和精神鼓励，增强患者对治疗的信心；对情绪激动、烦躁、易怒的患者，护士应避免不良的语言刺激，主动关心和体贴患者；对期望值较高或估计预后不是非常理想的患者，护士应注意措辞，避免手术后患者心理落差太大，而造成医患纠纷。

2. 眼部护理

（1）眼眶疾患伴有眼睑闭合不全者，警惕暴露性角膜炎的发生，应加强抗炎和保护角膜的治疗，用眼罩或纱布遮盖患眼。

（2）甲状腺相关性眼病伴有高眼压的患者，嘱其卧床休息，做好 24h 眼压监测，密切观察眼压变化。

（3）眼眶骨折的患者，眼部有伤口者，应尽快清除伤口内异物，清洁面部血迹，用纱布包盖患眼。密切观察眼部病情变化，包括瞳孔大小、对光反射，视野、视力情况等。重视病人的主诉，并做好病情动态变化的护理记录。

3. 鼻腔护理

（1）鼻腔用药：用盐酸羟甲唑啉喷雾剂喷鼻，以收缩鼻黏膜，利于引流及预防感染。喷药时取头低 30° 的坐位，摇匀药液给药。

（2）张口呼吸训练：术前 2 天指导患者捏紧鼻腔用嘴呼吸，向患者解释原因，以适应手术后鼻腔填塞引起的不适。

（3）清洁鼻腔：术前 1 天协助患者进一步卫生处置，并为患者剪除鼻毛，剪鼻毛时使光源准确地反射到鼻前庭，充分暴露鼻毛，避免损伤鼻黏膜，并用蘸有生理盐水的湿棉签将鼻毛粘出。术晨清洗鼻腔。

（4）一般准备：准备好 CT、X 线片，余同"鼻内镜下泪道疾病术前一般护理"。

（二）术后护理

1. 一般护理

（1）内镜下眼眶疾病手术均在全麻下实施，术后按全麻护理常规进行护理。

（2）饮食护理：术后当天进温凉饮食，以免引起伤口出血。术后第 2 天，鼓励进清淡、易消化、富含高维生素的食物，多食新鲜蔬菜及水果，保持大便通畅，避免用力排便。禁食辛辣刺激性食物，严格戒烟。

（3）体位护理：术后 4h 是渗血高峰，告知患者严禁剧烈体位改变，勿过度低头，以减少伤口渗血。清醒 6h 后取头高卧位 2～3 天，以利于呼吸、引流、减轻疼痛和额部胀痛。

2. 眼部护理

（1）眼部加压包扎：术后患者术眼弹力绷带加压包扎 3～4 天，应严密观察绷带的松紧度。现有的标准是以在额部缠绕的绷带下面能够插进小指尖，同时健侧上眼睑处无压迫性水肿发生为宜。观察敷料有无潮湿、伤口有无渗血等，如发现绷带松动或包扎带移位、伤口有血性液体渗出，应及时通知医生，协助处理。

（2）眼肌训练：眼眶减压术后教会病人眼外肌运动训练方法，有利于水肿消退，防止眼外肌与周围组织粘连，并促进眼肌功能恢复。训练方法：术后第 4～6 天，病人仰卧病床，伸出两手示指在眼前约 1.5cm 处，并左右摇摆做钟摆运动，病人目光随示指运动，每天 3 次，每次 30min。鼓励病人克服训练过程中的疼痛、眩晕等，坚持训练。

3. 鼻腔护理

（1）鼻腔出血的观察与护理：术后短时间内有少许的鼻腔渗血，不需处理；如有大量的鲜血自鼻腔流出，或患者出现频繁的吞咽动作，提示可能有活动性出血，及时通知医生处理。术后 24h 内可用冰袋冷敷额部及面颊部，以减少出血及疼痛。术后第 2 天给予盐酸羟甲唑啉喷雾剂和布地奈德鼻喷雾剂喷鼻，可缓解鼻腔术后的干燥不适，改善鼻腔通气，达到消炎、止血和防止鼻腔粘连等目的。

（2）鼻腔换药：术后第 2 天开始隔天在鼻内镜下对术腔进行彻底清理，换药方法同"鼻内镜下泪道疾病术后鼻腔换药"。

（3）自我护理：患者鼻腔填塞膨胀海绵止血，告知患者勿自行拔除海绵，勿用手挖鼻腔和用力擤鼻，避免剧烈咳嗽和打喷嚏等。如有打喷嚏的先兆可张大嘴，用舌尖顶住上腭以减轻冲击力，避免活动性鼻出血。口干者可用润滑油涂口唇，或用湿棉签擦拭。

4. 糖皮质激素用药护理　术后使用大量激素冲击治疗可以控制炎症、减轻结膜充血水肿。大剂量激素冲击可引起肝肾损害、电解质紊乱、代谢异常、高血糖、血压升高、消化道溃疡、大便形状及颜色改变、精神症状等，使用前应完善各项检查，详细询问病史，告知患者作用及副作用，并签署知情同意书。用药过程中应严密观察血压、体重的变化，定期复查肝肾功能、血生化，了解肝功能及血钾、血钠变化，做好静脉保护。对糖尿病、高血压等特殊病人应密切观察有无输液反应，嘱患者不要随意调节滴速以免影响疗效。用药同时做好保胃补钾补钙等治疗，嘱患者忌饮浓茶、咖啡等刺激性饮料，保持情绪稳定，以保证良好的睡眠。

5. 视力监测 每小时监测患者的视力，让患者用手遮住健眼，当患侧眼灯泡亮起或光线照射时，询问患者是否有光感。如果无光感，应立即通知医生，并协助医生进行处理。

6. 并发症观察与护理

（1）眶内并发症的观察和处理：常见的是眶周淤血，轻者表现为眶周皮肤如涂脂样稍发红发暗，重者瘀斑如"熊猫眼"，主要是术中眶纸样板损伤引起的。可在术后给予冷敷，12h后给予热敷，几天后可消失。还应观察患者有无眼睑肿胀、眼球突出胀痛、复视、视力减退甚至一过性的失明，以了解患者有无眼压增高、眶内血肿、视神经损伤等。若发生眶内出血，应立即行加压包扎处理。

（2）脑脊液鼻漏的观察和处理：患者自觉从前鼻流出清水样涕，低头加压时流速加快，漏出液滴于吸水纸上，血迹外有较窄的淡黄色浸渍圈，或鼻孔流出的无色液体干燥后不结痂，有咸味。应及时留取标本送检，严密观察患者意识、瞳孔，生命体征、四肢活动等变化，做好记录。密切观察有无颅内感染的发生，监测患者体温的变化，并注意患者有无呕吐、头痛、颈项强直等脑膜刺激征。及时给予抗生素及降低颅内压治疗。嘱患者应绝对卧床休息，避免头部大幅度转动，避免感冒、用力咳嗽及打喷嚏，保持情绪稳定，保持大小便通畅。

三、视神经疾病围术期护理

视神经疾病包括视盘至视交叉以前的视神经段的疾病，除视盘可通过检眼镜检查，其他均不能直视，因此，要依据病史及其他检查来协助诊断。常见的病因有炎症、血管性疾病、肿瘤等。

（一）术前护理

1. 护理评估 评估患者的健康史、心理状况，根据患者的年龄、受教育程度及对本病的认识，给予针对性的心理护理，消除其焦虑、悲伤的心理。如果是外伤引起的，评估是否有颅面外伤的并发症，护士必须注重对患者全身情况的观察，尤其要注意有无颅内损伤和其他并发症，患者如有生命危险，应先治疗全身性疾病。对鼻腔出血患者要保持鼻腔清洁，禁忌用棉球或纱布填塞，注意保持引流姿势，防止逆行颅内感染。

2. 激素治疗护理 急性期使用大量激素冲击治疗。大剂量激素冲击可引起肝肾损害、电解质紊乱、代谢异常、高血糖、血压升高、消化道溃疡、大便形状及颜色改变、精神症状等，使用前应完善各项检查，详细询问病史，告知患者作用及副作用，并签署知情同意书。用药过程中应严密观察血压、体重的变化，定期复查肝肾功能、血生化，了解肝功能及血钾、血钠变化，做好静脉保护。对糖尿病、高血压等特殊病人应密切观察有无输液反应，嘱患者不要随意调节滴速以免影响疗效。用药同时做好保胃补钾补钙等治疗，嘱患者忌饮浓茶、咖啡等刺激性饮料，保持情绪稳定，以保证良好的睡眠。

3. 术前准备

（1）协助患者完善各项检查，如视野、X线、CT等。

（2）做好全麻手术常规准备，如术前禁食6h，禁饮4h，以防吸入性肺炎。

（3）教会患者张口呼吸方法，并监督患者训练，使其术后能适应。

（4）用盐酸羟甲唑啉喷雾剂喷鼻，以收缩鼻黏膜，利于引流及预防感染。喷药时取头低30°的坐位，摇匀药液给药。

（5）术前清洁鼻腔、剪除鼻毛，以免鼻毛妨碍手术及污染手术器械。

（二）术后护理

1. 全麻下实施手术者，术后按全麻护理常规进行护理。

2. 饮食护理 术后当天进温凉饮食，以免引起伤口出血。术后第2天，鼓励进清淡、易消化、富含高维生素的食物，多食新鲜蔬菜及水果，保持大便通畅，避免用力排便。禁食辛辣刺激性食物，严格戒烟。

3. 体位护理 术后4h是渗血高峰，告知患者严禁剧烈改变体位，勿过度低头，以减少伤口渗血。清醒6h后取头高卧位2～3天，以利于呼吸、引流、减轻疼痛和额部胀痛。

4. **视力观察**　术后视力恢复情况是患者最关注的问题。护士应耐心倾听患者主诉并做好动态记录,观察术眼瞳孔大小、直接间接对光反射是否存在、视力有无改善、视野有无变化等。

5. **鼻腔护理**

（1）鼻腔出血的观察与护理:术后短时间内有少许的鼻腔渗血,不需处理;如有大量的鲜血自鼻腔流出,或患者出现频繁的吞咽动作,提示可能有活动性出血,及时通知医生处理。术后24h内可用冰袋冷敷额部及面颊部,以减少出血及疼痛。术后第2天给予盐酸羟甲唑啉喷雾剂和布地奈德鼻喷雾剂喷鼻,每天2次,喷药时取头低30°的坐位,摇匀药液,交叉给药,可缓解鼻腔术后的干燥不适,改善鼻腔通气,达到消炎、止血和防止鼻腔粘连等作用。其中盐酸羟甲唑啉喷雾剂连续使用不得超过7天,布地奈德鼻喷雾剂连续使用不得超过1个月。

（2）鼻腔换药:术后第2天开始,隔天在鼻内镜下对术腔进行彻底清理,换药方法同"鼻内镜下泪道疾病术后鼻腔换药"。

（3）自我护理:患者鼻腔填塞膨胀海绵止血,告知患者勿自行拔除海绵,勿用手挖鼻腔和用力擤鼻,避免剧烈咳嗽和打喷嚏等。如有打喷嚏的先兆可张大嘴,用舌尖顶住上腭以减轻冲击力,避免活动性鼻出血。口干者可用润滑油涂口唇,或用湿棉签擦拭。

6. **用药护理**　术后患者常规应用促进视神经生长药物,以鼠神经生长因子做肌肉注射。因长期肌肉注射,护士应在患者双侧臀部交替注射,避免注射部位形成硬结。同时,以复方樟柳碱针做颞浅动脉旁皮下注射时,要注意避开动脉,呈45°角进针,注射方向应避开眼球。注射后会有皮丘隆起,稍后会逐渐消失,嘱患者勿用力按压。

7. **并发症观察与护理**　手术的并发症有感染和出血等,注意观察患者的生命体征,遵医嘱使用足量有效的抗菌药物,严密观察病情变化,做好心理疏导,避免因焦虑、紧张而加重出血。

8. **健康教育**

（1）嘱患者保持身心健康,避免不良情绪的刺激,积极配合治疗。

（2）进行生活与工作安全教育,严格执行安全制度,预防外伤的产生。

（3）合并其他疾病的应积极治疗原发病。

（陈华蓉　陈彩芬）

参 考 文 献

1. 贺吉群. 图解内镜手术护理. 长沙:湖南科学技术出版社,2012.
2. 陈燕燕. 眼科手术护理配合及护理操作. 北京:人民卫生出版社,2019.
3. 韩德民. 鼻内镜外科学. 2版. 北京:人民卫生出版社,2012.
4. 陈燕燕. 眼视光临床护理学. 北京:人民卫生出版社,2017.

第九章 内镜下泪道疾病诊疗技术

泪道疾病为最常见的眼科疾病之一，患者常遭受长期溢泪、溢脓之苦，部分慢性泪囊炎患者尚因急性发作引起急性化脓性泪囊炎、泪囊脓肿、泪囊周围炎、泪囊周围脓肿、眶蜂窝织炎，甚至海绵窦血栓性静脉炎、脓毒血症等而危及生命。随着人们对生活质量需求的日益提高，传统的经内眦部皮肤径路泪囊鼻腔黏膜吻合术（external dacryocystorhinostomy，Ex-DCR）因创伤大、颜面部皮肤瘢痕、不能同期处理鼻部疾病等缺陷而越来越不能满足临床需求。近年来，"微创"理念主导下的内镜下经鼻径路泪囊鼻腔粘膜吻合术（endoscopic endonasal dacryocystorhinostomy，EE-DCR）因无颜面部瘢痕、不影响"泪液泵"功能、手术视野清晰、创伤小、可同期处理鼻部疾病、手术成功率高等特点日益成为鼻泪管阻塞性疾病手术治疗的发展趋势。

内镜下泪道疾病诊疗主要分为鼻内镜技术、微型泪道内镜技术两种。根据机体泪道系统的解剖生理特点，以及泪道疾病的病理生理学机制、临床诊疗特点，笔者认为鼻内镜技术主要适应于鼻泪管阻塞性疾病，而微型泪道内镜技术主要应用于泪道系统的检查与泪道疾病的诊断与鉴别诊断。

第一节　内镜下经鼻泪囊鼻腔黏膜吻合术

慢性泪囊炎为最常见的眼科疾病之一，患者常以持续溢泪、溢脓而就诊。对慢性泪囊炎患者，既往主要采用 Ex-DCR 治疗，从泪囊的上中 1/2 左右造一瘘口通往鼻腔，但从应用解剖学角度分析，泪囊窝与鼻腔紧密毗邻，鼻泪管开口于下鼻道，泪囊与鼻腔之间仅隔以薄层的泪骨与上颌骨额突的小部分骨质，因此，如果有一很好的照明工具，从鼻腔入路，去除此薄层骨质即可更充分地进行泪液引流，且无需做内眦部皮肤切口，无需去除泪前嵴前部厚厚的骨质，无需损伤支配泪囊上部的 Horner 肌而影响泪液泵的功能，早期鼻内镜下经鼻径路泪囊鼻腔造孔术正是基于此种解剖特点，以微创的理念而设计产生。1893 年耳鼻咽喉科医生 Galdwell 首次报道经鼻途径泪囊手术，1911 年 West 和 1914 年 Halle 分别进行了改良，但因当时经鼻孔直接观察术野非常困难，且操作困难而未能推广。1988 年，Rice 首次进行 EE-DCR 的尸头研究。1989 年 McDonogh 和 Meiring 从外科解剖、手术方式和手术技巧等方面阐述了该项技术的应用价值，指出手术成功的关键是熟悉解剖、内镜手术操作技巧、术中泪囊定位，以及眼科与耳鼻咽喉科医师之间的良好合作。1990 年，Rice 在内镜下采用刮匙和电钻去除骨质，切除泪囊内壁的方法，为 9 例慢性泪囊炎患者实施经鼻径路泪囊鼻腔造孔术。同年 Medson 报道 5 例复发性泪囊炎病人接受内镜下经鼻径路泪囊鼻腔造孔术，认为该术式优点为：①避免颜面部切口；②术中可彻底检查鼻内解剖状况。失败的原因主要是泪囊定位不准确和所造骨孔太小。1991 年 Metson 报道 15 例患者接受内镜下经鼻径路泪囊鼻腔造孔术，术中以 0° 或 30° 镜观察，泪囊位于中鼻甲前缘鼻腔外侧壁，探针指引，骨窗孔直径约 10mm，术后不需要填塞。为了更好地暴露泪囊，他们主张切除肥大的中鼻甲、矫正偏曲的鼻中隔。随访 7～25 个月，症状缓解率为 75%，而失败的主要原因为术后瘢痕粘连。1994 年，周兵首次在国内报道 35 例内镜下经鼻径路泪囊鼻腔造孔术的初步疗效，其治愈率达 91.5%。1995 年周兵再次报道 275 例（310 眼）内镜下经鼻径路泪囊鼻腔造孔术患者，其中 211 例（230 眼）患者随访 1 年后其治愈率为 75.3%（173 眼），好转率 11.7%（27 眼），无效 13.0%（30 眼），远期效果与国外文献报道相似。

　　近20余年来，随着鼻内镜手术设备，特别是微动力切割刨削系统的问世，以及人们对泪道与鼻腔之间紧密毗邻解剖关系认识的不断深入，以及越来越多的眼科医生致力于此领域，该技术得到了极大的提高与发展。特别是，吴文灿教授自2006年10月始在国内眼科率先开展此手术，先后从内镜下泪道局部解剖特点、手术操作技巧、黏膜瓣制备与吻合、术后创面愈合、难治性鼻泪管阻塞等方面做了系统研究与深入探索，同时在Ex-DCR的成功基础上，实现了从耳鼻咽喉科医生倡导的"泪囊鼻腔造孔术"向"泪囊鼻腔黏膜吻合术"的根本变革，EE-DCR疗效不断提高，效果明显优于传统的Ex-DCR手术，正日益被国内外广泛采纳，呈现出逐步取代Ex-DCR的发展趋势。

一、应用解剖基础

　　泪囊前界在鼻腔外侧壁上颌骨线前方，部分患者出现凹陷的痕迹；泪囊后界在鼻腔外侧壁上的投影标志可视为泪后嵴与纸样板交界处，在鼻腔外侧壁上相对应钩突基部偏后方。泪囊窝后半部骨质较薄弱，故泪囊窝骨质自前向后，自上向下由厚变薄。钩突的后方为半月裂，该裂孔前部有额窦、前组筛窦开口，后部有上颌窦开口。在中鼻道前方黏膜内有较粗大的筛前动脉分支走行，泪后嵴之后为眶纸样板，纸样板外侧为眶骨膜及眶脂体。泪囊下半部隔上颌骨额突及泪骨恰好与中鼻甲为邻，中鼻甲前缘覆盖泪囊窝后界的占20%，不覆盖的占80%。泪囊大部分位于中鼻甲腋（即中鼻甲前端位于鼻腔外侧壁的附着处）之上（图9-1-1）。泪囊上半部则与前组筛窦接近。按吴建等分类方法将泪囊窝与前组筛窦的解剖学关系分为Ⅰ型（前组筛房前界未达泪囊的泪后嵴）、Ⅲ型（为前组筛房前界超过泪前嵴）、Ⅱ型（位于Ⅰ/Ⅲ之间），比例报道不一，后两种解剖关系将影响泪囊鼻腔吻合手术效果、增加手术难度。泪囊窝向下向前止于钩突，此突与上颌骨泪切迹相遇构成骨性鼻泪管上口，为泪囊的下界。泪囊下界在此处向下延续为鼻泪管，开口于下鼻道前部。

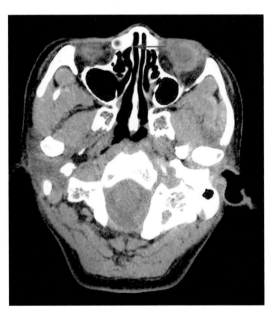

图9-1-1　泪道CT造影图像
泪道造影的眼眶水平扫描图像，中鼻甲开始附着于鼻腔外侧壁
（箭头所示）层面，见显影的泪囊部分（红点所示）

二、手术适应证和禁忌证

　　随着操作技术的日臻完善，EE-DCR避免了内眦部皮肤切口，保护了内眦韧带与眼轮匝肌的完整

性，更避免了误伤内眦动静脉，具有无颜面部切口、创伤小、手术时间短、疗效理想等特点，手术适应证也逐渐扩大。国内有 2 岁儿童成功接受 EE-DCR 的报道，笔者也曾为 99 岁慢性泪囊炎患者成功施行 EE-DCR。因此，一定程度上可以说，EE-DCR 适用于能承受 Ex-DCR 的任何鼻泪管阻塞或慢性泪囊炎的患者。

（一）适应证

1. 单纯性慢性泪囊炎。

2. 泪囊黏液囊肿、慢性泪囊炎急性发作或泪囊周围脓肿形成时。

3. 外伤所致的慢性泪囊炎，包括鼻内镜鼻窦外科手术损伤鼻泪管者。

4. 泪道置管术或泪道支架植入术、激光泪道成形术、Ex-DCR 或 EE-DCR 术后失败或复发的慢性泪囊炎患者。

5. 先天性顽固性鼻泪管阻塞患者。

（二）相对禁忌证

1. 先天或后天获得性泪小点、泪小管闭锁、狭窄者。

2. 泪囊严重萎缩或纤维化者。

3. 外伤性泪囊缺失或泪囊脱位者（即从泪囊窝脱位，泪囊位置前移）。

4. 全身疾病不能耐受手术、处于月经期、或瘢痕体质者。

5. 合并严重萎缩性鼻炎、严重鼻窦炎或鼻部解剖异常而极可能并发严重急慢性鼻窦炎者。

6. 泪道占位性病变，特别是良、恶性肿瘤患者。

三、术前常规准备

1. **泪道阻塞部位确定**　术前用 0.9% 生理盐水经上、下泪小点冲洗，观察冲洗液反流情况，有无脓性分泌物，必要时可行泪道探通，以判断泪道阻塞部位，排除下泪小管或泪总管阻塞可能。笔者建议常规行泪囊 CT 造影（图 9-1-2），以判断泪道阻塞部位、泪囊大小、泪囊位置以及泪囊窝与鼻腔外侧壁之间骨质厚度，排除鼻窦炎以及鼻腔解剖异常。后者对外伤性慢性泪囊炎或者复发性泪囊炎患者相当重要，同时可以排除泪道占位性病变。

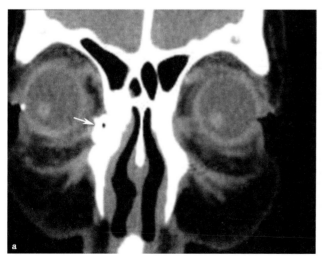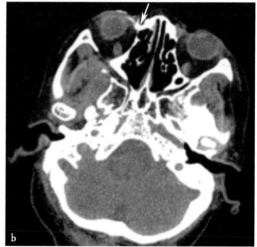

图 9-1-2　泪囊 CT 造影（a. 冠状位；b. 水平位）

显示右侧泪囊显影（白箭头）

2. **药物治疗**　常规给予鼻科含激素的喷鼻剂以及血管收缩剂处理，以减少术中出血。对急性化脓性泪囊炎、慢性泪囊炎急性发作或泪囊周围炎患者，全身及局部应用抗生素，待脓肿形成后再施行 EE-DCR。

3. **内镜下鼻腔检查**　观察有无合并严重鼻中隔偏曲、急慢性鼻炎/鼻窦炎、严重萎缩性鼻炎、鼻息肉等。如存在上述异常，原则上先处理鼻部病变，当然在技术条件允许的情况下，对合并鼻中隔严重偏曲，或单纯性鼻息肉患者，亦可同期施行手术治疗。

四、基本手术步骤、方法与注意事项

1. **体位与麻醉**　患者取头高脚低位仰卧位，通常局麻下进行。首先以 1% 丁卡因（含 0.01% 盐酸肾上腺素）脑棉片表面麻醉及收缩鼻黏膜；再以 2% 的"利多卡因"+0.75%"布比卡因"1∶1 混合液常规行手术侧眶下神经、筛前神经阻滞麻醉；最后以 2% 的利多卡因 +0.75% 布比卡因 1∶1 混合液少许于钩突前切口部位做局部浸润麻醉，麻醉药液最好注射至黏骨膜下，注射瞬间见此处鼻黏膜局部隆起为最佳。鼻腔填塞含 0.01% 盐酸肾上腺素的脑棉片 3～5min。

2. **制备鼻黏膜瓣**　以上颌骨线为基底，自中鼻甲前端鼻外侧壁附着处上 5～8mm，用锐利的镰状刀或剥离子自上向下做一平行上颌骨线的 10～15mm 长的弧形鼻黏膜切口（图 9-1-3a），深至黏骨膜，制作一弧形鼻黏骨膜瓣，充分暴露上颌骨额突、泪颌缝（图 9-1-3b）。注意，泪囊在鼻腔外侧壁的投影基本恒定，即中鼻道前端平中甲水平。泪颌缝为最重要的定位泪囊的解剖标志，以泪颌缝为标志，去除上颌骨额突＋泪骨前部骨质即能暴露泪囊内壁。钩突附着于上颌骨额突，过度肥大的钩突影响泪囊瓣与鼻腔黏膜瓣的吻合，必要时予以部分切除。

3. **造骨孔**　取 4mm 直径金刚砂磨钻，在微动力切割刨削系统驱动下磨削上颌骨额突部分骨质。注意均匀用力，待可透过薄层骨质见到下方淡蓝色（提示泪囊壁）为最佳（图 9-1-3c），然后用咬骨钳自泪颌缝始咬除薄层骨质（图 9-1-3d），根据泪囊大小制作相应大小的骨窗，充分暴露泪囊体部约中下 1/2～2/3 的内后壁（图 9-1-3e）。

4. **制作泪囊黏膜瓣**　用泪道探针以上泪小点以泪道探通方式导入准确定位泪囊与鼻泪管，同时进一步评估泪囊大小、泪囊壁厚度与张力。然后以泪道探针将泪囊下部将内下壁往内侧顶起，用锐利的 9# MVR 刀沿骨孔前上缘骨壁弧形、全层切开泪囊体部中下 1/2～2/3（图 9-1-3f），直达鼻泪管延续处，使之形成一稍翻转向后的"泪囊黏膜后瓣"。

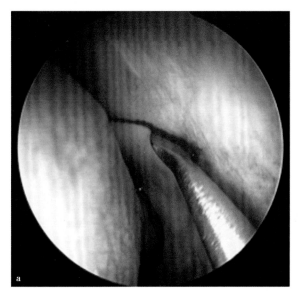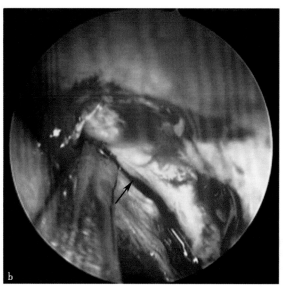

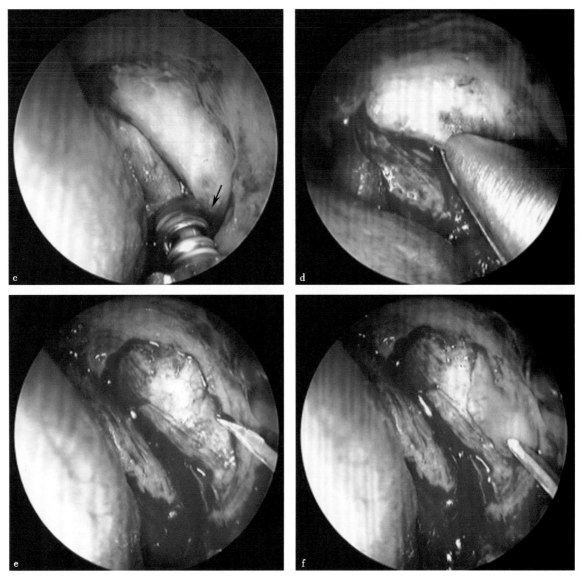

图 9-1-3 内镜下 EE-DCR 手术步骤之泪囊暴露与切开

a. 于中鼻甲鼻外侧壁附着端上 5～8mm 始,平行于上颌骨线做一 10mm 左右弧形鼻黏骨膜切口;b. 带吸引的剥离子分离鼻黏骨膜瓣,暴露泪颌缝(黑箭头)作为泪囊的定位标志;c. 在微动力切割刨削系统驱动下,用 4mm 直径金刚砂磨钻磨薄上颌骨额突部分骨质,直至见到下方淡蓝色泪囊壁(黑箭头);d. 用 15°咬骨钳咬除薄层骨质,暴露泪囊内侧壁;e. 用锐利的 9#MVR 刀穿刺泪囊,确认进入泪囊腔内;f. 沿前方骨缘全层切开泪囊,见脓性物流出

5. **泪囊瓣与鼻黏膜瓣吻合** 根据骨孔前上方上颌骨额突的厚度将鼻黏膜瓣呈"V"形剪开直至钩突基底部(图 9-1-4a),然后将上方鼻黏膜瓣覆盖骨孔前上方裸露的骨质,下方鼻黏膜瓣与制备好的"泪囊黏膜后瓣"创缘相贴附,但非重叠,以实现泪囊瓣与鼻黏膜瓣之间的良好吻合(图 9-1-4b)。

6. **美乐胶(MeroGel)贴敷(图 9-1-3f)** 手术创面,特别是吻合口周围创面以薄层不同大小的 MeroGel 贴敷,然后 MeroGel 以地塞米松溶液浸泡,使之覆盖于吻合口创面周围(图 9-1-4c、d)。术毕。

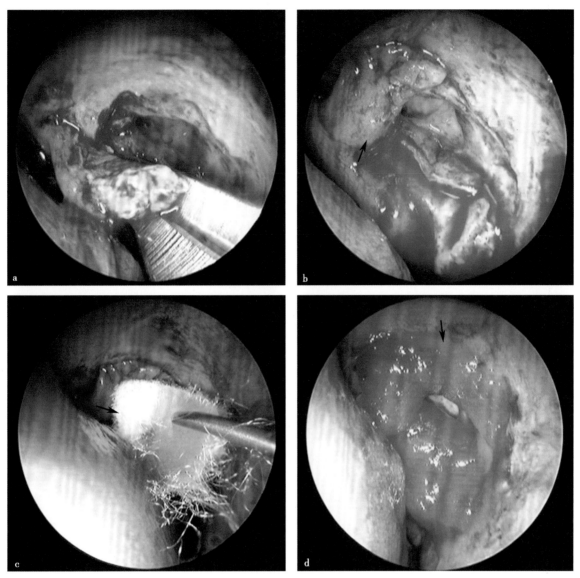

图 9-1-4　内镜下 EE-DCR 手术步骤之瓣瓣吻合

a. 用剪刀 V 形剪开鼻黏骨膜瓣；b. 将鼻黏骨膜瓣前瓣（黑箭头）贴附于裸露的上颌骨额突骨质面，后瓣与泪囊瓣创缘之间相互贴附，实现端端吻合；c. 将 MeroGel（黑箭头）置放于吻合口周围创面上，用地塞米松容易浸湿，使之良好贴附；d. MeroGel（黑箭头）良好贴附于吻合口周围

五、术后处理与随访

1. **一般处理**　术后口服广谱抗生素 1 天；次日以"庆大霉素针 8 万 U ＋地塞米松针 5mg"冲洗泪道，1 次；鼻腔喷含激素的喷鼻剂。

2. **鼻腔处理**　术后少量渗血属于正常，一般无须清洁处理鼻腔；如术后 6～8h 后出血还较明显，须施行内镜下探查止血；术后 2 周复查，以内镜下清理鼻腔的美乐胶以及分泌物。如有肉芽组织，酌情予以清除。然后每 4～6 周复查，连续 3～4 次即可。

六、手术并发症预防与处理

EE-DCR 不但要求术者熟悉泪道与鼻腔的解剖特点，而且要有娴熟的 Ex-DCR 与内镜手术技能，否

则并发症在所难免。特别是对于初学者,需要对手术并发症的预防与处理有一个全面、深入的了解。EE-DCR 并发症主要有:

(一)术中并发症

1. **术中出血**　尽可能防止术中出血,保持术野清晰是 EE-DCR 手术成功的关键之一。术中出血为最常见并发症,主要有鼻黏膜出血、骨面出血与切开泪囊时出血三种情况,其中以鼻黏膜出血最常见。

(1)原因:术中出血原因很复杂,包括全身因素如出凝血机制异常、糖尿病、高血压患者、全麻患者血压波动大、长期酗酒、女性月经期即将来临之前或刚过初期、长期服用阿司匹林、复方血栓通等药物的患者;局部因素有慢性鼻炎鼻窦炎患者、既往鼻部或眼眶外伤患者、既往曾接受 Ex-DCR 或 EE-DCR 的复发性慢性泪囊炎患者、急性化脓性泪囊炎或泪囊周围脓肿患者以及鼻部血管先天性发育畸形患者。

1)鼻黏膜出血:切开鼻黏膜以及制作鼻黏膜瓣时出血,主要是切口没有到达黏骨膜下,在鼻黏膜层间进行分离而造成出血;或操作粗暴、反复负压吸引鼻黏膜或牵拉撕扯鼻黏膜时出血;部分患者也可在切除钩突或前组筛窦开放时发生鼻黏膜出血;少部分系切口太靠中鼻甲鼻外侧壁附着点的前上方近嗅裂区而发生鼻黏膜出血。

2)骨面出血:主要发生在两处,即近钩突基底部、近中鼻甲鼻外侧壁附着端的上颌骨额突骨质部位。近钩突基底部出血多为操作时分离过后过深所致,而中鼻甲鼻外侧壁附着端骨性出血主要是滋养血管破裂所致。

3)切开泪囊时出血:主要是泪囊内存明显炎症而高度扩张的血管破裂时出血。

(2)预防:①关键是基本解剖知识必须牢固,EE-DCR 操作技术须过关。据笔者经验,首先是麻醉,特别是鼻黏膜局部浸润麻醉时最好能将麻醉药注入鼻黏骨膜下,使鼻黏骨膜与上颌骨额突骨面之间发生"水分离";鼻黏膜切开时位置不要过高,不要超过中鼻甲鼻外侧壁附着端前 5～8mm 为宜(见 9-1-3a);分离时在黏骨膜下进行分离(见图 9-1-3b)。同时,术中每一个操作必须轻柔、仔细,例如在用负压吸引器清除积血时,切忌用负压吸引头反复吸引、牵拉、撕扯鼻黏膜,而应该将负压吸引头靠近积血区,使其与鼻黏膜达到"似接触而未接触"的状态,正好吸除血液,而不触及鼻黏膜。如上操作,术中一般出血甚少。②对可能造成术中出血的全身因素术前应予以相应处理,特别是高血压、糖尿病、精神高度紧张等患者,术中容易出血,可考虑全麻下手术,且术中可通过调整患者体位(头高脚低位)、麻醉医生采用低血压控制技术等可减少出血。③对存在急慢性鼻炎鼻窦炎,患者鼻黏膜病变严重者,应考虑先处理鼻部病变,待稳定后再行 EE-DCR;同时,术前采用含激素的喷鼻剂如布地奈德鼻喷雾剂喷鼻 2～3 天可减少术中出血。④术中良好的麻醉是成功手术的先决条件之一,无论是全麻还是局麻病人。术中必须保持病人麻醉与情绪稳定,尽可能避免焦虑、急躁、疼痛不安等,同时充分的鼻黏膜表面麻醉与收缩可减少出血。

(3)处理:①如系创面渗血或小血管破裂出血,可用含 0.001% 的盐酸肾上腺素脑棉片轻轻压迫及收缩鼻黏膜片刻即可;如为明显的血管破裂出血,压迫止血无效时,应采用"水上电凝止血";②在切开泪囊黏膜时,尽可能避免损伤迂曲扩张的血管。如发生破裂出血,一般按照上述脑棉片压迫方法即可止血,无须特殊处理;③如为明显的骨面较大的滋养血管破裂出血,则可采取石蜡止血,但石蜡最好能在棉片的辅助下贴敷效果最可靠;必要时亦可采取金刚砂磨钻的"热凝"效应止血,即用金刚砂磨钻(非切割钻)轻轻磨削出血部位及其周围,关闭微动力切割刨削系统的注水管,利用金刚砂磨削时产生的"局部高温"而止血;④如为前组筛窦或钩突基底部出血,一般采用上述脑棉片压迫止血法可止血;如压迫无效情况下,须内镜下查明原因,采取相应处理;必要时由助手配合吸引,边吸引边操作以快速完成手术,然后再填塞压迫止血,但此种情况仅限于操作极其娴熟者施行。必要时切除钩突,甚至开放前组筛窦、鼻丘气房,出血一般可以止住。

2. **泪囊瓣制作欠佳,泪囊瓣与鼻黏膜瓣吻合困难**　此种情况相对常见。一方面,术中因为泪囊过小、泪囊萎缩、或为泪道支架嵌顿患者,或操作不当而损伤泪囊黏膜等,泪囊瓣一般很小或制作不理想;另一方面,因为钩突过度肥厚或鼻丘气房或前组筛窦过度发育气化导致"高位泪囊"需切除钩突或开放前组筛窦气房,或骨孔前上方的上颌骨额突过度肥厚等患者,术中往往出现泪囊瓣相对过小,与鼻黏膜瓣之间吻合困难。

处理：鼻黏膜再生修复能力极强，可以考虑游离鼻黏膜瓣移植覆盖。可沿钩突基底部或基底部下方的中鼻道剪开，制作游离的鼻黏膜瓣，然后根据泪囊瓣与裸露的上颌骨额突骨质的形状，将各游离的鼻黏膜瓣贴附覆盖裸露的骨质，同时与泪囊黏膜后瓣创沿实现端端吻合即可。如遇鼻息肉或鼻黏膜过度萎缩患者，术区部位的鼻黏膜病变严重而不可用，可取其他部位健康或相对健康的游离鼻黏膜，按照上法予以贴附。

3. 手术误入前组筛窦气房　临床上由于解剖变异或个体差异性，部分患者前组筛窦气房或鼻丘气房过度气化，可将泪囊向前上方推移，形成临床上所谓的"高位泪囊"。而初学者因缺少临床经验，在制作骨孔时往往会进入这些过度气化的气房，即进入前组筛窦气房，从而一筹莫展。

处理：如遇到前组筛窦气房或鼻丘气房过度发育气化，一般泪囊和这些气房之间仅隔一层菲薄的纸片样骨板。此时，可进一步开放、切除气房，然后按照 EE-DCR 常规操作；如遇前组筛窦炎症时，笔者主张彻底开放或切除这些炎性气房，效果更佳。

4. 眶脂肪脱出　少见，多为初学者在泪囊偏小或纤维化的情况下切开泪囊时穿透泪囊外侧壁而进入眼眶导致眶脂肪脱出；少数患者合并眶内侧壁骨折，当骨折位置靠前时，因解剖发生变异，术中有可能同时合并或损伤眶骨膜导致眶脂肪脱出。

处理：如为第一种情况所致者，脱出的眶脂肪一般很少，可内镜下用剥离子小心还纳后用电凝将眶筋膜或泪囊外侧壁电凝，无须其他特殊处理；如为后者所致，则问题比较复杂，须根据眶壁骨折的范围、脱出脂肪的程度与部位、术者在眼眶眼整形手术方面的综合素养与能力综合考虑，酌情处理。

（二）术后并发症

1. 术后出血　术后创面渗血以及残留于鼻道内的少量积血流出鼻外属正常，但如果术后 6～8h 尚存明显"鼻出血"，甚至出血加重，或者本无出血，术后一段时间突然出血等，应该嘱咐患者勿将血液吞咽，而应即时吐出；同时，积极明确出血原因，必要时施行内镜下探查，以及积极采取相应处理，而不应抱侥幸心理。

（1）原因：①合并高血压、糖尿病、老年人等全麻患者，麻醉清醒后血压回升，甚至血压进一步急剧升高而发生创面小血管出血最常见；②因盐酸肾上腺素的"反跳"作用，术后出血；③术中止血不彻底；④术后创面痂皮脱落，特别是合并感染时可突然发生鼻出血。

（2）预防：①全麻患者尽可能避免血压急剧波动，平稳过渡；②术中确认止血彻底，不要存在活动性出血；③术中尽量少用浸泡有超过"0.1‰盐酸肾上腺素"脑棉片，如需使用，降低"盐酸肾上腺素"的浓度与时间。

（3）处理：①如系高血压等全身因素所致者，对因处理；②如系创面活动性出血所致者，内镜下做相应止血处理；③如为创面弥漫性渗血者，可先吸除干净鼻腔内淤血一般能明显减少出血，必要时采用可溶性止血纱、明胶海绵、膨胀海绵等填塞压迫止血，但注意尽可能不要移动吻合的黏膜瓣，不要堵塞吻合口。

2. 吻合口瘢痕增生和/或肉芽组织形成为常见并发症，也是导致手术失败的最主要原因。

（1）原因：原因非常复杂，多发生于合并糖尿病、骨质裸露、合并慢性鼻炎鼻窦炎或鼻息肉等鼻部疾病患者、或外伤患者以及术后激素喷鼻剂未使用等。据笔者经验，其中骨质裸露很可能是最主要因素之一。

（2）预防：①尽可能避免吻合口周围骨质裸露，实现泪囊瓣与鼻黏膜瓣的良好吻合是关键；②术中操作轻柔、细致，精细化操作，尽可能减少对泪囊黏膜、鼻黏膜的损伤；③美乐胶贴敷创面在一定程度上有利于创面的愈合与上皮化的形成，以减少肉芽组织形成与瘢痕增生；④按医嘱使用激素喷鼻剂。

（3）处理：对吻合口及其周围肉芽形成与瘢痕组织增生，处理方式较多。笔者主张对于有可能堵塞吻合口的肉芽组织，或可能造成吻合口闭锁的瘢痕组织，应该在鼻内镜下予以小心钳除，同时创面被覆薄层浸泡有曲安奈德的 MeroGel，大部分患者可获得成功；对迁延不愈者，钳除的同时可考虑使用 0.04～1.25mg/ml 的丝裂霉素 C（MMC）棉片处理创面 3～5min，然后用大量生理盐水冲洗创面，但丝裂霉素 C 效果究竟如何各家报道不一。笔者临床中亦发现，丝裂霉素 C 使用后吻合口瘢痕组织确实减少，但肉芽组织却似乎有增加的迹象。

3. 吻合口缩小或膜闭　吻合口在术后 1 个月时直径最大，在 3 个月或 6 个月时因为"重塑"而缩小，部分患者吻合口可缩小到针孔状，甚至发生膜闭而导致手术失败。部分患者因为瘢痕增生或肉芽组织形成而最终导致吻合口闭锁。

处理：当发生吻合口闭锁时，应视闭锁的时间、原因、程度而酌情处理。早期可采取内镜下经泪道激光处理，利用激光去除增生的膜性组织，扩大吻合口，同时联合"泪道支架"植入或"C"形泪道置管术，但此种处理疗效究竟如何有待进一步研究。对于发生时间长者，甚至超过 6 个月的复发性慢性泪囊炎，可以考虑再次手术。术前泪囊 CT 造影明确泪囊大小，如果泪囊较大可再次性 EE-DCR 手术，如泪囊无显影再次手术成功率极低。

4. 鼻腔粘连　多发生于钩突基底部与中鼻甲之间、中鼻甲与鼻中隔之间或中鼻甲与鼻腔外侧壁之间，甚至鼻腔外侧壁与鼻中隔之间粘连，可见粘连带，呈膜状或条带状。多发生于初学者，由于术中操作粗暴、持镜不稳或操作准确性不够而损伤这些部位的鼻黏膜所致。

一般不影响鼻部的功能，无须特殊处理。必要时可内镜下剪除粘连的膜或带。

5. 头痛或额部钝痛　少见，主要见于全麻患者，具体原因不清楚，我们推测有可能跟术中盐酸肾上腺素应用有关，具体有待进一步的观察与总结。对头痛或额部钝痛者，据笔者观察，一般无须处理，6～9 个月后可自行缓解。

七、笔者经验与观点

（一）丝裂霉素 C 应用是否可促进 EE-DCR 疗效

既往有应用丝裂霉素 C 减少鼻腔造瘘口肉芽生长的方法。丝裂霉素 C 可使细胞的 DNA 解聚，同时阻碍 DNA 的复制，从而抑制细胞分裂，是一种细胞周期非特异性药物，以减少肉芽生长。一项基于丝裂霉素 C 对内镜下泪囊鼻腔造孔术的手术成功率影响的 meta 分析研究发现，丝裂霉素 C 处理组鼻腔造瘘口大小在术后 3、6 个月大于非处理组，但是在术后 12 个月时，未见明显差别。硅胶管植入联合局部丝裂霉素 C 的作用研究，亦发现两者并没有统计学差别。笔者早期为青壮年复发患者施行 EE-DCR，术中应用低浓度丝裂霉素 C，术后随访发现，早期吻合口周围瘢痕确实明显减少，但周围黏膜组织明显水肿，部分伴明显肉芽组织形成。至于其远期疗效有待进一步探索研究。笔者认为 EE-DCR 成功的关键还是在精细、轻巧、娴熟的手术操作。

（二）术后人工泪管或泪道支架植入是否必要？

笔者前期施行前瞻性对照研究发现，对于单纯慢性泪囊炎，术中留置人工泪小管对远期疗效无影响，反而可增加吻合口周围肉芽组织形成与瘢痕增生，以及产生泪小管豁裂、术后流泪、人工泪管脱出等相应并发症。根据笔者经验，仅在合并上泪道狭窄或阻塞时 I 期植入人工泪小管，并保留 3～6 个月。对于小泪囊、泪囊纤维化、泪囊黏液性囊肿及复发性泪囊炎，或骨壁非常厚而坚硬患者，有人主张植入人工泪小管，可有效防止引流口瘢痕增生以提高疗效，但笔者认为其疗效有待进一步考证。

至于人工泪小管留置，方法较多，笔者喜欢用直径 0.65mm 左右的硅胶管分别经上下泪小点导入，从鼻腔造孔引出，在鼻腔内打结或缝扎固定于鼻前庭外侧壁，其优点是不影响外观与日常生活，术后很少溢泪，且人工泪管随眼睑活动而上下抽动，有利于泪液引流与新引流通道的上皮化。

（三）美乐胶（MeroGel）对 EE-DCR 疗效的影响

如何促进创面的愈合与上皮化形成是防止吻合口闭锁，保持吻合口开放的关键。吴文灿等前瞻性对照研究发现，吻合口周围贴附美乐胶（MeroGel）有利于吻合口周围创面愈合及上皮化形成，可明显提高手术成功率，其机制主要为以下 4 方面：①美乐胶（MeroGel）主要成分为透明质烷，在创伤愈合中发挥至关重要的作用，它可通过刺激和诱导细胞运动及活性，调节和改善组织愈合，抑制瘢痕增生与肉芽组织形成，从而促进创口愈合与上皮化形成；②美乐胶具有止血作用，而血液中大量的生物物质是成纤维细胞生长、移行、增殖的基础，从而美乐胶可一定程度上可通过抑制成纤维细胞而抑制瘢痕增生及肉芽组织形成；③屏障作用：术后造瘘口周围创面损伤修复，鼻黏膜及黏膜下组织积聚大量渗出分泌物，这些物质将显著影响创面愈合，而创面表面因紧密贴附的美乐胶（MeroGel）与之相隔离，从而起到"屏障保护"作用；④黏合作用：泪囊瓣与鼻黏膜瓣创缘之间良好贴附，而美乐胶（MeroGel）被地塞米松湿化后成为一种半液态的凝胶，将两者黏合在一起，更加有利于创面的愈合的同时防止黏膜瓣之间的移位。目前，该技术已经常规应用与临床，但缺点是美乐胶（MeroGel）价格有点偏贵。

第二节　内镜技术在难治性慢性泪囊炎治疗中的应用

迄今为止，难治性慢性泪囊炎（refractory chronic dacryocystitis，RCD）尚无一个固定的定义，本书把它定义为经常规治疗，如激光泪道成形术、泪道置管或支架植入术、高频电鼻泪管浚通术、Ex-DCR 或 EE-DCR 等无效、失败或复发的病例，和 / 或预计预后差或久治不愈者。造成 RCD 的原因众多，主要在于：①适应证选择不当：如严重慢性泪囊炎、泪囊黏液囊肿及泪囊严重纤维化患者，因泪囊黏膜炎症严重，慢性炎症持续存在，采用激光泪道成形术、泪道置管术或鼻泪管支架植入术等常容易失败；又如骨性鼻泪管部位骨折所致的慢性泪囊炎，泪囊窝区骨质常移位或显著增生，且常伴随鼻中隔重度偏曲或鼻黏膜慢性炎症而采取常规 Ex-DCR 或鼻泪管支架植入术治疗；②医源性损伤：近年来，随着泪道激光成形术、逆行泪道插管术等技术开展，因操作不熟练或欠规范，医源性泪道损伤与假性泪道形成日益增加；③鼻腔病变影响：部分慢性泪囊炎患者往往存在中重度鼻中隔偏曲、下鼻甲肥大及鼻黏膜慢性炎症，常规治疗后常因鼻黏膜慢性炎症，或造瘘口肉芽组织与瘢痕增生而失败；④先天性发育异常或畸形。

根据我们临床经验，我们将 RCD 分为以下几类：① Ex-DCR 或 EE-DCR 术后失败的慢性泪囊炎；②泪道探通注药、泪道激光成形术后或泪道置管或鼻泪管支架植入术后无效或复发的慢性泪囊炎；③伴随鼻泪管支架嵌顿的慢性泪囊炎；④合并下泪小管阻塞的慢性泪囊炎；⑤外伤性慢性泪囊炎；⑥合并严重鼻部病变如萎缩性鼻炎、鼻息肉、严重鼻中隔偏曲等的慢性泪囊炎；⑦泪道占位性病变所致的慢性泪囊炎；⑧小泪囊。

对于 RCD，因为病情复杂，迄今为止，尚无一种确切有效的治疗方法。近 8 年来，我们在个性化、差异性治疗的基础上，采用 EE-DCR 为主导，或联合环形泪小管植入术或"泪道支架"植入术治疗了 480 余例 RCD 患者，效果相对理想，现介绍如下。

手术方式、操作技巧

（一）小泪囊 EE-DCR 技术

小泪囊型慢性泪囊炎为泪囊容积过小的慢性泪囊炎。然而，何谓小泪囊？迄今为止，国内外尚无一个统一标准。正常泪囊大小为垂直径为 12～15mm，水平径为 4～8mm，矢状径为 3～4mm。国内任佑凡等将泪囊水平径≤2mm、矢状径≤4mm、内眦韧带下垂直径 3～5mm（术中所见为主）定义为小泪囊。而本书根据我们前期研究，将小泪囊定义为术前经 X 线泪囊碘油造影、CT 泪囊造影均小于 7mm×2mm×2mm（垂直径 × 水平径 × 矢状径）者。众所周知，慢性泪囊炎为最常见的眼科疾病之一，而 EE-DCR 有逐渐取代 Ex-DCR 成为其主要治疗方式。据国内外文献报道，其治愈率达 80.0%～96.7%。然而，对于慢性泪囊炎中泪囊萎缩、先天性小泪囊、泪囊纤维化等引起的小泪囊者，术后泪囊鼻腔造瘘口（吻合口）容易因瘢痕增生与肉芽组织形成而闭锁或堵塞，导致手术失败。据报道，EE-DCR 治疗小泪囊型慢性泪囊炎，其手术治愈率低于 70%。而采用 Ex-DCR，尽管没有专门成功率报道，但我们可以想象，因为泪囊萎缩或容积过小，术中泪囊鼻腔黏膜吻合更困难，甚至泪囊瓣制作都存在很大问题。因此，如何提高此类患者手术治愈率，已经成为 EE-DCR 临床研究的核心，为 EE-DCR 提出了更高的技术上的要求。近几年来，我们将 EE-DCR 应用于小泪囊型慢性泪囊炎的治疗，疗效满意。

1. **手术适应证**　小泪囊 EE-DCR 技术主要应用于泪囊过小的慢性泪囊炎患者，其中包括：①单纯性小泪囊型慢性泪囊炎；②常规治疗失败或复发的慢性泪囊炎，而经泪囊碘油造影或 CT、MRI 造影泪囊过小者；③外伤或泪囊萎缩所致的泪囊过小的慢性泪囊炎患者；④合并"泪道支架嵌顿"的慢性泪囊炎且泪囊过小者。

2. **手术方法与步骤**　绝大部分同单纯慢性泪囊炎 EE-DCR，不同之处在于：

（1）造骨孔及泪囊暴露范围：泪囊一般位置偏高，即"高位泪囊"，因此，骨质去除部位常超过中鼻甲鼻腔外侧壁附着点，常须暴露整个泪囊，而非泪囊体部的中下 2/3。而超过中鼻甲鼻腔外侧壁附着点的上颌骨额突骨质一般较厚，且与鼻腔外侧壁矢状面的角度更小，手术操作时更困难，且术中容易发生骨面滋养血管破裂出血，或前组筛窦来源出血。

（2）泪囊瓣制作：因为泪囊过小，首先一定要用导入泪囊的泪道探针轻轻顶起泪囊内侧壁，寻找小泪囊体部，然后从体部稍上方切开泪囊，尽可能靠近泪囊的外上方切开，以制作满意的泪囊后瓣。制作时一定要注意动作轻柔、稳、准，切开刀刃要锐利。一定程度上可以说，泪囊后瓣制作满意，该手术成功了50%。

（3）泪囊瓣与鼻黏膜瓣吻合：小泪囊患者，因为位置偏高，且偏外上方，同时泪囊上端盲部的上颌骨额突较厚，且泪囊瓣过小，一般很难将鼻黏膜瓣与泪囊后瓣相互吻合。此时，须注意将鼻黏膜瓣往钩突后方中鼻道方向轻轻分离，然后平行钩突基底部剪除，尽可能做一大的游离鼻黏膜瓣，并按照骨孔的形状呈"V"剪开，最好根据 EE-DCR 黏膜贴附法贴附鼻黏膜，覆盖裸露的骨质，同时实现泪囊瓣与鼻黏膜瓣之间的良好吻合。

3. **术后处理与随访、手术并发症预防与处理**等均同 EE-DCR。

4. **笔者经验与观点**　采用 EE-DCR 治疗小泪囊型泪囊炎效果究竟如何？

小泪囊型泪囊炎是 EE-DCR 手术的难点，笔者 2014 年的统计资料显示小泪囊的成功率（成功标准为患者无溢泪现象）为 67%。小泪囊型泪囊患者需实行个性化治疗，根据影像学结果设计鼻腔黏膜瓣的制备，减少不必要的骨质裸露。熟悉泪总管 - 泪囊区的解剖结构，必要时需行泪总管泪囊鼻腔吻合术。权衡泪道置管利弊，根据患者具体情况决定是否置管。

5. **典型病例分析**　患者，女性，72 岁，右眼溢泪 20 年，2 年前曾行右眼泪道置管手术。右眼泪小点无特殊，泪囊指压（－）。双眼晶状体混浊，余查体无殊。泪道冲洗：右眼泪道冲洗液完全反流，无异常分泌物。泪道 CT 造影见图 9-2-1a。术中予以内镜下泪囊鼻腔黏膜吻合术（图 9-2-1b～d），术后患者溢泪症状消失，泪道冲洗通畅。

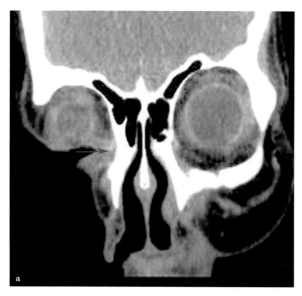
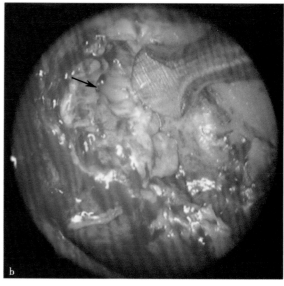

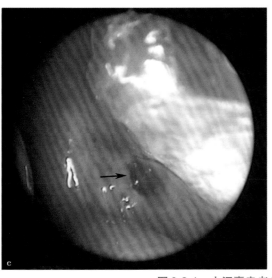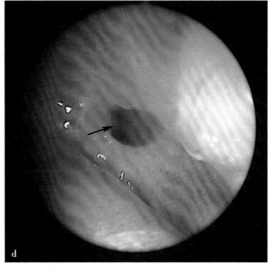

图 9-2-1 小泪囊患者 EE-DCR 典型病例分析

a. 泪道 CT 造影显示右侧泪囊基本无明显显影,仅见泪总管处似有少许造影剂(红色箭头);b. EE-DCR 术中显示小泪囊(也许为泪总管)充分开放;c. 术后 1 个月复查,吻合口开放,周围上皮化形成;d. 术后 2 个月复查,吻合口开放良好,上方少量瘢痕形成,周围黏膜无明显水肿(黑箭头:吻合口)

(二)EE-DCR 联合泪小管阻塞段切除、断端吻合术联合环形人工泪小管植入术

1. **适应证** 我们采用 EE-DCR 联合泪小管阻塞段切除联合断端吻合术环形泪小管植入术主要应用于合并有下泪小管(泪总管)狭窄或阻塞的难治性慢性泪囊炎患者。

2. **手术方法与步骤** 同 EE-DCR,不同的是术中采用泪小管阻塞段切除联合断端吻合手术联合环形泪小管植入术。

泪小管阻塞段切除联合断端吻合手术具体方法如下:

在下泪小管置入探针,沿探针顶端切开泪小管暴露泪小管近侧正常泪小管,在上泪点探入探针,探针引导下切除阻塞段,暴露远侧正常下泪小管,然后按泪小管断裂吻合手术,置管、吻合断端(图 9-2-2)。

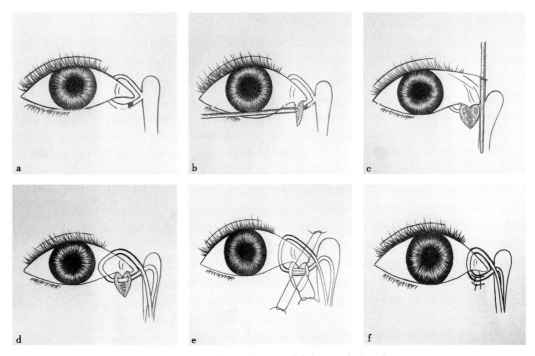

图 9-2-2 泪小管阻塞段切除联合断端吻合术示意图

a. 示泪小管阻塞;b. 在探针引导下暴露近侧正常下泪小管;c. 在探针引导下暴露远侧正常泪小管;
d~f. 显示按泪小管断裂置管、吻合断端

3. 术后处理与随访观察 同EE-DCR，不同的是人工泪小管一般留置3个月后祛除。

4. 手术并发症预防与处理 绝大部分同EE-DCR，不同之处在于留置的人工泪小管可能脱落或自泪小点处脱出；如脱落，无须任何处理；如自泪小点处脱出，可于内镜下从鼻腔重新拉回原来位置，然后固定；同时有可能产生人工泪小管留置所具有的并发症，如溢泪、泪小点豁裂、眼表刺激症状等。

5. 笔者经验与观点 笔者自2013年开始采用此法对246例合并下泪小管阻塞的鼻泪管阻塞患者进行治疗，治愈率为80.48%（198/246）。由于本手术在直视下切除阻塞的泪小管，实现泪小管黏膜对黏膜的吻合，所有操作在直视下完成，避免了假道。术后的泪道内镜检查亦证实创口愈合良好。

（三）EE-DCR联合人工泪道支架植入术

1. 适应证 如第一节所述，EE-DCR联合泪道支架植入术对于初学者有益。而我们近期采用此术式主要治疗合并人工鼻泪管支架嵌顿的患者。

2. 手术步骤与方法 大部分同第一节介绍，但同时需融合小泪囊EE-DCR技术，加上此类患者泪囊内因严重慢性炎性浸润，泪囊壁与植入的人工鼻泪管支架间大量纤维瘢痕组织增生与肉芽组织形成，术中出血更明显。因此，技术上更困难，操作需更精细。具体如下：

（1）体位、麻醉、鼻黏膜瓣切口与制备均同第一节，具体根据泪囊CT造影结果有所调整。

（2）造骨孔：此类患者因为泪囊体部下端被嵌顿的人工鼻泪管支架所占据，一般仅残留上方小部分泪囊。因此在造骨孔时应该按照"小泪囊"来进行，充分暴露整个泪囊，但如小泪囊EE-DCR技术所述，术中操作难度很大。

（3）祛除嵌顿的人工鼻泪管支架：泪囊充分暴露后，一般能透过泪囊壁隐约可见泪囊内的"人工鼻泪管支架"。将导入泪囊的泪道探针往下方轻轻顶压，挑起"人工鼻泪管支架"的头端，然后纵向切口自其头端至下方切口泪囊，暴露"人工鼻泪管支架"；此时，可见泪囊壁与"人工鼻泪管支架"之间大量纤维瘢痕组织增生与肉芽组织形成，"人工鼻泪管支架"管腔被大量炎性纤维组织、无定形碎屑样组织充填堵塞。在内镜下仔细、轻柔分离，剪除瘢痕条索，祛除肉芽组织，游离"人工鼻泪管支架"头端，然后从下鼻道或切口的泪囊处取出。

（4）定位泪囊残部，制作泪囊后瓣：用导入泪囊的探针按照"小泪囊EE-DCR技术"轻轻顶起泪囊内侧壁，切开泪囊、制作泪囊后瓣。术中一般出血较明显，注意彻底止血，以及在直视下小心操作。

（5）泪囊瓣与鼻黏膜瓣吻合：按照"小泪囊EE-DCR技术"贴附鼻黏膜瓣，并实现泪囊瓣与鼻黏膜瓣之间的良好吻合。

（6）植入"泪道支架"：首先用导入泪囊瘘口的泪道探针往前、后轻轻探压，根据泪囊吻合口的大小将"泪道支架"（图9-2-3）头端的"固定爪"削剪，然后内镜直视下将其头端"嵌"入泪囊腔内。泪道冲洗，见液体从"中央孔"流出即表明"泪道支架"合适；然后将固定盘置入中鼻道以固定。

3. 术后处理与随访观察、并发症预防与处理 同第一节。

4. 笔者经验与观点 EE-DCR联合人工泪道支架植入治疗人工鼻泪管支架嵌顿特别适合复发性泪囊炎、外伤导致的泪囊炎等。这类患者一般

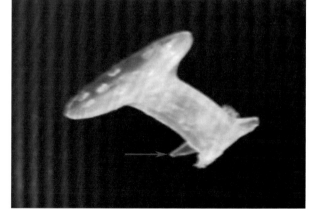

图9-2-3 泪道支架示意图（红色箭头：固定爪）

泪囊腔没有问题，拥有良好的泪囊黏膜瓣，但是周围组织结构紊乱。手术时一般会出现较大的创面，术后容易有肉芽增生。而该类支架的管体较粗，可以为泪囊腔提供支撑，避免周围肉芽长入泪囊腔。创面稳定后可以形成良好的造瘘口。

5. 典型病例分析 患者，女性，48岁，患者26个月前在外院行泪道支架植入术。术后常规"庆大霉素＋地塞米松"冲洗泪道，但仍持续性溢泪，偶伴稍许脓性物。3个月前至当地医院要求取出植入的泪道支架，但当地医院认为支架嵌顿未取出来院。查体：右眼泪小点未见明显异常，泪囊指压未见明显脓性分

泌物,眼部查体无殊。鼻内镜检查下鼻道可见硅胶样小管伸出,不能拔出。来本院后行内镜下经鼻径路泪道内异物取出 + 泪囊鼻腔黏膜吻合联合支架植入术(图 9-2-4),术后 6 个月复查,无溢泪、溢脓等,泪道冲洗通畅无反流,内镜下鼻腔检查吻合口开放,周围上皮化良好。

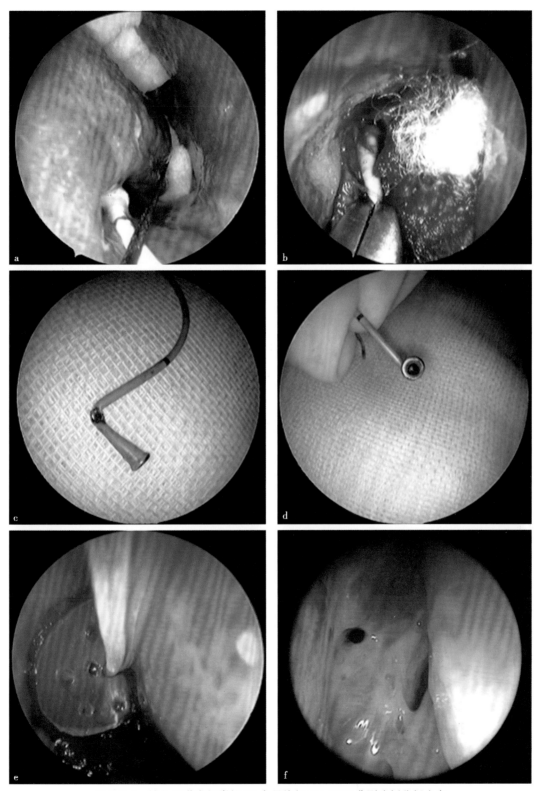

图 9-2-4　植入泪道支架嵌顿 26 个月施行 EE-DCR 典型病例分析患者

a. 内镜下鼻腔检查见下鼻道硅胶样小管,不能直接拔出;b. EE-DCR 术中切开泪囊后见嵌顿的泪道支架;
c、d. 取出的植入的呈喇叭口样的泪道支架;e. EE-DCR 术毕吻合口植入新型泪道支架支撑,同时植入人工泪小管;f. 新型支架取出,术后 6 个月复查,见吻合口开放,周围黏膜轻度水肿,上皮化可

第三节 儿童顽固性慢性泪囊炎内镜下经鼻泪囊鼻腔黏膜吻合术

儿童或婴幼儿慢性泪囊炎临床常见，生后数天至数周即可发生。最常见病因是鼻泪管下端开口处被残存膜样组织（Hasner瓣）封闭，或管腔被上皮细胞碎屑堵塞，少数是鼻部畸形或鼻泪管骨性狭窄造成。

对于儿童慢性泪囊炎，因其正处于生长发育期，一般主张按照"阶梯状"治疗模式（stepwise treatment model）治疗，即指尖按压法、泪道探通、泪道置管，无效后才考虑行 EE-DCR 手术治疗，但一般不考虑 Ex-DCR，因为该术式创伤大，面部瘢痕，对儿童上颌骨额突，甚至鼻部发育影响较大。

一、手术适应证与禁忌证

（一）适应证

1. 经泪道置管术无效而强烈要求手术的患者。

2. 对经上述治疗无效，或鼻泪管骨性阻塞而不能进行泪道置管治疗，但须行内眼或眼肌等手术的患者，为了避免术后感染，可考虑 EE-DCR。

3. 急性发作，或合并泪囊周围炎、泪囊脓肿或泪囊周围脓肿、甚至并发眶蜂窝织炎、眶内脓肿的儿童患者。

（二）禁忌证

1. 合并先天性发育畸形，特别是鼻部畸形患者。

2. 不能耐受全麻手术者。

3. 合并慢性鼻炎鼻窦炎、鼻息肉、严重鼻中隔偏曲等鼻部疾病者。

4. 过敏体质、瘢痕体质、出凝血时间障碍等。

二、手术方法、步骤与注意事项

绝大部分同 EE-DCR，不同的是：

1. 操作需更轻柔、细致，尽可能避免多余的损伤，因为儿童旺盛的再生修复能力是一把"双刃剑"，一方面有利于创面的愈合与上皮化形成；另一方面，创伤后炎性修复反应更明显，很可能激发大量的肉芽组织增生而导致手术失败。

2. 操作技巧要求更高，因为儿童鼻腔狭小，且大部分患者下鼻甲相对肥厚。

三、术后处理与随访、手术并发症预防与处理

同 EE-DCR。

四、笔者经验与观点

儿童骨性鼻泪管阻塞是否需要 EE-DCR 手术？

笔者所在单位每年泪囊手术近 800 台，在所有成人泪道 CT 造影检查中，并没有发现骨性鼻泪管的阻塞。而儿童先天性泪囊炎患者中经常出现骨性鼻泪管阻塞，并且 CT 检查亦有骨性阻塞的发现（图 9-3-1）。这种发病率的差异的原因有待进一步研究。由于泪囊与鼻泪管成一定的钝角，有时可能探到

鼻泪管的骨壁造成骨性阻塞的错觉，因此需要眼眶 CT 检查明确。由于儿童 EE-DCR 手术的特殊性，即使发现骨性阻塞，笔者建议不需要急于手术，可以先观察一段时间。

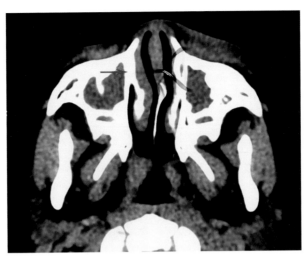

图 9-3-1　骨性鼻泪管阻塞（CT 检查结果）

眼眶 CT 示右侧未见骨性鼻泪管（红色箭头所示）

第四节　内镜技术在泪道占位性病变手术中的应用

泪道占位性病变不罕见，主要包括泪道内结石、异物、肿瘤等。因为泪道自身特有的解剖特点，人们"看不见，又摸不着"，同时因临床定向思维而对泪道疾病过度简单化，往往忽略泪道占位性病变的存在，甚至导致误诊误治。

泪道占位性病变治疗为眼科疑难病症之一，对于泪道结石、异物，既往多采用 Ex-DCR 取出；而对于泪道肿瘤，多采用 Ex-DCR 手术摘除或整个"泪囊摘除"。但除了 Ex-DCR 所固有的创伤大、内眦部皮肤瘢痕、操作相对盲目等缺点外，尚存在占位性病变残留、肿瘤容易复发、重建泪液引流功能困难等缺点。近年来，我们采用内镜技术，联合常规的 Ex-DCR 技术治疗一部分泪道占位性病变，效果理想。

一、临床表现

1. **泪道结石**　根据结石大小、所在部位不同而表现各异，多为泪小管结石、泪囊结石、鼻泪管结石，临床常表现为泪小管、鼻泪管阻塞或炎症改变。

2. **泪道异物**　常存明显异物外伤或者手术史；根据异物所在部位不同、异物大小、是否引起泪道狭窄或梗阻而表现各异，严重者可表现为溢泪、溢脓，诊治泪道内感染等。

3. **泪道肿瘤**　起病多隐匿，早期多无自觉症状，或因"血泪""血脓性分泌物"而首诊。待肿物增大到一定程度时而表现为梗阻症状，根据增生部位不同而表现为泪小管、泪囊、鼻泪管梗阻症状或炎症表现，极少数甚至表现为急性泪囊炎症状与体征；泪小点可见"草莓状""肉芽肿状"新生物，或泪囊区局限性膨隆、扪及新生物等。

对于泪道内占位性病变，HRCT、MRI 及 B 超等影像学检查可提供鉴别诊断依据，但需摘除泪囊占位性病变后病理检查才能最终确诊。

二、治疗方案与措施

（一）EE-DCR 治疗泪道结石或异物

对于结石导致的泪小管炎，我们主要采用显微镜下取石联合环形人工泪小管植入术治疗；对于泪囊与鼻泪管内结石所致的慢性泪囊炎，我们采用常规 EE-DCR 治疗，具体方法同 EE-DCR，不同之处在于术中须注意结石所在的位置，然后取出（图 9-4-1）。

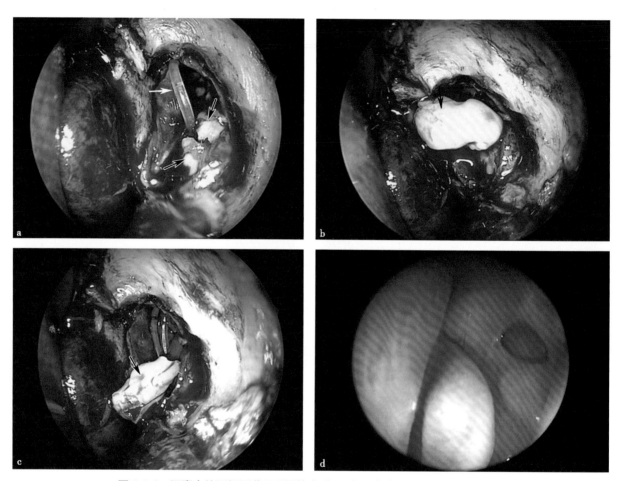

图 9-4-1　泪囊内结石行泪道环形置管术后 11 个月失败经 EE-DCR 取出所见

a. EE-DCR 术中发现人工泪小管（白箭头）下方近泪囊与鼻泪管移行处见结石（黑箭头）；b、c. 取出的结石（黑箭头），中间被折断；d. 术后 9 个月复查，吻合口开放，周围上皮化良好。

（二）泪道肿瘤

对于泪道肿瘤治疗，根据肿瘤的性质、肿瘤的部位、大小、波及的邻近组织等而采取个性化治疗。根据近几年的临床经验积累，我们主张对于体积较小的、带蒂的、良性的泪囊或鼻泪管内肿瘤，采用 EE-DCR 即可摘除肿物，同时重建泪液引流；对于充满整个泪囊区，无蒂或蒂基地很宽，甚至波及骨性鼻泪管、下鼻道或鼻腔外侧壁等的良性肿瘤，或位置局限的原发于泪囊的恶性肿瘤，我们采取内镜鼻窦外科技术联合 Ex-DCR 技术完整摘除。

1. **带蒂泪囊内息肉摘除（EE-DCR）**　体位、麻醉、手术步骤与方法等均同 EE-DCR，不同的是在切口泪囊后，内镜下仔细寻找息肉的"蒂部"，然后从蒂部摘除整个息肉（图 9-4-2）；局部创面无须特殊处理。组织送病理切片检查。

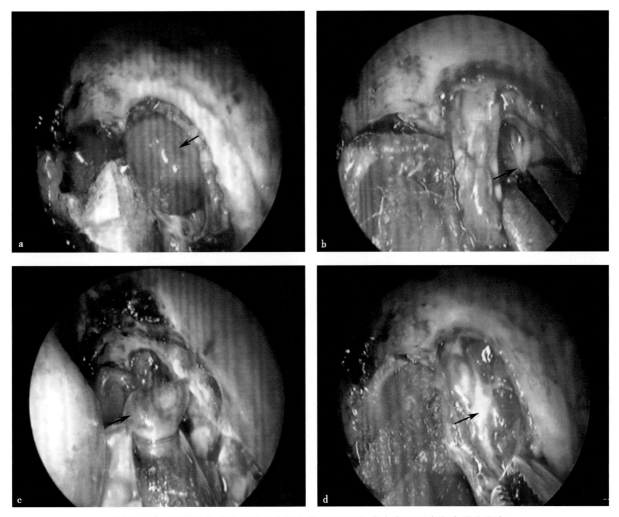

图 9-4-2　泪道激光成形术后 9 个月失败 EE-DCR 术中发现泪囊息肉增生患者

a. 术中发现整个泪囊内一圆形息肉增生（黑箭头）；b. 寻找息肉蒂部（黑箭头）；c. 自蒂部钳夹，摘除整个息肉组织（黑箭头）；d. 去除息肉后见泪囊内大量瘢痕增生（黑箭头）

2. 内镜下经泪前隐窝径路联合经内眦部皮肤径路泪囊内肿瘤（波及鼻泪管）摘除

（1）手术适应证：主要用于波及骨性鼻泪管中下部分的良、恶性泪囊肿瘤。

（2）手术方法与步骤、操作注意事项

1）体位与麻醉：患者取仰卧位，手术在全麻下进行。同时以 1% 丁卡因（含 0.001% 盐酸肾上腺素）棉片表面麻醉及收缩鼻黏膜。

2）暴露骨性鼻泪管：自鼻腔外侧壁下鼻甲前端 1～2mm 垂直做平行于下鼻甲的弧形切口，直达鼻腔外侧骨壁，充分止血后潜行分离，暴露下鼻甲骨；骨撬或骨凿凿开下鼻甲骨，与鼻腔外侧壁分离，进入上颌窦内侧壁泪前隐窝，暴露骨性鼻泪管；沿骨性鼻泪管四周潜行分离，将骨性鼻泪管黏骨膜连同管内肿瘤组织游离。

3）暴露游离泪囊：自内眦部沿皮肤纹路按照 Ex-DCR 方法做弧形皮肤切口，逐层分离，暴露泪囊，泪囊撑开器拉开皮肤；沿泪囊周围潜行分离，暴露整个泪囊并使之游离，并向下与鼻泪管游离部分相沟通。

4）摘除肿物：将充分游离的包被有肿物的泪囊、鼻泪管于内镜直视下予以切除，注意鼻泪管下鼻道开口处鼻黏膜一并切除。从而，整个肿瘤得以完整切除，且无细胞种植之忧。

5）修补眶内侧壁：因为肿瘤占位，泪囊窝一般明显扩张；另一方面，泪囊及其肿物完整摘除后泪囊窝内侧壁将大部分缺失，术后部分眶内容物将从泪囊窝内侧骨质缺失部分疝入。因此，我们一般取扩张的骨性鼻泪管内侧壁薄层骨质或以薄层 Medpor 材料修复泪囊窝内侧壁。

6）逐层缝合内眦部皮肤切口，以及将下鼻甲外移复位，下鼻甲前端鼻腔外侧壁切口用 5-0 可吸收缝线缝合 1～2 针即可。术毕，肿瘤送病理切片检查以确诊。

（3）术后处理与随访 术后口服或静脉滴注广谱抗生素 2 天以预防感染；术后 5～7 天拆除内眦部缝线即可。术后视病理检查结果定期随访复查。

（4）手术并发症预防与处理：除麻醉意外、术后感染外，最主要的并发症为术中出血，不可避免，尽可能小心、精细操作的同时，采用 EE-DCR 的棉片压迫止血与电凝止血相结合，一般可顺利完成。

（5）典型病例分析：患者男，37 岁，因左眼内角侧肿胀、隆起 1 年余收住入院。否认左侧眼部外伤史。左侧泪囊区可及韧性包块，边界清楚，无压痛，余查体无殊。眼眶 CT 见泪囊与鼻泪管软组织影，鼻泪管扩展（图 9-4-3，图 9-4-4）。眼眶 MRI 检查显示左眼泪囊区见占位性病变，累及鼻泪管与下鼻道，边界清楚，T1W1 与 T2W1 均中等偏高信号（图 9-4-5），考虑泪道肿瘤波及鼻泪管膜部可能。予以内镜下经泪前隐窝径路联合内眦部皮肤径路行肿瘤摘除术，手术过程见图 9-4-6。术后病检结果为：肌成纤维母细胞瘤。

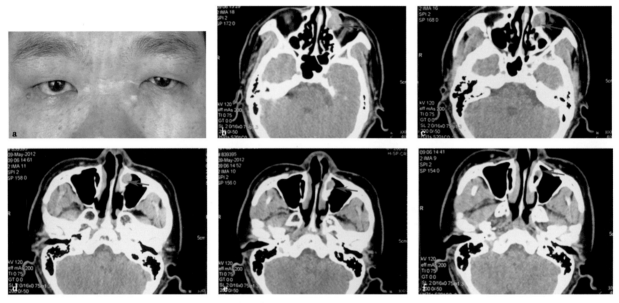

图 9-4-3 泪道肿瘤典型病例分析患者眼眶 CT 检查（水平位）

a. 术前外观照，见左侧泪囊区局部膨隆；b～f. 水平位连续扫描，直至下鼻道鼻泪管开口处，见整个泪囊、鼻泪管肿瘤组织（红箭头）充填，累及至鼻泪管下鼻道开口处

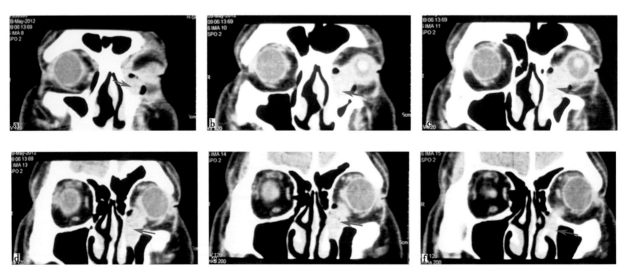

图 9-4-4 泪道肿瘤典型病例分析患者眼眶 CT 检查（冠状位）

a～f. 冠状位连续扫描，直至下鼻道鼻泪管开口处，见整个泪囊、鼻泪管肿瘤组织（红箭头）充填，累及至鼻泪管下鼻道开口处

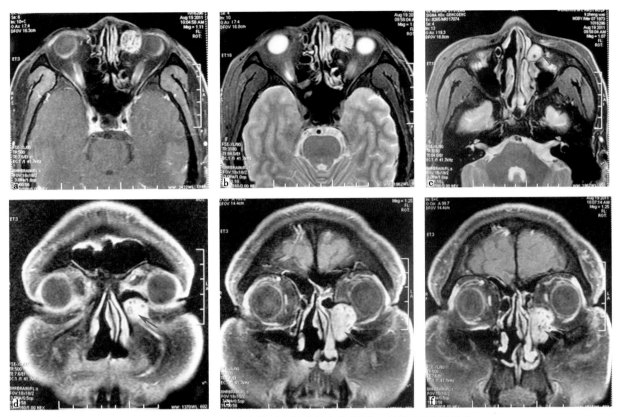

图 9-4-5 泪道肿瘤典型病例分析患者眼眶 MRI 检查（水平位）
a～c. 水平位，见左侧泪囊区占位，累及鼻泪管；d～f. 冠状位，见泪囊区占位，累及鼻泪管（红箭头：肿物）

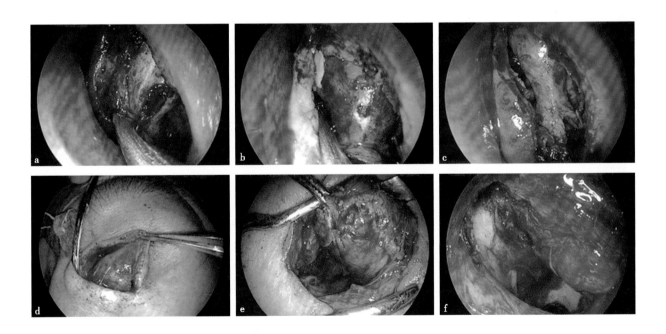

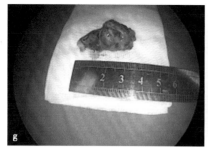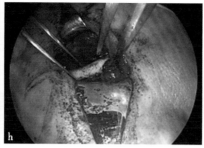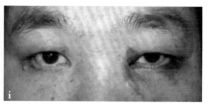

图 9-4-6 内镜下经泪前隐窝径路联合经内眦部皮肤径路泪道肿瘤摘除手术步骤

a. 与下鼻甲前端鼻外侧壁附着处切开鼻黏膜、暴露下鼻甲骨；b、c. 骨凿凿除下鼻甲骨，去除鼻泪管前壁，暴露整个扩张的鼻泪管，直至鼻泪管下鼻道开口处；d、e. 传统 Ex-DCR 方式，切开内眦部皮肤、游离泪囊（包括骨膜在内）；f. 最后彻底摘除整个泪道系统（包括肿瘤组织）；g. 完整地摘除泪道系统；h. 植入 Medpor 人工骨修补眶内侧壁骨质缺损（包括泪囊窝内侧壁泪骨）；i. 术后患者外观，隐约可见内眦部切口瘢痕

第五节 内镜下经泪阜后-中鼻道泪道旁路重建术

一、概述

单纯小范围的下泪小管或泪总管阻塞，可通过"激光泪道成形术"联合"环形人工泪小管植入术"达到治疗目的。但是，对范围较大的下泪小管或泪总管阻塞甚至缺失，或者泪小管未发育，或泪小管断裂而长时间吻合或吻合失败，或整个泪囊被摘除，或由于种种原因导致全泪道阻塞等，通过常规方式都无法达到治疗目的。对于此类疾病，开辟一条"泪道旁路"是最主要的治疗对策，其中 1962 年 Lester Jones 首先提出的"结膜泪囊鼻腔吻合术"联合"泪道旁路管植入术"是其经典手术方式。该手术方式设计之初是先在结膜与鼻腔之间沟通，同时将结膜与鼻腔黏膜之间吻合形成一个通道，同时在通道内植入暂时的玻璃泪道义管支撑扩张，希望待该通道稳定且自身上皮化形成一个永久性的通道而达到引流泪液的目的。后来，Lester Jones 在此基础上进行了改良，开发了一种新的术式——结膜泪囊鼻腔黏膜吻合术，即把泪囊切开，其上端与结膜吻合，下端与鼻黏膜吻合，但是该方法因为通道闭锁而成功率低；为了克服通道闭锁，Jones 尝试了各种支架，最终发明了 Pyrex Jones 管，认为它不仅有良好的毛细吸管的虹吸作用，且对周围组织激惹少，不容易被阻塞而曾广泛应用于临床。

尽管如此，Jones 管泪道旁路重建术仍存在种种问题，包括：①管子及其制作材料本身所致的问题，如容易脱出、管子两端口肉芽组织增生或瘢痕形成、管腔堵塞、眼表刺激症状等；②植入方法问题，如创伤大、泪液引流欠畅、正性气道阻力反应、操作复杂、鼻部并发症、肉芽组织增生或瘢痕形成堵塞管口等。因此，许多学者一直致力于不同材料泪道旁路义管的制备与开发，以及植入方式的改进与完善。

Medpor 包被的泪道旁路义管（Medpor-coated lacrimal bypass tube）是一种新型的泪道旁路义管（图 9-5-1），与传统的 Jones 管比较，最大的优势在于通过外面包被的薄层 Medpor 材料达到与周围组织融合的目的，从而植入时间久后将被视为机体的一部分而不容易脱出。但手术方法没有太多的改进。我们自主开发了一种新的手术方

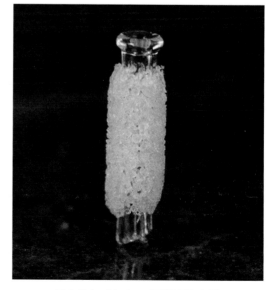

图 9-5-1 Medpor 泪道旁路义管

式,即"内镜下经泪阜后 - 中鼻道泪道旁路重建术(endoscopic transretrocaruncular-middle meatus lacrimal bypass)",亦称"闭合式泪道旁路重建技术(close technique for lacrimal bypass)"。自 2010 年 10 月至今,已成功为 200 余患者施行手术,效果较理想,现介绍如下。

二、手术适应证与禁忌证

(一)适应证

主要适用于通过常规泪道诊疗手段如 Ex-DCR、EE-DCR、泪道激光成形术、泪道置管术或支架植入术等无法或很难重建泪液引流的泪道疾病,主要包括:

(1)顽固性上泪道阻塞,包括泪总管、下泪小管阻塞,经手术治疗无效的患者。

(2)先天性泪小管未发育。

(3)酸碱化学伤或热烧伤所致下泪小管大范围阻塞或闭塞。

(4)全泪道阻塞患者。

(5)泪囊摘除术后。

(6)外伤性下泪小管断裂长时间未吻合而严重瘢痕化或吻合术后失败患者。

(二)禁忌证

(1)全身情况不能耐受手术者。

(2)眼表存在明显炎症疾病者。

(3)鼻腔鼻窦存在明显急慢性炎症、肿瘤或解剖异常者。

(4)明显过敏体质、瘢痕体质者。

(5)年龄小于 16 岁的儿童。

三、手术步骤、方法与注意事项

(一)必备材料与设备、器械

除了眼鼻相关普通手术器械外,必备的设备为: 0°4mm 直径超广角内镜、微动力刨削系双头剥离子、Medpor 泪道旁路义管 9# 柯氏针、7# 塑料输液管 1 套。

(二)手术方法、步骤与操作技巧

1. **体位、麻醉** 患者取仰卧位,局麻下手术,麻醉方法同 EE-DCR。

2. **钩突切除,暴露中鼻道** 内镜直视下常规切除钩突,充分暴露中鼻道;视筛泡大小情况必要时在微动力切割刨削系统驱动下切除筛泡与部分前组筛窦(图 9-5-2a)。

3. **泪阜后 - 中鼻道隧道制备,并决定所需植入 Medpor 泪道旁路义管的长度** 用 9# 柯氏针自泪阜与内侧皮肤交界处(即泪阜后位置),睑裂内侧内下方斜向穿刺,直至从中鼻道穿出 4~5mm 为宜;此时于柯氏针上端平结膜面处用眼科镊抓住或用无菌亚甲蓝标记,往上拔出柯氏针,用量尺测量中鼻道尖端 - 结膜面柯氏针的长度,即为所需植入的 Medpor 旁路泪道义管的长度(图 9-5-2b~e)。

4. **导入塑料套管** 自泪阜后穿刺口沿柯氏针穿刺方向用细长微弯的纹式钳插入中鼻道,从中鼻道伸出,稍微张开,夹住剪成一斜面的 7# 塑料输液管一端,助手缓慢往上提。注意上提的同时,主刀于内镜直视下稍微调整输液管位置与方向,使之与上提方向相一致,然后从泪阜后结膜面拉出 10~20cm;将斜面剪除,然后将 7# 输液管一端纵行剪开 20~30mm(图 9-5-2f)。

5. **植入 Medpor 泪道旁路义管** 将相应长度的 Medpor 泪道旁路义管斜面开口端朝下套入纵向剪开的 7# 塑料输液管中,助手一只手用镊子将 Medpor 泪道旁路义管与 7# 塑料输液管夹持在一起,另一只手将 Medpor 泪道旁路义管蘑菇状玻璃头端轻轻往下推,同时主刀于内镜直视下用细长筛窦黏膜钳轻轻夹住 7# 塑料输液管管壁,顺着原来穿刺的方向往内下牵拉,从而在 7# 塑料输液管的引导下将 Medpor 泪道旁路义管轻轻导入中鼻道,直至斜面开口端伸入中鼻道 3~4mm。此时,小心拔出外被的 7# 塑料输液管(图 9-5-2g)。

6. **调整并固定 Medpor 泪道旁路义管**　调整 Medpor 泪道旁路义管的位置与长度,使其蘑菇状头端稍高于泪阜后结膜面 0.2～0.5mm,同时其斜面端伸入中鼻道 4～5mm,斜面开口朝外上方为最佳。然后用 5-0 不可吸收缝线环绕 Medpor 泪道旁路义管蘑菇状头端与体部结合处 2 周,同时将缝针从泪阜、结膜下组织、内眦韧带、结膜下组织刺入,环形固定于内眦部(图 9-5-2h)。中鼻道创面贴附薄层美乐胶,地塞米松浸湿。术毕。

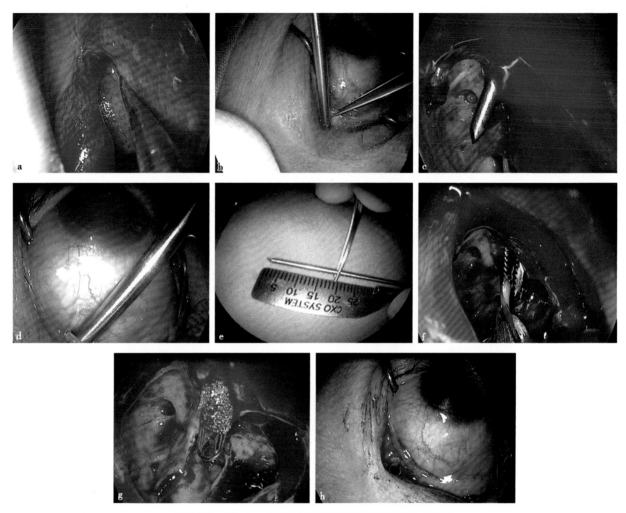

图 9-5-2　Medpor 泪道旁路义管植入重建泪道手术步骤
a. 切除钩突,暴露筛泡;b. 专用探针经泪阜部探入;c. 探针经中鼻道探出;d、e. 测量探针探入的深度,选择合适长度义管;f. 输液管经鼻腔由血管钳带出至结膜囊;g. 义管鼻腔位置;h. 义管结膜囊位置

四、术后处理与随访

1. 术后常规口服广谱抗生素 3 天,并用生理盐水冲洗 Medpor 泪道旁路义管,连续 3 天,每天 1～2 次,以防积血及分泌物阻塞旁路义管;嘱患者切忌揉搓、挤压术眼内眦部及植入的 Medpor 泪道旁路义管。

2. 以含低浓度激素的抗生素眼药水点眼,3～4 次 / 天,连续 5～7 天;含糖皮质激素的喷鼻剂如布地奈德鼻喷雾剂喷鼻,每天 2 次,连续 7～10 天以减轻术区黏膜水肿与炎性反应。

3. 术后 2 周复查,鼻内镜下清除鼻腔及中鼻道内分泌物、血痂及已降解残留的美乐胶碎片,且泪道旁路义管冲洗,以防堵塞;然后按照术后 1 个月、3 个月、6 个月时间间隔定期复查;如出现不适,随时复诊。术后随访内容:裂隙灯检查,内镜下鼻腔检查,Medpor 泪道旁路义管冲洗,眼前节照相,荧光素消失实验等。

五、手术并发症预防与处理

（一）术中并发症

鼻部出血（见 EE-DCR 手术处理）

（二）术后并发症

1. Medpor 泪道旁路义管移位　各种原因导致的 Medpor 泪道义管移位，需手术调整。图 9-5-3 显示一例患者自行按压导致义管向鼻腔内移位。

处理：主刀在显微镜下清理结膜侧义管表面的瘢痕组织，分离义管，助手在内镜下经鼻腔稍用力将义管向上顶，见喇叭口稍高于结膜面即可。周围结膜予以荷包缝合固定于义管周围。

2. Medpor 泪道旁路义管上下端开口周围肉芽组织形成与瘢痕增生，不影响泪液引流科先予以观察。如果影响，予以手术处理。

3. Medpor 泪道旁路义管堵塞　义管阻塞除上述周围瘢痕阻塞以外，还有鼻腔分泌物阻塞管腔，可予以探针探通即可。

4. 鼻部出血（处理可以参考 EE-DCR 术后出血）

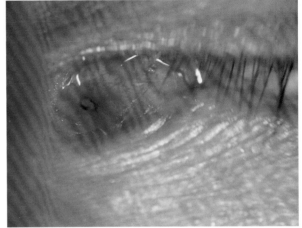

图 9-5-3　Medpor 义管植入后外观

泪阜可见内陷的 Medpor 义管，周围见瘢痕组织

六、笔者经验与观点

采取义管植入重建泪液引流系统由来已久，最经典的是 Jones 管植入，但因为 Jones 管为一单纯的玻璃管，与周围软组织生物相容性差而极容易移位、脱出，从而很难满足临床需求。后来，采用 Medpor 义管，即 Jones 管外面包绕一层 Medpor 材料，目的在于利用 Medpor 生物相容性好的特点增加植入术后义管与周围组织的依附性与稳定性，尽可能少发生移位，但相关研究发现，实际上效果并不理想。笔者曾经为 100 余例患者采用此新型植入方法重建泪液引流，效果却相对理想，原因在于：

1. 本方法将上口开口于泪阜结膜与皮肤交界处，下口并不是传统的开口于中鼻甲鼻外侧壁附着处上方，而是中鼻道，位于钩突尾端，正相当于鼻泪管走行方向，从而更近似于泪道正常的解剖方向，更加有利于泪液引流，同时避免了鼻腔气流的影响。笔者施治的 100 余例患者中，发现植入后溢泪症状基本都消失。

2. 与传统方法正好相反，本技术不但不去除上颌骨额突骨质，反而尽可能完整保留，特别是泪囊窝泪骨必须完整保留，用相应大小的克氏针穿一小孔后，利用 Medpor 材料较粗糙、多孔的特性，植入的义管正好卡住在泪管小孔中而不至于往下或往上移位；加之，义管上口位于泪阜与内眦部上下睑皮肤之间，受轮匝肌运动影响最小，不但位置最稳固，而且很少因受眼睑运动摩擦等影响而引起肉芽组织形成堵塞上口。

3. 植入简单　对于 Medpor 义管，常规方法是按照 EE-DCR 或 Ex-DCR 方式，去除上颌骨额突一部分，然后将义管从内眦部泪湖处穿入，穿过上颌骨额突骨质缺损处，将下口从中鼻甲鼻腔外侧壁附着端稍前上方穿出。不同于上述传统方法，我们采用的新方法仅只需要克氏针，无需去除上颌骨额突骨质，即可将义管植入，创伤更小。

（涂云海　张　将　刘建巨）

参 考 文 献

1. 周兵,韩德民,黄谦,等. 鼻内境泪囊鼻腔造孔术远期疗效随访. 中华耳鼻咽喉头颈外科杂志,2008,43(1):13-17.

2. Yigit O,Samancioglu M,Taskin U,et al. External and endoscopic Dacryocystorhi-nostomy in chronic dacryocystitis:comparis on of results. EurArch Otorhinolaryngol,2007,264(8):879-885.

3. 吴文灿,李宇蓉,颜文韬,等. 鼻内镜微创技术在难治性鼻泪管阻塞治疗中的应用. 眼科研究,2007,25(12):950-952.

4. Athanasiov PA,Prabhakaran VC,Mannor G,et al. Transcanalicular approach to adult lacrimal duct obstruction:a review of instruments and methods. Ophthalmic Surg Lasers Imaging,2009,40(2):149-159.

5. Gawdat I. A new operation to control persistent epiphora "diathermy destruction of the orbital lobe of lacrimalgland". Bull Ophthalmol Soc Egypt,1975,68:627-631.

6. Choi WC,Yang SW. Endoscopy-guided transcaruncular Jones tube intubation without dacryocystorhinostomy. Jpn J Ophthalmol,2006,50(2):141-146.

7. Wojno T. Experience with a Medpor-coated tear drain.Ophthal Plast Reconstr Surg,2010,26(5):327-329.

8. Fan X,Bi X,Fu Y,et al. The use of Medpor coated tear drainage tube in conjunctivodacry- ocystorhinostomy. Eye,2008,22(9):1148-1153.

9. Dailey RA,Tower RN. Frosted Jones Pyrex tubes.Ophthal Plast Reconstr Surg,2005,21(3):185-187.

10. Yu S,Yan W,Selva D,et al. Endoscopic Transretracaruncular-Middle Meteas Tract for Insertion of a Porous Polyethylene-Coated Jones Tube. J Craniofac Surg,2016,27(7):e655-e659.

11. You Y,Cao J,Zhang X,et al. In Vivo and Cadaver Studies of the Canalicular/Lacrimal Sac Mucosal Folds. J Ophthalmol,2016;2016:3453908. doi:10.1155/2016/3453908

12. Tu Y,Qian Z,Zhang J,et al. Endoscopic endonasal dacryocystorhinostomy combined with canaliculus repair for the management of dacryocystitis with canalicular obstruction. J Ophthalmol,2015;2015:657909.

13. Wang X,Bian Y,Yan W,et al. Endoscopic endonasal dacryocystorhinostomy with ostial stent intubation following nasolacrimal duct stent incarceration. Curr Eye Res,2015,40(12):1185-1194.

14. Wu W,Yan W,MacCallum JK,et al. Primary treatment of acute dacryocystitis by endoscopic dacryocystorhinostomy with silicone intubation guided by a soft probe. Ophthalmology,2009,116(1):116-122.

15. W Wu,P S Cannon,W Yan,et al. Effects of Merogel coverage on wound healing and ostial patency in endonasal endoscopic dacryocystorhinostomy for primary chronic dacryocystitis. Eye,2011,25(6):746-753.

第十章　甲状腺相关性眼病内镜下经蝶筛径路深部眶减压术

第一节　概　　述

　　甲状腺相关性眼病（thyroid associated ophthalmopathy，TAO）为成年人最常见的眼眶疾病，亦称Graves眼病（Graves' ophthalmopathy，GO），近年来发病率呈逐渐上升趋势。尽管对其确切致病机制不清楚，但目前普遍认为TAO是一种源于甲状腺功能障碍的自身免疫性疾病，主要病理改变表现为球后及眶周组织炎性浸润性、增生性病变常因球后组织过度增生、炎性水肿而导致眶压增高、眼球突出、眼位偏斜等，部分严重者甚至因暴露性角膜溃疡、视神经病变等而失明；对即使没有暴露性角膜溃疡、视神经病变、眶高压的轻中度患者，也因长期遭受眼表刺激、眼球后部钝痛，以及眼球突出、睑裂开大等外观异常而痛苦不堪。

　　对TAO患者，眶减压术被认为是矫正眼球突出最有效、可靠的手段。尽管经过种种演变与改进，但迄今为止传统的眶减压方式仍存在种种缺陷而难以克服。近年来，笔者创新性地开发了一种全新的术式，即"内镜下经蝶筛径路肌锥内脂肪减压术（endoscopic trans-ethmoidal orbital fat decompression，ETOFD）"，效果理想，不但有效解决了"通过单纯去除眶内侧壁或单纯施行脂肪减压眼球突出矫正不足"的问题，而且很大程度上解决了"术后因眼球移位或眼外肌功能异常导致的顽固性复视"，具有微创、无颜面部皮肤瘢痕、内镜直视下操作、并发症少、疗效可靠等优越性，现介绍如下。

第二节　甲状腺相关性眼病发病机制与临床表现

一、发病机制

　　TAO常伴发于Graves病，也可以继发于甲状腺功能紊乱性疾病如桥本甲状腺炎、甲状腺功能亢进甚至低下等，以炎症和纤维增生为主要病理特征。迄今为止，对TAO发病机制尚不清楚，目前认为系一种自身免疫性疾病，与甲状腺功能障碍密切相关，极可能是体液免疫和细胞免疫共同作用的结果。患者体内抗甲状腺球蛋白复合物与眼外肌膜结合，诱发炎性反应而导致眼外肌及脂肪水肿与纤维化。成纤维细胞显著肥大，产生过多的黏多糖和胶原纤维，黏多糖与水结合，引起组织进一步水肿，以致眶内容积进一步增加和眶内压进一步增高，从而导致眼球向前突出。如果病变进一步加重，眼睑因眼球过度前突而闭合不全，从而造成暴露性角膜炎；眼外肌功能的不对称损伤将引起复视；过度增粗肥厚的眼外肌将压迫视神经或视神经血管而导致视神经功能损害，甚至失明。

二、临床表现、诊断与鉴别诊断

（一）临床表现

　　因所涉及的病变组织类型、病变程度不同，TAO临床表现复杂，可表现为上睑退缩、迟落、眼球突出、眼

125

球运动障碍与眼位偏斜、复视等,严重者可导致暴露性角膜溃疡、眶高压、视神经功能障碍等(图 10-2-1)。其中上睑退缩为最常见的临床体征,亦常作为诊断 TAO 的最主要依据。

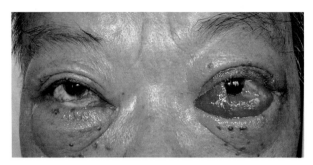

图 10-2-1　TAO 患者外观
双眼混合型充血,结膜血管迂曲扩张,左眼球结膜高度水肿,
暴露于睑裂外;双上睑轻度退缩,眼球轻度突出

(二)诊断与鉴别诊断

1. 对有上睑退缩者,如合并下列任意一项即可诊断为 TAO

(1)甲状腺功能异常。

(2)眼球突出,即眼球突出度超过正常上限或两眼差 >2mm。

(3)压迫性视神经病变,可表现为瞳孔直接对光反应迟钝或消失、色觉障碍、阈值视野损害、视盘苍白水肿、视觉诱发电位异常等。

(4)眼外肌受累,表现为限制性眼肌病变或眼外肌肥大增粗。

2. 对无上睑退缩者,如存在甲状腺功能障碍或调节障碍(TSH 异常)时,如合并下列任意一项即可诊断为 TAO

(1)眼球突出。

(2)视神经受累。

(3)眼外肌受累。

值得注意的是,以上均需要排除其他原因引起的眼部体征。

第三节　甲状腺相关性眼病眶减压术

对 TAO 患者,眶减压术被认为是矫正眼球突出的最有效手段。采取眶减压手术矫正眼球突出的机制在于两方面:一方面是扩大眼眶的容积,即骨性眶减压术,主要通过去除眼眶四壁中的某一壁或某几个壁而获得;另一方面是减少眶内容物,这主要通过去除脂肪而获得,亦称脂肪减压术。

一、传统眶减压术现状与存在问题

目前临床上传统的眶减压手术方式种类众多、分类繁杂。按照去除组织的种类分为骨性眶减压与脂肪减压。骨性眶减压按照解剖部位主要分为眶内侧壁减压、眶下壁减压、眶外侧壁减压与眶顶壁减压。按照减压的范围主要分为一壁减压、二壁减压与三壁减压,其中一壁减压以深部眶外侧壁减压为主,二壁减压主要为眶内下壁联合减压或眶内侧壁与外侧壁联合减压,三壁减压主要是眶内、下、外壁联合减压。按照手术径路分类主要有经眶周皮肤或结膜径路两种。

尽管历经了 100 多年的发展与演变、改良,但迄今为止,传统的眶减压方式仍存在种种缺陷难以克服,包括创伤过大、术后因眼球移位或眼外肌功能障碍所导致的顽固性复视、颜面部皮肤瘢痕、减压效果不充分、并发症多、术后效果不佳等。因此,目前绝大多数的眶减压术仍局限于由少数大医院的极少数医生对严重眼球突出者、存在暴露性角膜溃疡、或压迫性视神经病变等并发症的严重 TAO 患者。

根据眼眶四壁的骨性组成、眼眶与鼻窦腔的毗邻解剖关系、视神经与眼眶自身的解剖特点,理论上眶内侧壁减压应该是最佳的选择,因为:①眶内侧壁纸板最薄,有利于去除;②眶内侧壁去除后即为筛窦腔,有足够的空间容纳疝入的眶内组织;③通过眶内侧壁可直达眶尖部蝶骨小翼,从而达到真正眶尖部减压,解除过度粗大肥厚的眼外肌对视神经的直接压迫。这也是近年来为何由耳鼻咽喉科医生所开创的内镜下经蝶筛径路眶内侧壁骨性减压术(endoscopic transethmosphenoid medial orbital wall decompression,ETMOWD)日益盛行的主要原因,它解决了传统的经内眦部皮肤或结膜径路眶内侧壁减压存在的创伤大、内眦部皮肤瘢痕、操作相对盲目的缺陷。但该方法因眼球突出矫正程度非常有限,仅 2～4mm。为了增加眼球突出矫正度,常不得不联合眶下壁骨性减压施行,即眶内下壁联合骨性减压术。但去除眶内下壁交界隅角处的骨质将不可避免地导致眼球往内下方移位,从而极可能导致术后顽固性复视。有报道称,眶内下壁联合减压术术后复视率高达 85% 以上。笔者曾为 10 例 TAO 患者施行内镜下经蝶筛径路眶内下壁联合减压术,术后复视率达 100%。为了避免复视,有学者提出"平衡减压",即施行内侧壁骨性减压术的同时联合施行眶外侧壁骨性减压术,但眶外侧壁减压术创伤大,皮肤瘢痕,并发症多,许多患者,特别是年轻患者不愿接受。

眶脂肪减压因为无颜面部皮肤瘢痕、创伤小而一度被临床所关注,但单纯眶脂肪减压术矫正眼球突出度亦极其有限,临床上常作为骨性眶减压的一种辅助手段。同时,常规的经结膜径路眶脂肪减压因为去除的绝大部分脂肪系位于眶外下方或内下方的肌锥外的脂肪,加上术后瘢痕增生,术后眼球移位及复视发生率亦不可忽视。

二、内镜下经蝶筛径路眶内侧深部眶减压术的设计理念

基于上述多方面考虑,我们在继承 ETMOWD 优越性的基础上,思考能否设计一种通过单一眶内侧壁减压,在达到充分矫正眼球突出度的同时,又能尽可能避免术后眼球移位与眼外肌功能障碍导致的复视。

不同于传统的经皮肤或结膜径路眶内侧壁减压术仅去除眶纸板前部或后部(与后组筛窦相对应处眶纸板)部分骨质,我们施行的 ETMOWD 不但去除全部眶纸板,而且去除包绕眶尖部的、与眶纸板后界相衔接的蝶骨小翼内侧壁骨质,即总腱环所在部位的骨质,以尽可能地扩大眶内侧壁骨性减压的效果。这是本章介绍的"内镜下经蝶筛径路眶内侧深部眶减压术"的第一"深",这对因眼外肌过度肥厚、增粗所致的眶尖拥挤综合征患者视神经功能恢复至关重要。

为了增加眼球突出矫正程度,我们采用了一种新型的负压吸引咬切钳,在内镜下抽吸与咬切相结合吸取眶肌锥内脂肪,即内镜下经鼻径路眶肌锥内脂肪减压术(endoscopic transnasal intraorbial fat decompression,ETIOFD)。引起 TAO 眼球突出的脂肪增生主要位于眶肌锥内,而非肌锥外。因此,肌锥内脂肪减压较以去除肌锥外脂肪为主的传统的脂肪减压术对眼球突出矫正的程度更大,这也是"内镜下经蝶筛径路眶内侧深部减压术"的第二"深"。

在临床上,我们往往发现许多爆裂性眶内侧壁骨折患者仅表现为眼球内陷而没有复视,原因极可能在于这些骨折多发生于眶内侧壁的后部,即相当于眼球赤道部的后方。同时,眼外肌功能显示,在眼球赤道部与眼外肌止点之间改变眼外肌止点位置,眼球运动与眼位将发生相应改变;如果将眼外肌止点退至眼球赤道以后,此眼外肌功能则将基本消失。因此,我们设想,能否在眶内侧壁减压时保留与眼球赤道部及赤道以前相对应的眶纸板,仅去除与眼球赤道部后相对应的眶纸板?如是,理论上将减少眼球往内侧移位以及内直肌功能改变,从而防止术后复视发生。

另外，我们设想保留与内直肌相对应的眶筋膜，在一定程度上可防止内直肌过度疝入筛窦腔内，理论上有助于防止术后眼球移位及内直肌功能障碍导致的复视。

基于以上理论基础及思考，我们设计并开创了一种全新的眶减压手术方式，即 ETMOWD 联合 ETIOFD，在此把它命名为"吴氏内镜下经蝶筛径路眶内侧深部减压术"。

三、手术适应证与禁忌证

（一）适应证

1. 严重眼球突出，睑裂闭合不全导致的暴露性角膜病变。
2. 眼外肌肥大增粗，压迫眶尖部导致视神经功能障碍者。
3. 严重眼球突出（>24mm），或进行性突眼，经激素等保守治疗无效者。
4. 眼球突出在 23mm 以下，出于美容目的而要求行眼眶减压矫正眼球突出改善外观者。
5. 眶内压增高所致眼压增高者。

（二）禁忌证或相对禁忌证

1. 根据甲状腺 ^{131}I 吸收率，血 T_3、T_4、促甲状腺素（thyroid stimulating hormone，TSH）检测等发现甲状腺功能障碍未控制稳定、波动幅度大者。
2. 合并严重急慢性鼻窦炎患者。
3. 存在严重高血压、心脏病、糖尿病、恶病质、血液系统疾病等不能耐受全麻手术或术中极容易导致出血、术后严重感染等患者。

四、手术操作步骤、技巧与注意事项

下面以一例要求矫正眼球突出的脂肪增生型 TAO 患者为例予以阐述。

患者陈××，男，25 岁。诉双眼眼球突出 5 年余入院。患者 6 年前无明显诱因出现双眼眼球突出，偶眼眶周围胀痛，当地医院诊断为"甲状腺相关性眼病"，未予治疗。因要求矫正眼球突出以改善外观来院。既往检查甲状腺功能正常。无不良嗜好。否认糖尿病病史、家族史及遗传病史等；入院后检查：双眼矫正视力 1.0；眼球突出度 OD 18mm，OS 19mm；双眼上睑轻度退缩，无迟落（图 10-3-1a）；眼位正，各方位活动正常。眼底检查未见异常。入院后眼眶 HRCT 检查显示双眼眼球明显突出，球后脂肪过度增生，眼外肌未见明显肥厚、增粗（图 10-3-2）。甲状腺功能检查：正常。术后外观见图 10-3-1b。

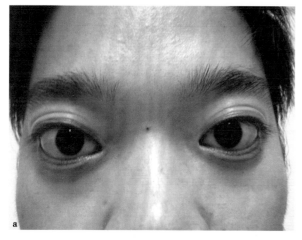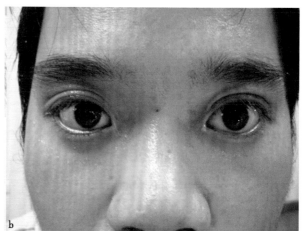

图 10-3-1　TAO 患者手术前后外观照

a. 术前外观，眼球突出度 OD 20mm，OS 21mm，双眼上睑轻度退缩，无迟落，眼位正，各方位活动正常；b. 术后 12 个月外观，双眼眼球突出度 13mm，双眼眼位正，各方位运动无异常

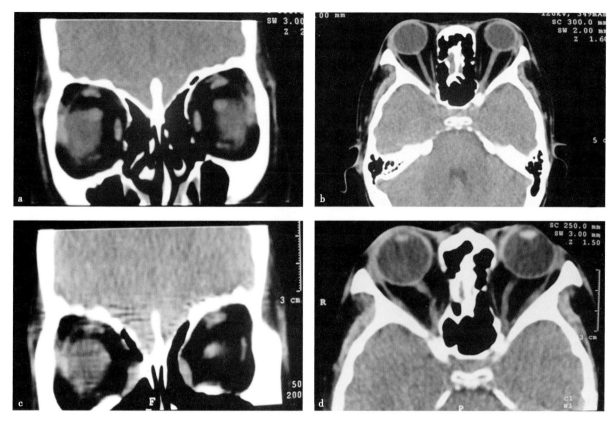

图 10-3-2 TAO 患者手术前后 HRCT 检查

a. 术前冠状位 HRCT 扫描,显示双眼眶内脂肪隔明显增宽;b. 术前水平位 HRCT 扫描,显示双眼眼球轻度前突,肌锥内脂肪增生,视神经被拉直现象;c. 术后 12 个月冠状位 HRCT,显示双眼眶内侧壁纸板缺失,眶内组织明显疝入筛窦腔内;鼻窦腔内未见异常;d. 术后 12 个月水平位 HRCT,显示双眼眼球回退,双侧眶内侧壁纸板缺失,眶内组织疝入筛窦,视神经拉直现象消失

(一)手术步骤与技巧

1. 麻醉 完善术前常规准备后,一般在全麻联合局部麻醉条件下完成手术。全身麻醉稳定后,辅以 1% 丁卡因(含 0.01% 盐酸肾上腺素)鼻黏膜表面麻醉及收缩黏膜。

2. 全组筛窦切除 病人取仰卧位,头高脚低位,头部抬高约 30°。鼻中隔偏曲患者先行中隔黏膜下矫正术。45° 鼻内镜下常规切除钩突、筛泡、前组筛窦、后组筛窦,以及开放蝶窦,充分暴露眶内侧壁眶纸板,实现眶纸板"骨骼化",并确定眶纸板去去除范围:后部至眶尖,确认视神经管隆突与视神经入眶口,上至筛顶平面,下至内下壁交界隔角,向前至上颌线(maxillary line),即平眶内侧壁上颌窦自然开口后上壁稍后方骨质(图 10-3-3a)。

3. 去除眶纸板 去除此范围内的眶纸板,保留眶内侧壁筋膜组织,但注意保留眶内下壁交界隔角处骨质完整。对因眼外肌过度增生肥厚所致眶尖挤压综合征患者,在微动力刨削系统驱动下,用 2.9mm 直径的 15° 金刚砂磨钻磨削眶尖部内侧的蝶骨小翼骨质至薄层,然后以剥离子轻轻剥离去除(图 10-3-3b)。同时,注意充分开放各组鼻窦开口,45° 鼻内镜下充分开放上颌窦自然口、额筛隐窝额窦开口。

4. 切开眶筋膜 应用锐利的 9#MVR 刀刀尖稍微刺入眶筋膜,自眶尖部始沿眶顶与眶内下壁交界隔角处前行,至上颌线止,在内镜直视下"挑开"眶筋膜(图 10-3-3c),制作平行于内直肌的眶筋膜"条带",然后用小镰状刀轻轻钩起眶脂肪隔筋膜,促使眶内脂肪组织从筋膜条带间隙疝入筛窦(图 10-3-3d)。

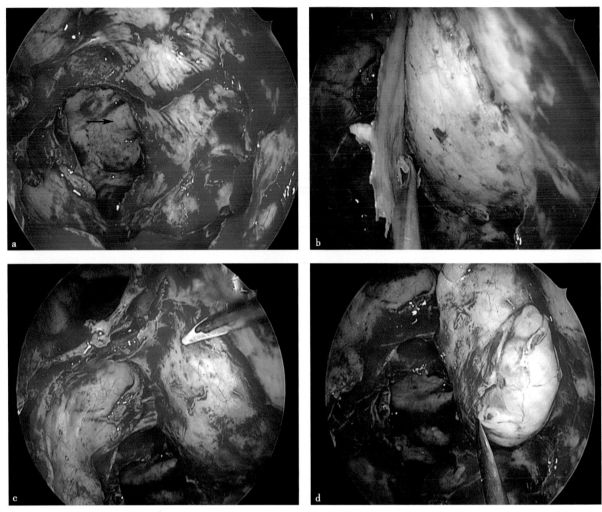

图 10-3-3　左侧眶内侧壁骨性减压术

a. 内镜下眶内侧壁纸板"骨骼化"，充分暴露眶内侧壁，定位蝶窦腔、眶尖部与视神经管隆突（黑箭头）；b. 剥离眶纸板，暴露整个眶内侧壁筋膜；c. 以锐利的 9#MVR 刀沿眶顶、眶内下壁交界隅角骨质处自眶尖部始，由后向前纵行切开眶筋膜，制备眶筋膜条带；d. 眶筋膜条带（蓝箭头）制备完善后，将小镰状刀轻轻往内侧钩拉眶内脂肪间隔，促使眶内组织疝入筛窦腔内

5. 脂肪减压　用负压吸切钳（图 10-3-4）前端吸切刀刃口置于筋膜切口前端位置（图 10-3-3d），内镜直视下轻轻吸除眶内下方部分肌锥外脂肪（图 10-3-5a），暴露内直肌；然后手术助手用圆头蝶窦探针将内直肌往内上方稍微牵拉开内直肌，暴露肌锥内脂肪隔（图 10-3-5b），再用负压吸切钳吸取肌锥内脂肪组织（图 10-3-5c）。同时，助手可轻轻按压眶内下、眶外下方间隙，促进肌锥内脂肪疝出，然后予以吸除，直到双眼眼球突达到既定要求为止。术中一定注意内镜直视下操作，且动作必须轻柔、仔细，尽可能避免损伤眶内大血管并发出血。

6. 术毕，清除筛窦腔内积血，将纵行的眶筋膜条带复位与内直肌平行（图 10-3-5d）。创面贴敷薄层美乐胶，然后以含广谱抗生素的明胶海绵轻轻填塞，筛窦腔创面以膨胀海绵填充。

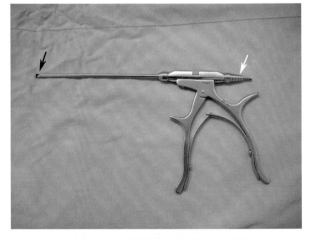

图 10-3-4　用于脂肪抽吸的负压吸切钳
切割刀刃（黑箭头）与负压吸引部分（白箭头）

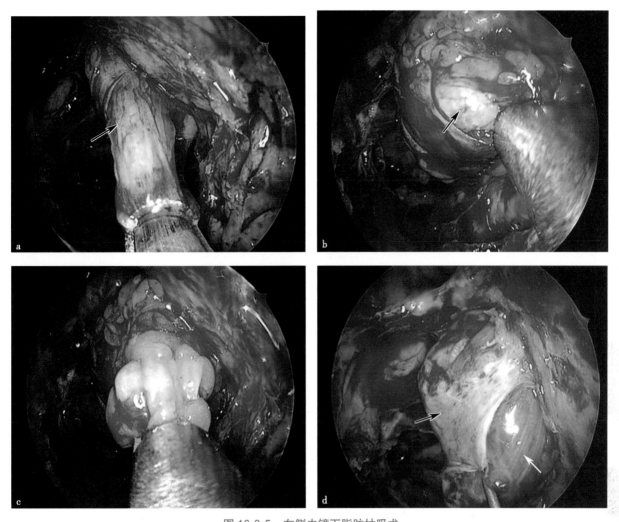

图 10-3-5 左侧内镜下脂肪抽吸术

a. 抽吸位于内直肌部位的肌锥外的部分脂肪（黑箭头）；b. 暴露肌锥内的脂肪间隔（黑箭头）；c. 抽吸肌锥内脂肪；d. 将眶筋膜条带（黑箭头）调整、复位至原来内直肌（白箭头）表面位置

（二）术中注意事项

1. **如何抽吸脂肪及避免抽吸时血管损伤** 抽吸脂肪时负压吸切钳刀刃端需靠眶内下壁交界隅角处的眶筋膜切口的前端，先抽吸少量肌锥外脂肪，暴露内直肌、下直肌，然后用蝶窦探针或用吸切钳刀刃端开口的背侧推上直肌，暴露眶内下方部位的肌锥内脂肪，再予以吸除。吸切时，负压吸切钳头端咬切开口正对脂肪间隔，一定在内镜直视下予以小心、缓慢吸切；一定注意轻轻利用负压吸引力将脂肪颗粒轻轻"拉出"，确认无明显粗大血管后再吸切。如果发现有粗大血管，则松开吸切钳手柄解除负压吸引，换另外地方或避开该血管，然后再吸切。切忌将负压吸切钳刀刃端深入眶内深部盲目吸切，以免损伤视神经或眶内重要血管而发生大出血等严重并发症。一般肌锥外脂肪较硬而富有韧性，而肌锥内脂肪呈"流体状"，且存在一个一个的"脂肪隔"，容易吸切而极少眶内组织产生牵拉、撕扯等。当吸切到一定程度后，可吩咐助手用手指由外往内轻轻按压眶内下方、外下方，使肌锥内脂肪往内侧疝出，然后再在内镜直视下予以吸切。如遇小血管损伤，予以棉片轻轻填塞压迫 30s 至 1min 即可；如果遇到明显粗大血管损伤，如上述压迫止血无效，可考虑内镜直视下电凝止血。

2. **如何避免视神经损伤** 该手术仅去除眶尖部眶纸板后方的蝶骨小翼，一般不会损伤视神经。用金刚砂磨钻磨削骨质时，操作需要轻柔、仔细，且内镜直视下操作。待磨削至一薄层骨质时用剥离子轻轻剥离即可。一旦动作过度粗暴，将导致不可逆的视神经损害。因此，预防是关键。

3. **注意避免前颅底损伤** 该手术的一个关键环节是充分暴露眶纸板，即眶内侧壁"骨骼化"，而"骨髂化"的上界平前颅底,即以筛前、筛后孔的连线为边界。同时,前颅底非常菲薄。因此,手术当中必须充分辨识前颅底、筛前与筛后孔的连线。去除眶纸板骨质与切开眶筋膜时绝不能越过此界限,否则极易发生前颅底损伤而引起脑脊液眶漏或脑脊液鼻漏,同时很可能损伤筛前、筛后动静脉而发生大出血。

4. 充分开放各组鼻窦窦口　该手术必须充分开放各组鼻窦窦口,尤其是上颌窦与额窦窦口。采用反张咬钳切除钩突尾端开放上颌窦窦口时,不可太靠前,以免损伤鼻泪管;往上方开放额筛隐窝及充分扩大额窦窦口时,一定注意分辨前颅底,以及注意辨认、避免损伤筛前动脉,这主要依赖于对鼻内镜鼻窦外科技术的熟练程度,以及对眼眶与鼻窦解剖结构的把握程度,需要平时扎实的基本功与经验积累。

(三)术后处理与随访

1. 全身应用大剂量广谱抗生素 5～7 天预防感染,应用糖皮质激素如甲基强的松龙等减轻术后组织炎症反应。

2. 术后 7～10 天取出术腔填充物,内镜下术腔换药,清理积血及鼻腔分泌物等,并用生理盐水加妥布霉素轻轻冲洗鼻腔。

3. 术后定期 2 周、1 个月、3 个月、6 个月随访,检查视力、观察眼球突出度、眼位、眼球运动,有无复视等(见图 10-3-1b),以及鼻内镜下鼻腔检查;必要时,行眼眶 HRCT 检查(见图 10-3-2cd)。

五、典型病例分析:甲状腺相关性眼病所致暴露性角膜溃疡

(1)病史:患者徐××,男,34 岁。诉双眼进行性眼球突出 5 年,右眼加重伴视力剧降 6 个月入院。患者入院前 5 年来双眼进行性眼球突出,伴胀痛与球后紧迫感,未予治疗。6 个月前双眼眼球突出加重,且右眼红、痛、视力明显下降,当地医院诊断为"右眼暴露性角膜溃疡、双眼浸润性 TAO",全身给予大剂量激素冲击治疗无效(不详)。3 个月前行右眼睑裂缝合术,1 个月前右眼视力丧失,仅存光感,遂转入院。既往有甲亢病史,药物控制不理想。

(2)入院检查:全身一般情况可。双眼眼球突出,眼球突出计检查双眼眼球突出度 OD 25mm、OS 24mm;右眼睑裂部分缝合,存瘢痕,中央角膜穿孔,少量虹膜嵌顿与穿孔处,前房变浅,结构不清(图 10-3-6a、b)。左眼上睑退缩,无迟落;左眼无明显充血、水肿,屈光间质清,眼底未见明显异常。眼球活动可。入院后眼眶 HRCT 检查显示双眼眼球明显突出,眶内大量脂肪增生,眼外肌无明显肥厚、增粗(图 10-3-6c、d)。余未见异常。甲状腺功能检查:甲状腺功能亢进。

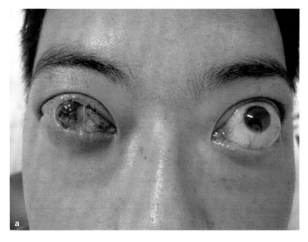
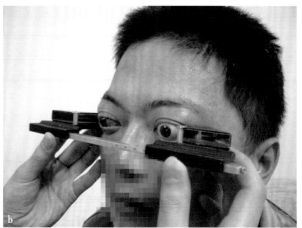

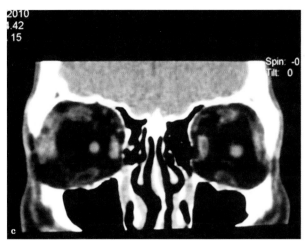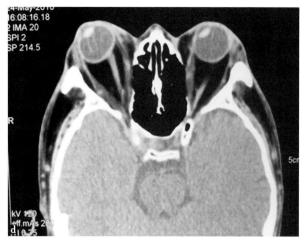

图 10-3-6　患者术前外观与 HRCT 检查

a 与 b. 术前外观，显示双眼眼球显著向前突出，上睑退缩，右眼混合型充血，角膜中央穿孔，睑裂间外侧部分瘢痕粘连增生，眼球突出度 OD 25mm，OS 24mm；c. 冠状位眼眶 HRCT 检查，示肌锥内脂肪显著增生，往外下、内下呈膨胀状，眼外肌无明显肥厚增粗；d. 水平位眼眶 HRCT 检查，显示双眼眼球明显突出，肌锥内大量脂肪增生，内外直肌稍肥厚，双侧视神经被拉直现象

（3）入院诊断：①右眼暴露性角膜溃疡并穿孔；②右眼睑裂缝合术后；③双眼 TAO；④甲亢。

（4）治疗经过：入院后完善相关术前准备与检查，全麻下行双眼内镜下眶内侧深部减压术（即 ETMOWD+ETOFD），术中所见如图 10-3-7 所示。同时，切开原来右眼睑裂缝合瘢痕予以重新缝合，手术顺利，历时约 1.5h。全麻清醒后安返病房。术后除静脉滴注广谱抗生素预防感染外，静脉滴注甲基强的松龙 1 000mg/d，连续 3 天；然后减量至 500mg/d，连续 5 天后停用。同时口服环孢霉素 200mg/d，每天 1 次，常规逐渐减量，连续 2 个月后停用。

（5）术后效果：术后次日查房，患者诉右眼疼痛明显好转，双眼眶周未见青紫、肿胀及淤血，右眼睑裂缝合未测视力。左眼视力正常，眼位正，各方位运动自如。术后 15 天出院复查，拆除右眼睑缘缝线，发现右眼角膜中央穿孔无渗漏，瘢痕形成，周边前房深度恢复。双眼眼位正，各方位运动无异常。眼球突出度：右眼 15mm，左眼 14mm。

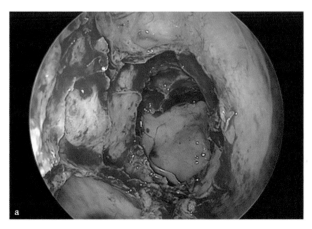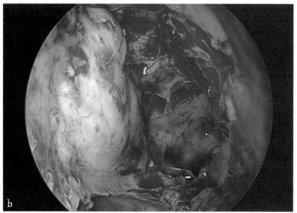

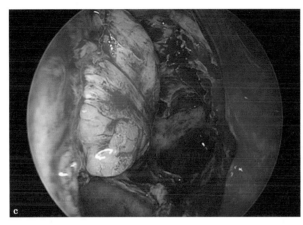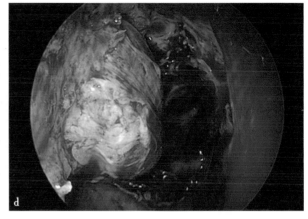

图 10-3-7　患者右侧内镜下眶深部减压术手术过程

a. 内镜下左眼眶内侧壁纸板"骨骼化"，充分暴露眶内侧壁，定位蝶窦腔、眶尖部与视神经管隆突；b. 剥离眶纸板，暴露整个眶内侧壁筋膜；c. 以锐利的 9#MVR 刀沿眶顶、眶内下壁交界隅角骨质处自眶尖部始，由后向前纵行切开眶筋膜，制备眶筋膜条带，促使眶内组织疝入筛窦腔内；d. 抽吸肌锥内脂肪后将眶筋膜条带调整、复位至原来内直肌表面位置

六、笔者经验与观点

（一）如何增加及确定减压的程度？是否有必要确定抽吸脂肪的量

Stabile 等通过尸头解剖研究报道，去除整个眶内侧壁，眼眶容积将增加 6ml。Leong SC 等报道，单纯眶内侧壁减压眼球突出度平均降低约 3.5mm，与 Michel 等报道的 3.94mm±2.73mm 一致。因此，单纯 ETMOWD 常联合眶下壁减压或外侧壁减压而施行。Yuen 等对 14 例（23 眼）TAO 患者施行内镜下眶内下壁联合减压，发现眼球突出矫正度平均达 4.6mm（1.0～8.0mm），与既往报道一致。而 Sellari 等对 140 例 TAO 患者施行 ETMOWD 联合深部眶外侧壁减压术后发现，眼球突出矫正度达 5.3mm（2.5～8mm）。而笔者自 2006 年 10 月至 2015 年 5 月，采取这种新的方案即内镜下眶内侧深部减压术（ETMOWD+ETOFD）为 108 例（206 眼）"脂肪增生"为主型的 TAO 患者成功施治，随访 12～24 个月 [平均（16.0±4.2）个月] 后发现，其眼球突出平均矫正程度达 8.2mm±1.8mm（4～11mm），106 例患者（98.1%）达到双眼眼球对称，效果明显优于上述既往报道。如果从手术设计上，因为本方案保留了上颌线以前的骨质以及眶内下壁交界隅角，同时制备并保留了与内直肌位置相对应的筋膜条带以防止内直肌过度疝入筛窦腔内，理论上眶减压程度应该低于传统的眶内下壁联合骨折；但事实上，效果却明显占优。我们认为原因极可能在于 ETOFD，即肌锥内抽脂。从眶内脂肪增生、GAGs 分泌增加而代谢障碍导致的沉积为 TAO 病理生理学机制的关键环节分析，以及从 TAO 患者眼眶 HRCT/MRI 检查分析，肌锥内脂肪的过度增生与 GAGs 沉积为引起 TAO 眼球突出的主因，特别是对 1 型 TAO 患者，即脂肪增生为主型患者。而传统经结膜径路脂肪减压手术去除的主要为赤道部之前的眶内下方、眶外下方的肌锥外的部分脂肪，一般很难真正去除肌锥内，特别是球后的脂肪。因此，单纯传统的脂肪减压术矫正眼球突出度非常有限，据报道介于 2.6～6.0mm。特别是，Van der Wal 等报道，采取内侧壁与外侧壁减压，同时联合脂肪减压，眼球突出矫正度仅达 5mm（4～7mm），亦明显低于本方案。因此，我们完全有理由认为，也许球后肌锥内脂肪减压才是真正实现加大 ETMOWD 眼球突出矫正程度的真正主因。

目前，许多学者一直强调通过术中测量去除脂肪的"量"来决定眼球突出矫正程度的重要性，认为去除 1ml 的脂肪将导致 0.8mm 左右（0.5～1mm）的眼球后退。但笔者认为此举并非如此之重要，甚至没有必要。原因在于：

（1）当采用本方案术中抽吸脂肪时笔者发现，肌锥外脂肪较肌锥内脂肪硬，富有韧性；而肌锥内脂肪一定程度上可以说呈"流体性"，软而容易抽吸。尽管目前没有进行进一步的组织病理学检测，但至少可以肯定的是肌锥内脂肪与肌锥外脂肪的密度、病理特性是不一样的；因此，如果按照容积计算，同样体积的肌锥内脂肪与肌锥外脂肪产生眼球突出矫正程度是不一样的，而不能混为一谈。同时，迄今为止，尚没有一篇关于在一个既定的眶减压手术对去除的肌锥内脂肪、肌锥外脂肪分别定量的报道。

（2）测量的方法值得推敲。既往报道主要采用将去除的脂肪放在一个试管或注射器里通过推注器增加一定的压力后计算所在脂肪的量。笔者认识这只是粗略的、简单的计算方法，定性还可以，定量应该是不科学的，因为通过外加推注力量到一定程度以后计算，则多大的外加推注力量？推注到何种程度为标准？施加此种推注力量定量时，它是否等同于或相当于减压之前眶内压力的作用？肌锥外脂肪要多大的推注力？肌锥内脂肪又要多大的推注力呢？因此，笔者认为此种计算方法的可行性有待于进一步的商榷与探讨。笔者目前主要通过术者经验与术中对比观察眼球突出度来估计脂肪抽吸的程度。对特别严重的，眼球突出度大于 25mm 的，或以眼外肌病变为主的 TAO 患者，通过本方案如果觉得眼球突出度矫正不够，可采取联合眶外侧壁减压术，甚至深部眶外侧壁减压术，以加大眼球突出矫正的程度。另外，考虑到术后眼球移位引起的顽固性复视，笔者一般不主张行眶底壁减压术。

（3）病变的性质与程度差异。按照病变的性质 TAO 分为Ⅰ与Ⅱ型，Ⅰ型 TAO 即脂肪增生型（lopogenic type），Ⅱ型即肌肉病变型（myogenic type）。Ⅰ型患者，主要以眼球突出矫正为主，而本方案的 ETOFD 将最有利于此型；而Ⅱ型绝大部分患者手术第一目的主要是解决眼外肌压迫导致的眶尖挤压综合征，因此本方案的 ETMOWD 可有效解决；如果对于少部分严重患者，Ⅱ型为主的同时兼顾Ⅰ型，即既有眼外肌过度肥厚，同时又有眶内脂肪的过度增生，而通过本方案尚不能充分矫正眼球突出度时，此时可考虑同期或择期行眶外侧壁减压术。但根据笔者 8 年来的临床经验与亚洲人 TAO 的病理生理学特点，此部分患者相对较少。

（二）ETMOWD 是否是甲状腺相关性眼病性视神经病变的第一选择

甲状腺相关性眼病性视神经病变主要是因为过度增生肥厚的眼外肌充盈深邃、狭小的眶尖部导致眶尖挤压而压迫视神经所致。因此，从解剖与病理生理学角度分析，必须充分打开眶尖部，解除眼外肌对视神经的直接压迫作用才能有效地促进视神经功能的恢复。从此角度，ETMOWD 应该是第一选择。但有作者通过回顾性、非随机对照研究发现，对甲状腺相关性视神经病变患者，采取眶外侧壁减压术、内眦部经皮肤或结膜径路眶内侧壁减压术、经眶周皮肤与结膜径路眶内下壁联合减压术三者之间在视神经功能恢复方面无明显差异。尽管如此，笔者认为这并不能排除它们之间在恢复程度上存在差异，以及所选择病人病变程度、评价标准等方面的原因。特别值得注意的是，从解剖学角度，通过眶周皮肤或结膜径路，无论是眶外侧壁减压，眶内侧壁减压，还是眶内下壁联合减压术，都不能像 ETMOWD 那样充分去除眶尖部内侧的蝶骨小翼，打开总腱环，真正实现眶尖部的松解、减压。实际上，根据眼眶的解剖特点，以及从术后眼眶 CT 扫描显示，绝大多数患者去除的骨质后界仅相当于眼球赤道部稍靠后。所以不难理解上述三种传统眶减压手术方式之间在视神经功能恢复方面存在的可能差异，但与 ETMOWD 之间差异究竟如何有待于进一步的前瞻性随机对照研究。

典型病例分析

（1）病史：患者留××，女，42 岁。诉双眼渐进性眼球突出 6 年，视力下降 2 年，加重 3 个月入院。患者入院前 6 年来双眼渐进性眼球突出，且近 2 年来视力缓慢下降，曾至多处医院治疗，诊断为"甲状腺相关性眼病"，给予激素治疗（具体不详），效果不明显。最近 3 个月来，感觉病情加重，双眼视力进一步下降，遂转来本院。既往存"甲亢"病史，药物控制稳定。无吸烟嗜好。否认糖尿病病史、家族史及遗传病病史。

（2）入院检查：全身一般情况可。Vod 0.1，Vos 0.3，矫正均不能。双眼眼球突出，双眼眼球突出度 OD 20mm，OS 21mm。双眼上转稍受限（图 10-3-8a）。屈光间质清，眼底未见明显异常。入院后眼眶 HRCT 检查显示双眼眼球明显突出，眼外肌显著肥厚、增粗，眶尖部拥挤（图 10-3-9a、b）。甲状腺功能检查：甲状腺功能正常。

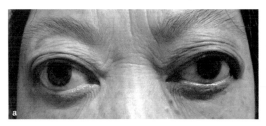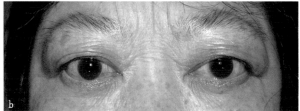

图 10-3-8　TAO 患者手术前后外观

a. 术前外观,双眼眼球显著前突,眼球突出度 OD 20mm,OS 19mm;双眼上睑轻度退缩,眼睑肿胀;眼位正,各方位活动正常;b. 术后 6 个月外观,双眼眼球突出度 OU 14mm,双眼眼位正,各方位运动无异常

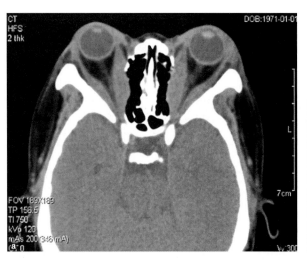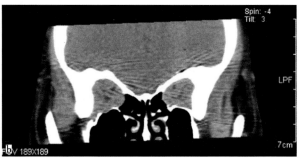

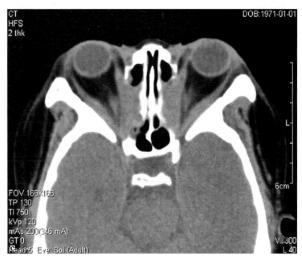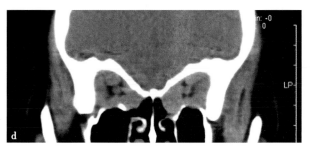

图 10-3-9　TAO 患者手术前后 HRCT 检查

a. 术前水平位 HRCT 扫描,显示双眼眼球明显突出,双眼内直肌显著肥厚增粗,眶尖部拥挤,压迫视神经;b. 术前冠状位 HRCT 扫描,显示双眼内、外、下、上直肌显著肥厚增粗,眶尖部拥挤,视神经被压迫;c. 术后 6 个月水平位 HRCT 扫描,显示双眼眶内侧壁纸板缺失,眶内组织明显疝入筛窦腔内;d. 术后 6 个月冠状位 HRCT 扫描,显示双眼眼球回退,双侧眶内侧壁纸板缺失,眶内组织疝入筛窦

（3）入院诊断：①双眼眶尖挤压综合征；②双眼 TAO（肌肉增生型）；③甲亢。

（4）治疗经过：入院后完善相关术前准备，全麻下行双眼内镜下眶内侧深部减压术（即 ETMOWD+ETIOFD），术中所见如图 10-3-10 所示。全麻清醒后安返病房。术后除静脉滴注广谱抗生素预防感染外，静脉滴注甲基强的松龙 1 000mg/d，连续 3 天后停用。

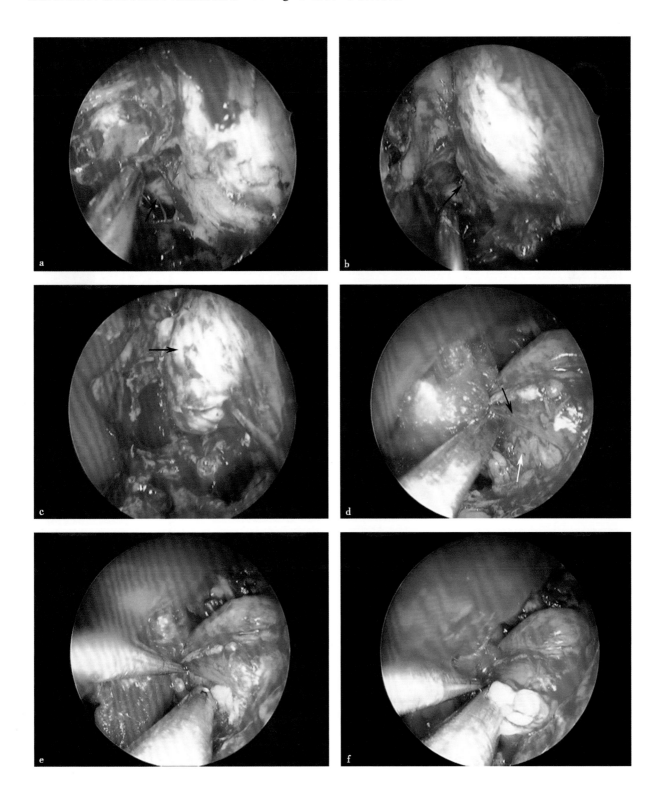

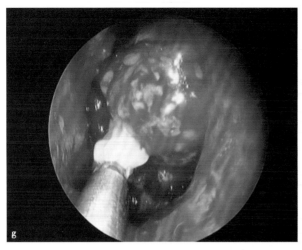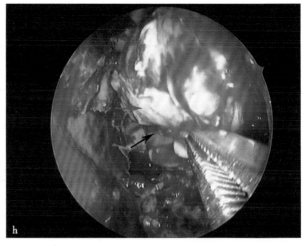

图 10-3-10　左侧眶内侧深部减压术手术过程

a. 内镜下左侧眶内侧壁纸板"骨骼化"，充分暴露眶内侧壁，定位蝶窦腔、眶尖部与视神经管隆突（黑箭头），总腱环（蓝箭头）为去除眶内侧壁的后界；b. 剥离眶纸板，暴露整个眶内侧壁筋膜，直达总腱环（黑箭头）；c. 以锐利的 9#MVR 刀沿眶顶、眶内下壁交界隔角骨质处自眶尖部始，由后向前纵行切开眶筋膜，制备眶筋膜条带（黑箭头）；d. 以圆形蝶窦探针往内上方轻轻牵拉内直肌（黑箭头），暴露眶内下方肌锥内脂肪间隔（白箭头）；e～g. 抽吸肌锥内脂肪；h. 将眶筋膜条带（黑箭头）调整、复位至原来内直肌表面位置，蓝箭头示内侧眶筋膜

（5）术后效果：术后次日查房，患者诉双眼视力明显好转，球后紧迫感消失。双眼眶周未见青紫淤血，双眼眼球突出明显改善，无复视。术后 15 天出院复查，Vod 0.6，Vos 0.6。无复视。术后 3 个月复查，Vod 1.0，Vos 1.0；无眼痛、复视等不适。眼球突出度 OD 14mm，左眼 14mm（见图 10-3-8b）。眼眶 HRCT 检查显示双侧眼球后退，双侧眶内侧壁纸板缺失，眶内组织特别是内直肌明显疝入筛窦（见图 10-3-9c、d）。

（三）高眼压的 TAO 患者如何处理

高眼压是 TAO 患者的一个主要并发症，严重者可引起继发性青光眼。TAO 患者高眼压的机制非常复杂，其中极可能与眶压增高、静脉回流受阻、眼外肌牵拉压迫、前房角小梁网结构与功能改变等均密切相关。对于并发高眼压患者，传统方法为采取药物或滤过性手术降低眼压，但临床上效果极差，属于眼科疑难疾病之一。一方面因为其机制极其复杂，且与青光眼高眼压机制完全不一样，因此，常规的抗青光眼药物仅起临时性降低眼压作用，且降压效果极不理想；另一方面，因为自身免疫机制异常，特别是自身免疫性炎症导致的纤维增生与瘢痕化极易导致抗青光眼滤过性手术失败。笔者曾见过 1 例继发青光眼的 TAO 患者，在全国 6 家著名医院诊治过，右眼先后做过小梁切除术、晶状体摘除术、玻璃体切除术、房水引流阀植入术、睫状体光凝术等，最后导致仅存光感而转来本院诊治。因此，如何处理 TAO 患者并发的高眼压为眼科亟需攻克的堡垒之一。

尽管尚缺乏有力的临床证据，但根据高眼压的病理生理学机制，笔者主张对高眼压患者必须采取"早诊断、早减压"的原则，且必须充分实现眶尖部减压。只有早期通过充分的眶减压手术，才能有效地降低眶内压与巩膜静脉压，畅通房水的引流，才能有效地解除眼外肌的压迫。如果早期不积极处理，而局限于长期的抗青光眼药物的应用，最终将导致前房角从功能学的障碍发展为器质性的损害时，即使采取眶减压术，此时为时已晚，房水引流障碍很难再通过眶减压术而得到解决，从而迫不得已采取其他的抗青光眼手术，但因为上述原因，因为自身免疫炎症机制的持续存在，此手术属于高危抗青光眼手术行列，失败的可能性非常大。因此，笔者主张对于高眼压的 TAO 患者，早期采取眶减压术实属必要。笔者根据今年的临床经验积累亦一定程度上证明了此点。但是，具体尚有待于进一步的探索与研究。

典型病例分析

（1）病史：患者陈××，女，25岁。诉双眼眼球突出5年余入院。患者6年前无明显诱因出现双眼眼球突出，偶眼眶周围胀痛，当地医院诊治，诊断为"继发性青光眼""甲状腺相关性眼病"，给予"美开朗眼药水""派立明眼药水"等降眼压治疗，但一直控制不理想。因要求矫正眼球突出以改善外观、控制眼压而来本院。既往检查甲状腺功能正常。无不良嗜好。否认糖尿病病史、家族史及遗传病史等。

（2）入院检查：全身一般情况可。Vod 1.0，Vos 1.0（矫正后视力）；双眼眼球突出，眼球突出度 OD 18mm，OS 19mm。IOP 处于 28～34mmHg 之间。双眼上睑轻度退缩，无迟落；眼位正，各方位活动正常（图10-3-11a）。眼底未见异常。入院后眼眶 HRCT 检查显示双眼眼球明显突出，球后脂肪过度增生，眼外肌未见明显肥厚、增粗（图10-3-11c、d）。甲状腺功能检查：正常。

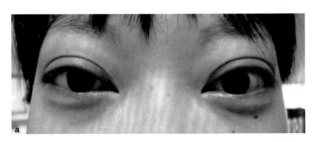 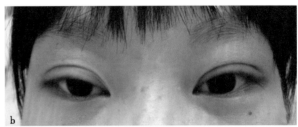

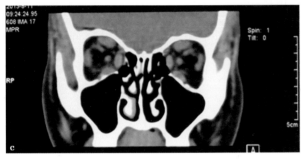 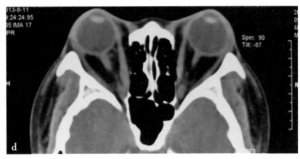

图 10-3-11　患者外观与 HRCT 检查

a. 术前患者外观，双眼眼球明显突出，眼球突出度 OD 18mm，OS 19mm。双眼上睑轻度退缩，无迟落，眼位正，各方位活动正常；b. 术后6个月患者外观，眼球突出度 OD 13mm，左眼14mm。双眼眼位正，各方位运动无异常；c. 术前冠状位眼眶 HRCT 扫描，显示肌锥内脂肪明显增生，眼外肌未见异常；d. 术前水平位眼眶 HRCT 扫描，显示双眼眼球明显突出，肌锥内脂肪显著增生，眼外肌未见明显肥厚、增粗，视神经被拉直现象

（3）入院诊断：①双眼眶尖挤压综合征；②双眼 TAO（肌肉增生型）③甲亢。

（4）治疗经过：入院后完善相关术前准备，全麻下行双眼内镜下眶内侧深部减压术（即 ETMOWD+ETIOFD），术中所见如图10-3-12所示。全麻清醒后安返病房。术后除静脉滴注广谱抗生素预防感染外，静脉滴注甲基强的松龙500mg/d，连续3天后停用。

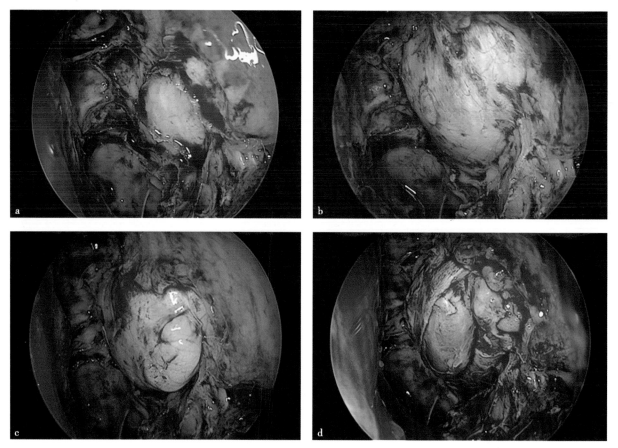

图10-3-12　患者左侧内镜下眶深部减压术手术过程

a.内镜下左眼眶内侧壁纸板"骨骼化"，充分暴露眶内侧壁，定位蝶窦腔、眶尖部与视神经管隆突；b.剥离眶纸板，暴露整个眶内侧壁筋膜；c.以锐利的9#MVR刀沿眶顶、眶内下壁交界隔角骨质处自眶尖部始，由后向前纵行切开眶筋膜，制备眶筋膜条带，促使眶内组织疝入筛窦腔内；d.抽吸肌锥内脂肪后将眶筋膜条带调整、复位至原来内直肌表面位置

（5）术后效果：术后次日查房，患者诉球后紧迫感消失。双眼眶周未见青紫淤血，双眼眼球突出明显改善，无视力下降、复视等。术后14天出院复查，Vod 1.0，Vos 1.0（矫正后），无复视；IOP位于15～20mmHg（OU）；术后6个月复查，Vod 1.0，Vos 1.0；无复视、眼部不适等。IOP位于14～18mmHg（OU）；眼球突出度OD 13mm，左眼14mm（见图10-3-11b）。

（四）轻中度TAO是否可实施眶减压术以改善外观

对于TAO患者，目前仍局限于由少数大医院的极少数医生对存在暴露性角膜溃疡、压迫性视神经病变等并发症的严重TAO患者施行眶减压手术，而对轻中度眼球突出患者为手术禁忌证，主要原因在于传统眶减压术创伤大、操作复杂、减压程度不易控制、并发症多、术后效果欠理想等。但既存的事实是，即使轻中度的眼球突出亦严重困扰着广大TAO患者的生活质量与自信！随着物质文化生活水平的日益提高，越来越多的患者强烈要求矫正眼球突出，改善外观，找回自信。一定程度上，本方案可能是目前改变此种尴尬"困局"的最理想的方法，即极可能将眶减压手术从原来"创伤大、粗犷、效果欠佳"的复杂眼眶手术向一种"微创、精细、效果可控"的整形手术的"质"的转变。从整形手术的角度，它具有如下优越性：

1.微创、没有任何眶周皮肤瘢痕、术后恢复快。

2.眼眶减压充分。如上所述，自2006年10月至2013年5月，我们采取此种方案对108例（206眼）Ⅰ型TAO患者手术，随访（16.0±4.2）个月（12～24个月）发现，其眼球突出矫正度平均达8.2mm±1.8mm（4～11mm），眼球突出矫正程度明显优于其他传统手术。对轻中度眼球突出患者，我们认为根本无须联合外侧壁减压、下壁减压等创伤大的方式施行。

3.眼球突出矫正程度可控。尽管目前不能量化，但可根据自身经验判断患者双眼眼球突出度的矫正程度,直到满意为止。自 2006 年 10 月至 2013 年 5 月,我们采取此种方案对 108 例(206 眼)Ⅰ型 TAO 患者手术,随访(16.0±4.2)个月(12~24 个月)发现,106 例患者(98.1%)达到双眼眼球对称。

4. 有效地解决了术后复视。如上所述,术后眼球移位或眼外肌功能障碍所致的复视是传统眶减压手术的一大难题,其发生率高达 38%~60%。而据报道,内下壁联合减压术术后复视率达 85% 以上。而自 2006 年 10 月至 2013 年 5 月,我们采取这种新的方案对 108 例(206 眼)Ⅰ型 TAO 患者手术,随访(16.0±4.2)个月(12~24 个月)发现,仅 2 例患者(1.85%)出现手术所致的顽固性复视而最终接受眼外肌手术。

5. 并发症少,术后效果可靠。笔者为 300 多例 TAO 患者施行该手术方案,除了极少数患者存在术后暂时性复视、轻度鼻出血,以及 1 例患者术后第二天出现视网膜中央动脉阻塞而视力严重下降以外,迄今为止,尚未见其他并发症发生,如明显眶内出血、术后感染、视神经损伤、眼外肌损伤、脑脊液鼻漏等。且术后效果相当稳定可靠,除 1 例接受双眼手术患者术后右眼外上方部位反复出现充血、水肿外,迄今为止尚未见复发的病例。

典型病例分析

病史、术前外观与眼球突出度、手术经过均同"四、手术操作步骤、技巧与注意事项"所示病例,术后 9 个月复查,双眼眼球突出度:13mm,双眼眼位正,各方位运动异常,无复视。眼眶 HRCT 复查,见眼球回退,双侧眶内侧壁纸板缺失,眶内组织疝入筛窦腔内,鼻腔鼻窦未见异常。

(五)TAO 急性炎症期是否可以实施眶减压术?

眶减压术一般在 TAO 非炎症期才能施行手术,如 TAO 处于急性炎症期是手术禁忌。但临床上笔者发现,一部分急性炎症期患者,应用"大剂量糖皮质激素",甚至免疫抑制剂等炎症控制不理想,但因为日益加重的暴露性角膜溃疡、眶尖挤压综合征等又迫不得已施行 ETMOWD。出乎意料的是,术后患者急性炎症期明显减退,此时眶周或球后注射曲安奈德混悬液、免疫抑制剂等,效果明显增加,炎症一般都能在短时间内得到有效控制;另一方面,术后并没有出现如传统手术报道的并发症。从 ETMOWD 设计的角度考虑,所有的动作在眶筋膜外操作,对眶内组织干扰极少。因此,尽管目前我们尚缺乏充分的临床资料证明,从初步临床经验基础上我们认为在迫不得已的情况下,TAO 急性炎症期也是可以施行 ETMOWD 的,不过手术操作、术后患者管理等需要更加小心谨慎。

(六)ETMOWD 术后鼻部并发症是否高于传统手术?

有文献报道,内镜下经鼻径路眶内侧壁或内下壁联合眶减压术术后鼻部并发症较传统的经眶径路眶减压术多。但从我们目前 300 多例的临床经验分析,除了 1 例患者术后存在嗅觉减退异常外,其他患者并未见明显并发症,包括慢性鼻炎、急慢性鼻窦炎等。笔者推测,造成此种结果的原因很可能是早期耳鼻咽喉科医生鼻内镜鼻窦外科技术上的问题,以及并没有认识到同期开放鼻窦开口的重要性。因此,笔者强调,施行该方案时充分开放上颌窦、额窦、蝶窦窦口的重要性。

(吴文灿　涂云海　颜文韬)

<h2 align="center">参 考 文 献</h2>

1. Eckstein A,Dekowski D,Führer-Sakel D,et al. Graves' ophthalmopathy. Ophthalmologe,2016,113(4):349-364.

2. Saeed P,Tavakoli Rad S,Bisschop PHLT. Dysthyroid Optic Neuropathy. Ophthalmic Plast Reconstr Surg,2018,34(4S Suppl 1):S60-S67.

3. Strianese D. Update on Graves disease:advances in treatment of mild,moderate and severe thyroid eye disease. Curr Opin Ophthalmol,2017,28(5):505-513.

4. Rootman DB. Orbital decompression for thyroid eye disease. Surv Ophthalmol,2018,63(1):86-104.

5. Menconi F,Leo M,Sabini E,et al. Natural history of graves' orbitopathy after treatment. Endocrine. 2017,57(2):226-233.

6. Wu CY,Niziol LM,Musch DC,et al. Thyroid-Related Orbital Decompression Surgery:A Multivariate Analysis of Risk Factors and Outcomes.Ophthalmic Plast Reconstr Surg,2017,33(3):189-195.

7. Liang QW，Yang H，Luo W，et al. Effect of orbital decompression on dysthyroid optic neuropathy：A retrospective case series. Medicine（Baltimore），2019，98（3）：e14162.

8. Stähr K，Holtmann L，Schlüter A，et al. The influence of orbital decompression on objective nasal function in patients with graves' orbitopathy. Eur Arch Otorhinolaryngol，2018，275（10）：2507-2513.

9. Ediriwickrema LS，Korn BS，Kikkawa DO. Orbital Decompression for Thyroid-Related Orbitopathy During the Quiescent Phase. Ophthalmic Plast Reconstr Surg，2018，34（4S Suppl 1）：S90-S97.

10. Sellari-Franceschini S，Rocchi R，Marinò M，et al. Rehabilitative orbital decompression for Graves' orbitopathy：results of a randomized clinical trial. J Endocrinol Invest，2018，41（9）：1037-1042.

11. Jefferis JM，Jones RK，Currie ZI，et al. Orbital decompression for thyroid eye disease：methods，outcomes，and complications. Eye（Lond），2018，32（3）：626-636.

12. Mueller SK，Miyake MM，Lefebvre DR，et al. Long-term impact of endoscopic orbital decompression on sinonasal-specific quality of life. Laryngoscope，2018，128（4）：785-788.

13. Nik N，Fong A，Derdzakyan M，et al. Changes in Choroidal Perfusion after Orbital Decompression Surgery for Graves' Ophthalmopathy. J Ophthalmic Vis Res，2017，12（2）：183-186.

14. Cheng AM，Wei YH，Tighe S，et al. Long-term outcomes of orbital fat decompression in Graves' orbitopathy. Br J Ophthalmol，2018，102（1）：69-73.

15. Woo YJ，Kim JW，Yoon JS. Preoperative clinical features of reactivated of Graves' orbitopathy after orbital decompression. Eye（Lond），2017，31（4）：643-649.

16. Sellari-Franceschini S，Dallan I，Bajraktari A，et al. Surgical complications in orbital decompression for Graves' orbitopathy. Acta Otorhinolaryngol Ital，2016，36（4）：265-274.

17. Choi SU，Kim KW，Lee JK. Surgical Outcomes of Balanced Deep Lateral and Medial Orbital Wall Decompression in Korean Population：Clinical and Computed Tomography-based Analysis. Korean J Ophthalmol，2016，30（2）：85-91.

18. Hernández-García E，San-Román JJ，González R，et al. Balanced（endoscopic medial and transcutaneous lateral）orbital decompression in Graves' orbitopathy. Acta Otolaryngol，2017，137（11）：1183-1187.

19. Miśkiewicz P，Rutkowska B，Jabłońska A，et al. Complete recovery of visual acuity as the main goal of treatment in patients with dysthyroid optic neuropathy. Endokrynol Pol，2016，67（2）：166-173.

20. Schiff BA，McMullen CP，Farinhas J，et al. Use of computed tomography to assess volume change after endoscopic orbital decompression for Graves' ophthalmopathy. Am J Otolaryngol，2015，36（6）：729-735.

21. Park SM，Nam SB，Lee JW，et al. Quantitative Assessment of Orbital Volume and Intraocular Pressure after Two- Wall Decompression in Thyroid Ophthalmopathy. Arch Craniofac Surg，2015，16（2）：53-57.

22. Kingdom TT，Davies BW，Durairaj VD. Orbital decompression for the management of thyroid eye disease：An analysis of outcomes and complications. Laryngoscope，2015，125（9）：2034-2040.

23. Lv Z，Selva D，Yan W，et al. Endoscopical Orbital Fat Decompression with Medial Orbital Wall Decompression for Dysthyroid Optic Neuropathy. Curr Eye Res，2016，41（2）：150-158.

24. Thapa S，Gupta AK，Gupta A，et al. Proptosis reduction by clinical vs radiological modalities and medial vs inferomedial approaches：comparison following endoscopic transnasal orbital decompression in patients with dysthyroid orbitopathy. JAMA Otolaryngol Head Neck Surg，2015，141（4）：329-334.

25. Wu W，Selva D，Bian Y，Wang X，et al. Endoscopic medial orbital fat decmopression for proptosis in type 1 graves orbitalpathy. Am J Ophthalmol，2015，159（2）：277-284.

26. Gulati S，Ueland HO，Haugen OH，et al. Long-term follow-up of patients with thyroid eye disease treated with endoscopic orbitaldecompression. Acta Ophthalmol，2015，93（2）：178-183.

27. Baril C，Pouliot D，Molgat Y. Optic neuropathy in thyroid eye disease：results of the balanced decompression technique. Can J Ophthalmol，2014，49（2）：162-166.

28. Antisdel JL，Gumber D，Holmes J，et al. Management of sinonasal complications after endoscopic orbital decompression for Graves' orbitopathy. Laryngoscope，2013，123（9）：2094-2098.

29. Leong SC，White PS. Outcomes following surgical decompression for dysthyroid orbitopathy（Graves' disease）. Curr Opin Otolaryngol Head Neck Surg，2010，18（1）：37-43.

第十一章　内镜下爆裂性眶壁骨折整复术

爆裂性眶壁骨折为常见眼外伤，是由于眼眶软组织或眶缘受钝物打击后，眶内压急剧升高，眶壁发生相对形变而塌陷，引起眶壁最薄弱处爆裂，眶内软组织嵌顿/疝入到邻近鼻窦腔内，最终导致一组以眼球内陷和移位、眼球运动障碍和复视、眶下神经感觉障碍等为临床表现的综合征。按照骨折的部位，分为眶内侧壁骨折、眶下壁骨折、眶外侧壁骨折、眶内下壁联合骨折以及复合性骨折。按照骨折相对眼眶的方向，分为击入性骨折与击出性骨折。

手术为爆裂性眶壁骨折最主要的治疗方法，但因地域、医院、医生诊疗水平之间的差别，整复质量参差不齐。既往主要采用"头灯"照明下的眶壁骨折整复模式，且根据骨折发生的部位、范围、组织疝入或嵌顿与否及程度、手术者的技巧与经验而方法各异，特别是，"功能复位"与"解剖复位"之争一直为眶壁骨折整复的焦点之一。如何正确地掌握手术操作技巧，规范、安全、高效地整复爆裂性眶壁骨折一直为眼科临床的难点内容。

近年来，随着 CT 扫描的应用、新型眶内填充材料的开发，人们对爆裂性眶壁骨折的认识水平日益提高，特别是内镜技术在爆裂性眶壁骨折整复手术中的拓展应用与完善，治疗水平与质量日益提高，为整复爆裂性眶壁骨折，矫正眼球内陷，消除复视及恢复眼球正常运动功能提供了较理想的手段。

第一节　概　　述

一、发病机制

目前对爆裂性眶壁骨折发生的具体机制尚不清楚，主要存在"眶内流体压力增高"学说和"眶底扣压"学说两种。但不管是何种学说，基本上可以理解为：眼眶基本上为一密闭腔隙，当眶缘遭受比眶口面积大的钝性冲击时，眶内压急剧升高，通过眶壁"力的传递作用"或"眶骨相对位移后退"或两者之间的综合作用，致使眶壁最薄弱处发生骨折。眶内侧壁纸样板骨质菲薄，极易发生骨折。眶下壁内侧骨质厚 0.5～1mm，间接外力冲击时亦易发生骨折。眶下壁外侧稍低平，向外下，斜向下向外承受压力更大，故此处亦容易发生骨折。在一定意义上，爆裂性眶壁骨折也是一种保护机制，遭受钝性外力冲击时，通过眶壁传递的作用力因为眶壁骨质"爆裂"而消失，急剧升高的眶内压得到缓解，从而避免了眼球受到冲击而发生破裂。因此，临床上常常见到患者眶壁爆裂性骨折严重但视力却无损。当然，在钝性外力的冲击下，因为眶壁某一处突然"爆裂"，眶内组织如脂肪、眼外肌等在间接外力冲击下极容易疝入周围相应的上颌窦或筛窦腔内而引起眶内容物相对减少，眶腔容积扩大而导致眼球内陷，或组织嵌顿于骨折处继发缺血、肿胀，甚至坏死。眼外肌移位、肿胀及嵌顿将导致眼球运动障碍，产生复视。

二、临床表现

根据骨折部位和软组织嵌顿不同，爆裂性眶壁骨折临床表现各异。所有患者均存明确外伤史，结膜或眶周皮下青紫淤血，严重者可合并眼球破裂伤。常见体征如下：

（一）眼球内陷

正常情况下，双眼眼球突出度不超过 2mm。眼眶爆裂性骨折患者，如果伤眼较健眼眼球突出度差超过 2mm，外观上将出现眼球内陷。伤后早期多因眶内出血、软组织水肿而内陷不明显，甚至呈短暂眼球突出。但随着出血吸收、水肿逐渐消退，眼球内陷才逐渐明显。眼球内陷产生的机制可能为：

1．眶内组织如脂肪、眼外肌疝入邻近上颌窦或筛窦腔内，导致眶内容物容积相对减少。

2．眶壁骨折、移位，导致眼眶骨性容积增大。

3．眶内脂肪组织因钝性挫伤、眶内出血等而继发性坏死、萎缩。

4．眶内组织，特别是骨折嵌顿处或疝入的软组织瘢痕化，牵拉致使眼球往瘢痕牵拉的方向移位。

5．眼外肌嵌顿或纤维化。

范先群等报道眼眶爆裂性骨折时，眼球内陷程度与眼眶容积改变密切相关。眼眶容积每增加 $1mm^3$，眼球将内陷 $0.8\sim0.9mm$。因此，眼眶爆裂性骨折整复术的关键为尽早修复、重建眼眶的正常解剖形态，松解与彻底还纳疝入或嵌顿的眶内软组织，减少组织缺血、坏死、萎缩及瘢痕形成，修复缺损的眶壁，使眶骨和眶内容物置于正常的眼眶解剖界定的范围内，达到眼眶功能与形态正常的理想治疗效果。

（二）复视与眼球运动障碍

根据骨折部位、范围大小、眼外肌受累情况，复视出现性质与程度各异。轻者第一眼位无复视，只有向某方位极度注视时方出现；重者第一眼位即存复视，眼球转动不能过中线。内侧壁骨折时多表为水平复视，眶底壁骨折时多呈垂直复视，复杂性眶壁骨折，复视表现为全方位。爆裂性眶壁骨折所致眼球运动障碍原因主要在于 3 方面：①肌肉直接损伤或水肿；②支配肌肉运动的神经受损；③肌肉嵌顿于骨折处或鼻窦腔内。前两者多表现为眼球向麻痹肌作用方向转动障碍，后一种情况表现为眼球向拮抗肌作用方向不能放松，亦常表现为多方向运动障碍。如眶下壁骨折下直肌嵌顿时，除下直肌运动障碍外，亦有眼球上转不足。另外，对于眶底骨折，如骨折发生于眶下沟前端至眶下缘之间，多产生眼球上转障碍；如发生于眶下沟前端以后，多产生眼球下转障碍；如以眶下沟为中心，前、后部都发生骨折，则产生眼球上下运动障碍。

（三）其他伴随体征

部分患者可出现鼻出血、上下睑及眶周围皮下淤血、眶内气肿。筛骨水平板损伤可出现脑脊液漏。眶底骨折者，特别是发生于眶下沟内侧者，伤侧颊部、鼻翼、上唇牙龈等眶下神经支配区将出现麻木感及感觉迟钝。

三、诊断与鉴别诊断

根据外伤史、典型临床症状与特征以及影像学检查结果，诊断并不困难。下述检查有助于眼外肌受累的性质和程度的判断。

（一）被动牵拉试验

眶底骨折患者，表面麻醉下用有齿镊夹住上直肌止点，让病人平视，双眼自然放松，牵拉眼球做上转运动，如眼球不能上转为阳性，表示下直肌嵌顿，轻度受限为（+），重度受限为（+++）。此试验应双侧进行，先健侧，后患侧，以便对照。怀疑内直肌嵌顿时，应行内直肌牵拉试验。值得注意的是，伤后早期眼外肌组织水肿也可呈现阳性，但仍存一定的弹性感，且数天后即转为阴性。

（二）主动牵拉试验

病人处于第一眼位，如上法固定上直肌止点后，手持镊子不动，嘱病人眼球下转运动，如感到有一种力量在牵拉镊子向下运动，且力量较大，表明下直肌肌力正常。当下直肌嵌顿时，下直肌收缩受到限制，或者下直肌麻痹，此时对镊子主动牵拉感即减弱或消失。通过以上两个试验可协助诊断。

（三）影像学检查

CT 扫描是目前对骨折定位诊断最可靠的方法，可确定骨折大小、部位及软组织嵌顿程度。一般拍眼眶、鼻窦冠状位、水平位及矢状位,应用薄层扫描(1.5～2mm 层厚)。CT 扫描可见眶内、下壁骨质连续性中断、眶内组织通过骨折缺损区嵌入筛窦或上颌窦腔内,如嵌入上颌窦内可呈典型的"泪滴状",其边缘可见破碎骨片影,亦可见增粗、肥大、弯曲、移位及嵌顿的内、下直肌。由于出血和组织的嵌顿使筛窦和上颌窦窦腔变窄或密度增高。

四、手术适应证与禁忌证

(一)手术适应证

手术适应证取决于术者的手术能力以及患者的损伤情况。我们一般遵循以下原则:

1. **复视** 爆裂性眶壁骨折患者经激素、营养神经、眼球运动训练等保守治疗 2～3 周后,如果复视无改善,眼球运动仍受限,眼球内陷,牵拉试验阳性,CT 断层显示眶壁骨折及眶内组织嵌顿者,应积极进行手术修复。伤后如果复视现象明显,且系眶壁骨折眼外肌嵌顿所致者,即使同时合并眼外肌麻痹,保守治疗 7～10 日后即可早期施行手术,以免眼球内陷及嵌顿肌肉纤维化。

2. **眼球内陷** 伤后 2～3 周出现明显眼球内陷的眶壁骨折患者,肉眼可察觉的眼球内陷(双眼眼球内陷差别大于 2mm)。

3. **骨折面积大于 $2cm^2$** 伤后 2～3 周尽管无明显眼球内陷或复视现象,但骨折面积估计大于 $2cm^2$ 者,亦主张手术治疗,因为此类患者 6～9 个月后绝大部分出现明显的眼球内陷。

4. **眶内上方骨折** 骨折片明显往内上、内侧移位而极可能堵塞额窦窦口引流者,即使骨折范围较小,笔者亦主张手术整复,同时祛除移位的骨折片。必要经筛径路开放相应的鼻窦引流口。

(二)手术禁忌证

1. 存在复合性颅脑损伤、前颅底骨折波及眶内上壁,术中有可能导致颅内损伤者。

2. 合并急性鼻窦炎患者或外伤性泪囊炎患者,应先控制局部感染症状。

3. 合并眼球外伤者,近期有内眼手术病史患者,特别是行玻璃体切割手术以及硅油等眼内填充患者,建议在内眼手术后 3 个月再行骨折手术。

4. 合并明显外伤性视神经病变,视力严重下降甚至丧失光感患者,是否需行眶内侧壁骨折整复需要慎重。

5. 患者有其他全身情况不能耐受手术的,如糖尿病患者血糖控制欠佳者等。

第二节 内镜下经泪阜后径路眶内侧壁骨折整复术

迄今为止,眶内侧壁骨折整复方法众多,有经内眦部眉弓下皮肤径路(即 Lynch Incision)、经内眦部皮肤径路、经泪阜部结膜径路以及经下睑睫毛下皮肤径路或经下穹窿结膜径路,但经内眦部眉弓下皮肤径路、经内眦部皮肤径路需颜面部皮肤切口、并有滑车损伤、内眦韧带损伤、泪道损伤等缺陷;而经泪阜部结膜径路极易损伤眶隔,术中脂肪疝出而影响手术操作,且亦存在直达眶内侧壁骨膜及暴露术野较困难、泪道损伤等缺陷;至于采取经下穹窿结膜径路或下睑睫毛下皮肤径路,根据解剖结构特点,笔者认为仅适合邻近眶底壁的、骨折范围不大的眶内侧壁骨折,应用范围极其有限。

近年来,我们创新性地开发了"内镜下经泪阜后径路眶内侧壁骨折整复术"(endoscopic trans-retro-caruncular repair of medial orbital wall fracture,ETRMOWF),取得理想效果,具有手术径路直接、创伤小、术野暴露充分、眶内组织松解与还纳彻底、解剖复位、人工骨置放位置稳固可靠、微创等优点,特介绍如下。

一、经泪阜后径路的相关应用解剖

详见第五章第一节。

二、手术适应证与禁忌证

详见本章第一节。

三、手术操作步骤、技巧与注意事项

（一）经泪阜后径路手术操作步骤与技巧

1. 将血管收缩剂的局麻药经结膜向眼眶内侧注射，局部浸润有利于止血。同时可以沿骨膜下注射，起到骨膜分离的作用。

2. 沿泪阜处结膜与皮肤交界处做切口（切口时注意避免上下泪小管损伤）（图11-2-1）。剪开泪阜与内眦韧带紧密相连的结膜和结膜下组织（图11-2-2）。眼科剪沿Horner肌方向钝性分离至眶内壁（图11-2-2）。钝性器械确认泪后嵴后，剥离子钝性向后分离，充分暴露眶内壁骨膜。

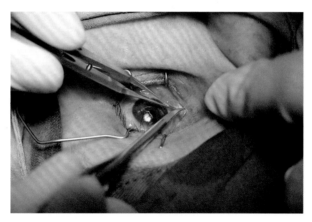

图11-2-1　切口

显微剪刀剪开泪阜区皮肤与结膜交界处结膜和结膜下组织，虚线提示切开方向

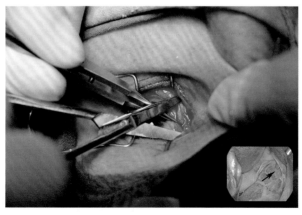

图11-2-2　分离

剪刀沿Horner肌层间分离，右下方小图为解剖图，剪刀显示正常手术径路，箭头示尸头解剖下Horner肌

3. 电刀切开眶内壁骨膜，切口位置在泪后嵴后方（图11-2-3a），剥离子钝性分离骨膜，可充分暴露眶内壁（图11-2-3b）。在骨膜切口上方，向上分离时需注意上斜肌滑车，向下分离时需注意下斜肌以及

Lockwood 韧带。向后分离注意筛前（图 11-2-3c）、筛后动脉（图 11-2-3d）的辨认，遇到需电凝烧灼后切断。筛后动脉电凝时需谨慎，避免引起视神经损伤，如果不影响人工骨植入可以不电凝。内镜下充分分离暴露骨折缘的边界（图 11-2-3e、f）。

4. 彻底松解、还纳眶内组织后，用带有刻度的剥离子测量骨折范围，根据骨折范围的形状、大小，将 0.8～1.0mm 厚的人工骨片修剪成稍大于骨折缺损范围，内镜直视下将其垫于骨折缺损部位，特别注意人工骨片后界、上界、下界须分别垫于骨折缘的后界、上界与下界，且人工骨植片与眶内侧壁之间无眶内组织嵌顿（图 11-2-3g，h）。

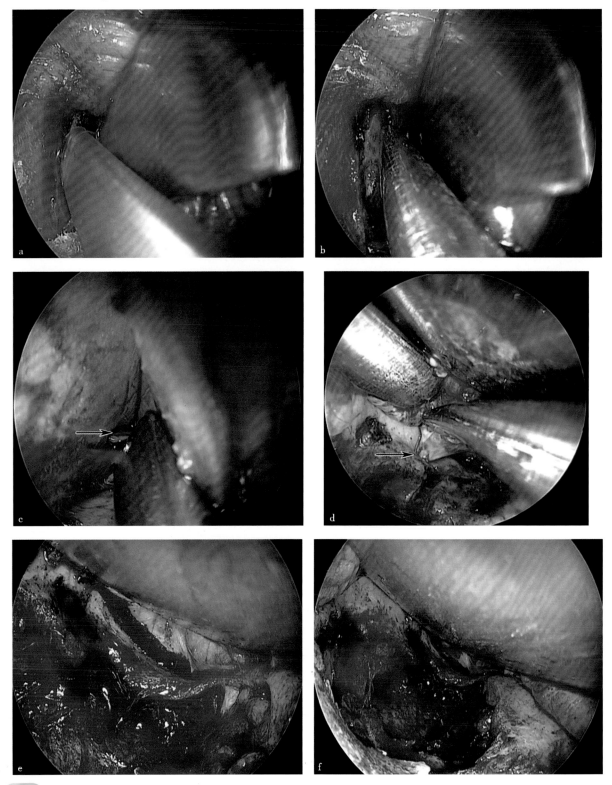

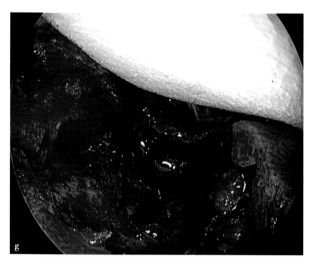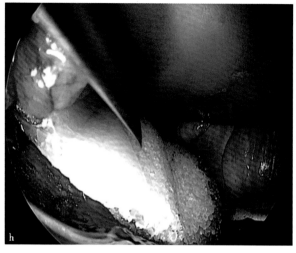

图 11-2-3　经泪阜后径路眶内壁骨折修复术内镜下手术步骤

a. 于泪后嵴后用电刀切开眶内壁骨膜；b. 带吸引剥离子钝性分离眶内侧壁骨膜，暴露眶骨膜下间隙；c. 沿眶内侧壁，内镜下往后潜行分离，暴露筛前孔，电凝筛前动静脉（黑箭头）；d. 暴露筛后孔，必要时电凝筛后动静脉（黑箭头）；e、f. 内镜下充分分离暴露骨折后界；g、h. 内镜下将 0.8～1.0mm 厚的相应大小的人工骨片垫于骨折缺损部位，使其覆盖骨折的后界、上界、下界与前界，人工骨植片与眶内侧骨壁之间无组织嵌顿

5. 眶内侧壁骨膜缝合困难，可以不予以缝合，缝合钝性分离的 Horner 肌即可，间断缝合泪阜及内眦部结膜。术毕，观察瞳孔大小是否正常。

（二）术中注意事项

1. **如何制作泪阜后结膜切口**　手术切口很重要。一方面，必须根据骨折的范围、位置制作切口的大小。例如，如果骨折偏向于内上方，则上睑近上泪小管处结膜切口应该稍微大一点；如果骨折位置偏向于内下方，则应将下泪小管处结膜切口稍微延长。同时，在往内侧潜行分离暴露眶内侧壁骨膜时，必须沿着眶隔的弧度，稍往内下后方分离，以免损伤眶隔导致眶内脂肪疝出而影响操作。另外，在往内上、内下方扩大切口时，必须注意内眦动静脉分支小血管损伤而导致明显出血，影响手术操作。最后，切口应稍远离泪小管，以避免损伤。

2. **如何彻底分离、松解、还纳眶内组织**　彻底分离、松解、还纳眶内组织可以说是决定手术成败的关键之一。首先，必须保证所有的操作均为眶骨膜下操作。在操作时，一方面必须准确辨识何为眶内组织、何为鼻内组织；另一方面必须尽可能保留眶骨膜的完整性。对于以疝入为主的眶内侧壁骨折，一般眶骨膜保持完整；但对于以嵌顿为主的，多数情况下眶骨膜完整，大部分在分离时破裂，因此在分离时必须尽可能避免眶骨膜破裂以及扩大，应该根据破裂部分的大小、方向、骨折嵌顿的程度，试着从不同的方向、角度予以分离、松解，然后还纳，切忌把破裂口撕裂开造成大量眶内组织疝出而影响手术。必要时可以考虑联合经筛径路手术，先分离骨折的内壁，可以减少眶骨膜撕裂的风险。同时，在操作时，必须主刀与助手密切、和谐配合，主刀在内镜下分离时，助手必须用脑压板或深部拉钩在内镜下将之还纳，充分暴露术野以便主刀进一步分离、松解。在眶内壁骨折上缘分离时注意筛前、筛后动脉的辨认与电凝止血。在邻近筛后动静脉、眶尖前端时，必须足够小心，特别在靠近眶尖的骨折。内镜下操作时需辨认视神经管内组织与嵌顿组织的辨认，切忌过度牵拉、压迫而损伤视神经。此时，助手密切观察术眼瞳孔大小很关键。如果瞳孔一旦散大，很可能术中过度操作而损伤视神经，操作应该立即停止，分析原因再决定下一步操作。

3. **如何植入人工骨片**　眶内侧壁为薄层骨板，厚 0.5～1mm。理论上，对于眶内侧壁骨折缺损，考虑到硬度与可支持力量，人工补片厚度仅需 0.8～1.0mm 即可。在操作中，笔者一方面注重骨折后界的暴露，只要充分暴露除了骨折后界，表明疝入或嵌顿的眶内组织已经得到彻底的松解与还纳，这是人工骨植入稳固与否的前提与基础。另一方面，人工骨片必须覆盖整个骨折缺损范围，特别是后界、上界、下界必须置于骨折缺损后界、上界、下界之上，且人工骨片与眶内侧壁骨质之间没有组织嵌塞。如果存在嵌塞组织，必须予以还纳，使之稳固无移位。在植入人工骨片时，必须往上、下方充分拉开切口，使之成线状，有利于骨折片顺利植入。最后，笔者强调的是，所有的动作必须在内镜直视下进行。

4. 术中如何止血　术中尽可能止血，避免明显出血，保持术野清晰对手术成功非常重要。术中出血主要来自于三个方面：一方面来自于眶内软组织，特别是对于陈旧性骨折，或过早手术的患者，此种情况一般术中轻柔操作、脑棉片轻压迫止血、低血压控制技术、调整患者体位等可得到解决；另一方面是来自鼻窦组织，因为外伤，筛窦内黏膜显著出血，因此术中必须仔细辨识，同时必须综合采用上述措施予以止血；第三方面是来自筛前、筛后动静脉，如果术中确系筛前、筛后动静脉出血，内镜直视下予以电凝止血。

5. 术毕是否加压包扎　因为该手术方式创伤很小，术中止血彻底，同时以防植入的人工骨受包扎的影响而移位，术毕一般无需加压包扎，仅以纱布或眼罩轻轻遮盖即可。

（三）术后处理与随访

1. 术毕麻醉清醒后需检测床旁视功能。安返病房后 1h、2h、6h 检查床旁视力，甚至观察瞳孔及瞳孔反射。如果视功能出现问题，必须立即查找原因，并予以紧急处理。

2. 全身应用广谱抗生素 3～5 天预防感染，应用糖皮质激素如甲基强的松龙 500mg/ 日，连续 3 天，减轻术后组织炎症反应。

3. 对嵌顿显著者，嘱患者术后加强眼外肌功能锻炼。

4. 术后 2 周、1 个月、3 个月、6 个月定期随访，检查视力、观察眼球突出度、眼位、眼球运动，有无复视等等，必要时行眼眶 HRCT 检查。

四、典型病例分析：眶内侧壁骨折致眼球内陷患者

1. **病史**　黄××，女，5 岁，左眼外伤后明显眼球内陷 1 个月入院。患儿 1 个月前在学校摔倒，当时左眼睑、眶周青紫、肿胀、疼痛，至当地医院保守治疗（不详），待肿胀消退后左眼球明显内陷，遂来院就诊，要求整复以改善外观。患儿无视力下降、复视等其他不适。

2. **入院检查**　左侧眼球明显内陷，眼球突出计查体不合作。双眼眼位正，各方位运动无受限（图 11-2-4a）。眼眶 HRCT 检查（图 11-2-5）：左侧眶内侧壁骨折，骨质连续线中断、变形，眶内组织疝入至筛窦腔内。

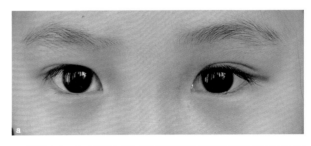

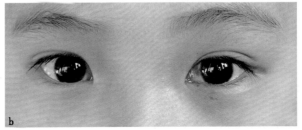

图 11-2-4　眶内壁骨折整复患者术前、术后第 3 天外观照
a. 术前，左眼较右眼明显内陷；b. 术后第 3 天，双眼眼球突出对称

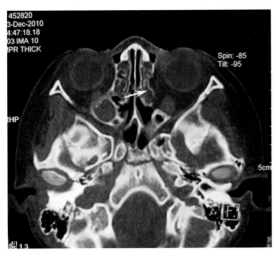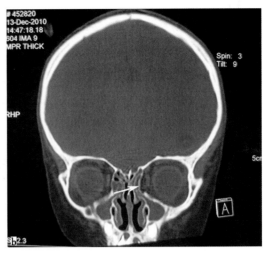

图 11-2-5　眶内侧壁骨折术前眼眶 CT 扫描检查（a.水平位；b.冠状位）

显示左眼眶内侧眶纸板骨折（白箭头），连续线中断、变形，眶内组织疝入筛窦腔内

3. **入院诊断**　左眼眶内侧壁爆裂性骨折。

4. **治疗经过**　入院后完善术前常规检查，全麻下施行"内镜下经泪阜后径路左眼眶内侧壁骨折整复术"。术中沿内眦部与泪阜皮肤结膜移行处做 2cm 弧形切口，潜行分离暴露眶内侧壁骨膜，切开骨膜，眶骨膜下潜行分离，伸入内镜，于内镜直视下潜行分离，暴露筛前动脉，电凝切断筛前动静脉。暴露骨折前界、下界与上界，同时松解、还纳疝入至筛窦腔内的眶内组织，直至邻近眶尖部的骨折后界（图 11-2-6a）。待 4 个边界充分暴露，眶内组织彻底分离、松解、还纳后（图 11-2-6），内镜直视下植入 1mm 厚的 Medpor 人工骨片（图 11-2-6b），适当调整位置稳妥、牢固后，抽出还纳眶内组织的脑压板（图 11-2-6c）。此时，检查观察瞳孔无散大，人工骨无移位（图 11-2-6d），遂分层、对位缝合 Horner 肌肉层间、泪阜部结膜切口。手术完毕。术后常规抗生素预防感染处理。

5. **术后效果**　术后次日，患者未诉不适，Vou 1.0；球结膜轻度水肿，瞳孔大小及对光反射正常，眼底检查正常。双眼眼球运动正常。术后第 3 日，患儿未诉任何不适。双眼眼球突出度对称，双眼眼球运动可（见图 11-2-4b）。术后 1 个月复查，患者双眼眼球突出度对称，眼位正，各方位运动正常。无复视等其他不适。

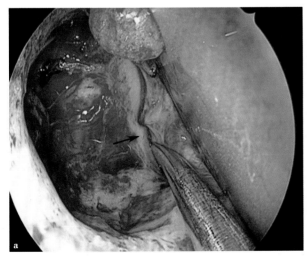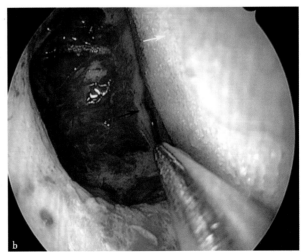

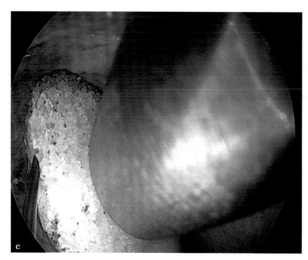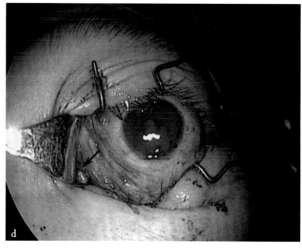

图11-2-6 内镜下经泪阜后径路眶内侧壁骨折整复术过程

a. 内镜下经泪阜后径路眶骨膜下分离、还纳眶内组织,充分暴露骨折范围,包括前、上、下、后界(骨折后界:黑箭头);
b、c. 将相应大小的、0.8~1.0mm 厚的人工骨薄片植入、修补眶内侧壁骨质缺损(骨折后界:黑箭头;人工骨:黄箭头);
d. 术毕,左眼瞳孔正常无散大,眼球突出度可(内眦部经泪阜后切口:黑箭头)

五、笔者经验与观点

(一)面对一个眶内侧壁骨折患者,功能复位还是解剖复位

"功能复位"与"解剖复位"之争一直是眶壁骨折整复争议的焦点。按照传统的观点,绝大多数学者主张"功能复位第一选择"。对眶内侧壁骨折而言,"功能复位"主要指内直肌的功能,对于内直肌嵌顿非常明显的患者,必须充分地松解、还纳,使其恢复正常功能。基于此点,功能复位无可非议。但笔者认为,对于眶内壁骨折患者,除了内直肌嵌顿引起的限制性斜视外,尚有:①眶内组织过度疝入至筛窦腔内导致眼球移位引起的复视;②尽管没有内直肌明显嵌顿及功能障碍,但内直肌周围眶内软组织嵌顿或移位而可能引起的复视;③眶内软组织瘢痕增生而导致的复视,特别是内直肌附近处的软组织瘢痕增生。因此,笔者认为,没有正常的解剖,很难达到正常的功能。基于此点出发,结合自身的手术经验,笔者认为当面对一位患者时,我们必须首选"解剖复位"。只有在出现患者确实骨折太严重,术者存在操作技巧问题,术中出血特别严重及助手配合欠佳等问题时,才退而求其次,寻求"功能复位",但很大程度上,此时的"功能复位"亦必须建立在"解剖复位"的基础上。

(二)内镜技术在眶内侧壁骨折整复术中的作用与意义

因为眼眶特殊的解剖特点,加之眶内侧壁空间极其狭小、深邃,同时存在筛前、筛后动静脉、泪道系统、滑车神经,特别是视神经等重要组织结构,在进行眶壁骨折整复时必须在"看得清"的条件下操作,既往采取"头灯模式"下进行操作,即通过术者头部佩戴"头灯",利用头灯的聚焦光源照明进行操作。但是,一方面,"头灯"视野仅限于术者一人,助手们都看不清楚,影响相互协调、配合,而眶壁骨折整复手术是一个"团队作战";另一方面,光照系直线行进,不能拐弯。因为眼眶内侧特殊的解剖结构以及眶内侧壁骨折时与筛窦之间的密切关系,很多时候"头灯"照明往往存在许多"盲区";同时,术者在术中必须不断地、频繁地通过精细调整自身"头位"进行操作,加之助手不能有效配合、术中出血等,难免导致手术不尽如人意。而内镜技术可有效解决此问题,一方面,它可以通过灵活"手控"操作,提供一个高清晰的实时图像以如实反映术野情况;另一方面,术者、助手可通过监视器中的图像和谐、密切配合,真正"团队"作战;同时,通过内镜摄像系统的放大作用,以及其电子变焦、数字变焦,可提供6~8倍的放大倍率图像,实现眶壁骨折手术从一个相对粗糙的手术向显微、精细手术的转变。因此,一定程度上说,它为爆裂性眶壁骨折整复带来了一种"质"的变革与突破。

　　针对目前临床现状，部分学者在进行眶壁骨折整复术时，"头灯"下进行分离、松解与还纳，只在没有把握或不能确定时伸入内镜看一下术中状况。笔者认为，上述行为并不是真正的内镜下眶壁骨折整复术。笔者强调，它是一项技术，在施行眶壁骨折整复时，切莫简单地把它理解为一个"照明工具"与"放大工具"。在施行眶壁骨折整复操作时，所有的手术操作，包括眶内软组织分离、松解与还纳，以及术中止血、术野暴露、人工骨植入等均必须尽可能在内镜下完成，以达到真正的显微、精准、微创的目的。

第三节　内镜下经下穹窿结膜径路眶底壁骨折整复术

　　因为眶底壁骨质菲薄，且其前方眶缘为上颌骨，极易遭受损伤，因此眶底壁极易发生骨折。据统计，在眶壁骨折中，眶内侧壁骨折最常见，眶底壁骨折次之。

　　迄今为止，眶底壁骨折整复径路主要有经下睑睫毛下皮肤切口、经下穹窿结膜切口等。既往经下睑睫毛下皮肤径路，特别是阶梯状切口的改进，临床应用非常广泛，操作简便，术野暴露充分，但还是存在下睑瘢痕、下睑退缩等并发症的可能。近年来，越来越多的学者采用经下穹窿结膜切口。但下穹窿结膜切口往往存在需联合外眦部切开以弥补术野暴露不足这一缺点，部分学者尚持反对意见。近几年来，我们采用内镜下经穹窿结膜切口进行眶内侧壁骨折整复术，效果理想，且无须切开外眦，现介绍如下：

一、手术适应证与禁忌证

　　见本章第一节。

二、手术操作步骤、技巧与注意事项

（一）手术操作步骤与技巧

　　1. **麻醉**　完善术前常规准备后，在全麻条件下完成手术。

　　2. **暴露眶底壁骨膜**　牵拉下睑，暴露下穹窿部结膜，辨认睑板下缘，在睑板下缘下切开结膜以及下睑缩肌至下睑眶隔前（图 11-3-1a，b）。沿眶隔前钝性分离至眶下缘（图 11-3-1b、c）。沿眶下缘切开骨膜（图 11-3-1d）。沿骨膜下间隙钝性分离眶骨膜（图 11-3-1e）。

　　3. **眶内组织还纳**　沿骨折边缘向外分离至眶下裂，辨认眶下裂后向内侧分离，沿眶下神经与眶骨膜之间的潜在间隙分离至内侧嵌顿处，转向内侧骨折缘分离（图 11-3-1f）；然后根据眼眶 HRCT、内镜下所见于眶骨膜下潜行分离、松解疝入或嵌顿至上颌窦内的眶内组织，助手同时用适宜大小的脑压板予以还纳；如此，在内镜下边分离、松解，边还纳，直至暴露整个骨折的内界、外界与后界。

　　4. **人工骨植入**　彻底松解、还纳眶内组织后，根据骨折范围的形状、大小，将 0.8~1.0mm 厚的人工骨片修剪成稍大于骨折缺损范围，内镜直视下将其垫于骨折缺损部位，特别注意人工骨片后界、内界、外界须分别垫于骨折缘的后界、内界与外界，且人工骨植片与眶底壁之间无组织嵌顿（图 11-3-1g、h）。

　　5. **分层、对位缝合**　眶底壁骨膜、眶隔、睑结膜切口。术毕，观察瞳孔大小是否正常。

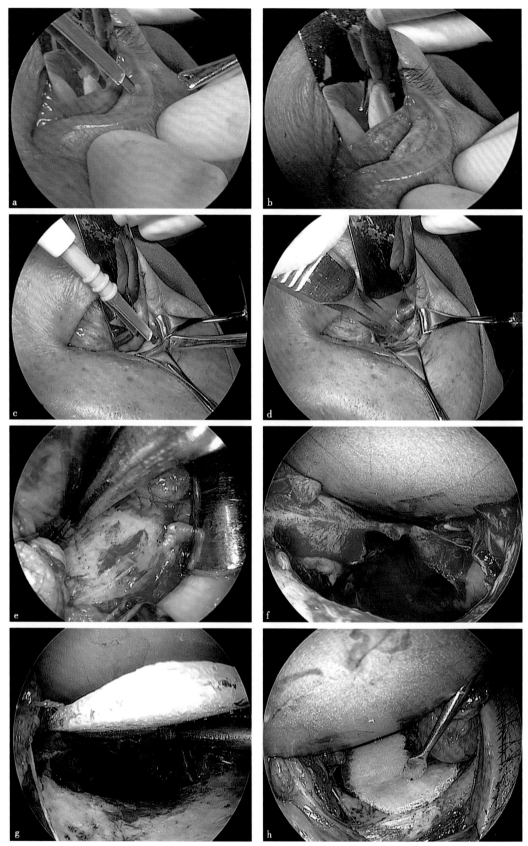

图 11-3-1　内镜下经下穹窿结膜径路眶下壁骨折整复术步骤

a. 轻轻往下翻拉下睑，暴露下穹窿结膜，辨认睑板下缘；b. 在下穹窿部切开结膜；c,d. 眼睑拉钩拉开下睑，沿眶隔前钝性分离至眶下缘，沿眶下缘切开骨膜；e. 与眶下壁眶骨膜下潜行分离；f. 松解、还纳嵌顿或疝出的眶内组织，暴露整个眶底壁骨折范围，特别是骨折后界；g. 内镜下将一相应大小的 1.0mm 厚的人工骨片植入，覆盖整个骨质缺损区，注意人工骨后界需置于骨折后界骨面上；h. 确定植入的人工骨位置稳固，无移位

（二）术中注意事项

1. **如何制作下穹窿结膜切口**　下穹窿结膜切口一方面不要损伤睑板，另一方面必须有利于暴露，而术野局限，暴露不充分正好是下穹窿结膜切口的主要缺陷，大部分学者喜欢切开外眦以增加术野暴露。笔者经验是，在切口下穹窿结膜切口时，下睑拉钩大小、角度很重要，助手拉拉钩时必须往下、后方向轻轻用力，争取让拉钩尖端紧贴眶下缘骨膜面，这样就避开了睑板、眼轮匝肌损伤，能一直切到眶下缘的骨膜。同时，采取"外紧内松"的策略，尽可能扩大眶下缘骨膜切口，利用"结膜的可移动性"，在相对狭小的结膜切口下做大的眶底壁骨折整复手术操作。

2. **如何保护眶下神经**　眶底壁骨折整复应用属于基本的眼眶手术，因为除眶下神经外眶底壁基本上无重要的组织结构。但在手术中，眶下神经损伤却比较普遍，究其原因在于操作理念、术野暴露及操作的精细程度。笔者认为，在手术中要保护好眶下神经，必须做到：①术野清晰，止血彻底，仔细辨认眶下神经，特别是对陈旧性眶底壁骨折，有时候瘢痕增生、粘连，辨认眶下神经相对困难；②辨认眶下神经后，尽可能将其与瘢痕组织分离，分离时尽可能避免损伤；③植入人工骨片时，根据骨折缺损部位与眶下神经之间的相对关系，确定人工骨植入的方式、位置。另外，在植入人工骨片时，必须小心、轻柔操作，避免人工骨片锐利边界"剪切"眶下神经。

（三）术后处理与随访

1. 全身应用大剂量广谱抗生素 3～5 天预防感染，应用糖皮质激素如甲基强的松龙 500mg/d，连续 3 天以减轻术后组织炎症反应。

2. 对嵌顿显著者，嘱患者尽可能往上下方反复注视，加强眼外肌功能锻炼。

3. 术后 2 周、1 个月、3 个月、6 个月定期随访，检查视力、观察眼球突出度、眼位、眼球运动，有无复视等，必要时行眼眶 HRCT 检查。

三、典型病例分析：眶底壁骨折患者

1. **病史**　刘××，男，52 岁，右眼被拳击伤后双眼复视 2 个月入院。患者 2 个月前被人用拳头击伤右眼，当时右眼眼眶肿胀、疼痛、眶周青紫淤血，当地医院治疗（不详）。肿胀消退后发现视物时明显双影，尤以往上方注视时最明显。

2. **入院检查**　右眼球无明显内陷，右眼上转稍受限。眼球突出度正常。眼眶 HRCT 检查（图 11-3-2）：右侧眶底壁骨折，眶内组织及下直肌明显疝入至骨折缝及上颌窦腔内。

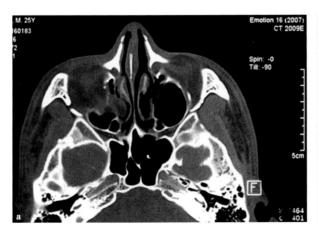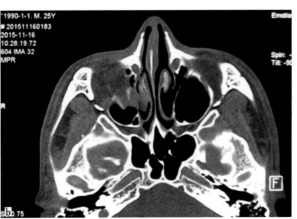

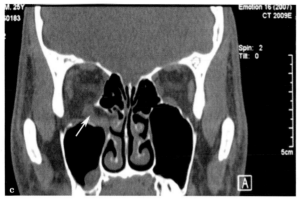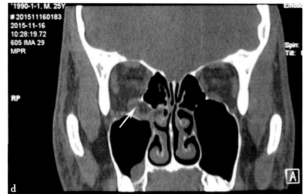

图 11-3-2　眶下壁骨折患者术前眼眶 CT 检查（a、b. 水平位；c、d. 冠状位）
显示右侧眶底壁明显骨折，右侧下直肌（白箭头）及部分眶内组织嵌顿于骨折缝内

3. 入院诊断　右侧眶底壁爆裂性骨折

4. 治疗经过　入院后完善术前常规检查，全麻下施行"内镜下经下穹窿结膜径路眶底壁骨折整复术"。常规制作下睑结膜切口，暴露眶下缘，切开眶下缘骨膜，内镜下眶骨膜下间隙潜行分离，暴露骨折前界；松解、还纳疝入上颌窦的眶内组织（图 11-3-3a），暴露整个骨折的前界、内侧、外侧与后界（图 11-3-3b），将一 1.0mm 厚的人工骨植片植入垫放于骨折缺损区域上，特别是人工骨植片后界置放于骨折后界之上（图 11-3c、d），同时确认无眶下神经压迫迹象。分层、对位缝合眶骨膜切口、眶隔、下睑结膜切口。手术完毕。术后常规抗生素预防感染处理。

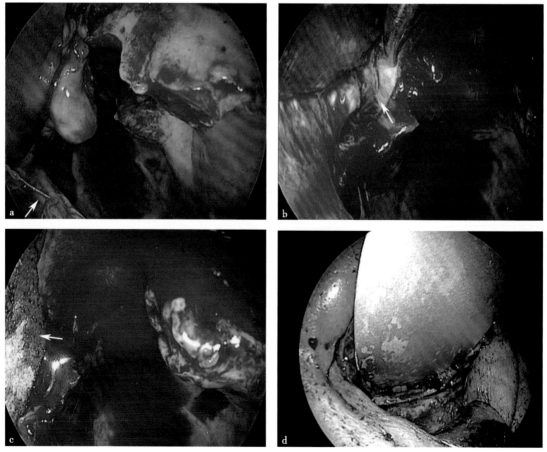

图 11-3-3　内镜下经下穹窿结膜路眶底壁骨折整复术过程
a. 内镜下经眶底壁眶骨膜下分离、还纳眶内组织，注意眶下神经（白箭头）分离与保护；b. 充分分离，暴露骨折范围，包括前、上、下、后界（骨折后界：白箭头）；c. 将相应大小的、1.0mm 厚的人工骨薄片（白箭头）植入，覆盖整个骨折缺损边界；d. 人工骨植入位置合适、牢固后退出脑压板，未见人工骨无移位

5. 术后效果　术后次日,患者未诉不适,Vou 1.0;球结膜轻度水肿,瞳孔大小及对光反射正常,眼底检查正常。双眼眼球运动正常。右眼较左眼轻度前突。

四、笔者经验与观点

(一)面对一个眶底壁骨折患者,功能复位还是解剖复位

如眶内侧壁骨折整复所述,"功能复位"与"解剖复位"之争一直是眶壁骨折整复争议的焦点。对眶底壁骨折而言,笔者一直强调"解剖复位",基本上不考虑"功能复位",主要是眶底壁不同于眶内侧壁存在视神经等重要结构,眶底部解剖结构简单,除眶下神经外无重要组织结构,且暴露充分,不管组织如何嵌顿或疝入至上颌窦内,在内镜下大部分患者均能得到彻底的分离、松解与还纳;如果确系疝入或嵌顿过于厉害,整个眶底壁塌陷,从眶内松解、还纳组织困难,此时可考虑自口腔做唇龈部辅助切口进入上颌窦内,即柯-陆径,内镜置于上颌窦腔内,采取边分离、边往上还纳的策略彻底松解、还纳眶内组织,然后植入人工骨片。

(二)内镜技术在眶底壁骨折整复术中的作用与意义

尽管眶底壁骨折整复属于最基本的眼眶手术,但当骨折位置偏后,或眶内组织嵌顿或疝入上颌窦腔内太严重,加之瘢痕组织增生等,要想达到真正的解剖复位还是存在相当的困难,特别是有上颌窦后壁骨折的患者,常将眶下裂组织当作嵌顿组织予以分离。在传统的"头灯模式"下,当骨折位置太靠后或嵌顿严重,术者无法彻底松解、还纳时,往往部分修复,为了弥补疝入或嵌顿至上颌窦腔内而未能彻底还纳的眶内组织所导致的容积丢失,大部分术者往往采用多片一定厚度的人工骨填塞,达到眼球内陷矫正的目的。但因为大量眶内组织嵌顿或疝入至上颌窦腔内,此时往往人工骨很难置放稳固,术中不得已而在人工骨前端用钛钉固定,以免人工骨移位;但如是这样做将很可能导致下直肌进一步"嵌顿"而导致限制性下斜视。而内镜技术的应用可有效地解决此问题,据笔者临床经验,在内镜良好的照明与放大倍率下,绝大部分患者疝入或嵌顿的眶内组织均能得到彻底松解与还纳,骨折的后界可暴露至眼眶底部最后面的、邻近眶尖部的眶下裂、眶下管与眶下沟汇合处,四个边界均能充分暴露出来;如果万一不能,尚可借助柯-陆径路,采取"下顶上拉"的策略实现眶底壁的解剖复位。另外内镜下可清晰辨认眶下裂内组织,避免手术损伤相应组织。

第四节　内镜下眶内下壁联合骨折整复术

眶内下壁骨折有涉及眶内壁与眶下壁的联合骨折,同时具有眶内侧壁骨折与眶下壁骨折的特点,并有其特殊性。如果同时伴有眶内下壁交界骨质(即筛-上颌骨支撑结构)损伤并移位将除出现明显的眼球内陷,甚至移位,也增加了手术难度。在手术径路的选择上,我们采用经下睑结膜径路联合经泪阜后径路的手术修复眶内下壁骨折。

一、手术适应证与禁忌证

详见本章第一节。

二、手术步骤、手术技巧

1. 患者仰卧位后,常规消毒铺巾。
2. 按经结膜径路眶下壁骨折手术方法分离眶下壁骨折缘(详见眶下壁骨折章节),由于内下壁骨折患

者常累及筛 - 上颌骨支撑结构，因此下壁骨折修复时缺乏内侧的支撑，而在分离眶下壁后缘时，一直要辨认并分离腭骨眶面，用于眶下壁骨折修复的支撑点。

3. 在分离完下壁后，经泪阜后径路分离暴露眶内壁骨折缘（详见眶内壁骨折章节）。

4. 用带有刻度的剥离子测量眶下壁骨折的前后径，按照眼眶 CT 以及内镜下所见，修剪合适大小以及形状的人工骨，内镜下回纳眶内组织，植入眶下壁，人工骨前缘用耳脑胶固定。然后内镜下经泪阜后回纳眶内组织，回纳时注意保护眶下壁人工骨，避免移位。并修剪合适大小人工骨植入眶内壁，植入时注意上下泪小管的保护，向后注意视神经。余注意事项同前章节。

5. 按上述章节逐步缝合切口。

三、术后处理与随访

1. 全身应用大剂量广谱抗生素 5～7 天预防感染，应用糖皮质激素如甲泼尼龙 3～5 天减轻术后组织炎症反应。

2. 对嵌顿显著者，嘱患者尽可能往上下方反复注视，加强眼外肌功能锻炼。

3. 术后定期 2 周、1 个月、3 个月、6 个月随访，检查视力、观察眼球突出度、眼位、眼球运动，有无复视等，必要时行眼眶 HRCT 检查。

四、典型病例分析

1. **病史**　张××，男，24 岁，左眼拳击伤后眼球内陷伴复视 2 个月入院。患者 2 个月前因拳击伤后出现左眼红肿，眼球转动疼痛不适感，视物模糊，当地医院检查提示"左眼眶内下壁爆裂性骨折"，未予处理。待肿胀消除后发现左眼眼球内陷，复视明显而来院就诊。查体：Vou 1.0；眼球突出度 13mm－102mm－10mm；左侧眼球上转、外转受限，被动牵拉试验（+）；复视像检查：垂直复视，左上分离像最大，虚像在左侧（图 11-4-1）。眼眶 CT 显示左眼眶内下壁骨折，大量眶内组织疝入内下方筛窦与上颌窦内（图 11-4-2）。

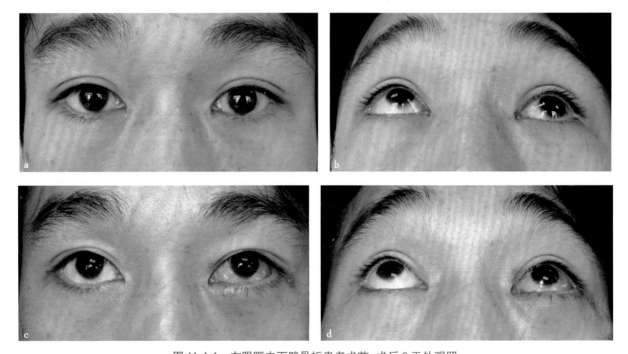

图 11-4-1　左眼眶内下壁骨折患者术前、术后 3 天外观照

a、b. 术前外观，第一眼位正，见左眼明显眼球内陷；c、d. 术后 3 天，见左眼球结膜轻度水肿，第一眼位正，双眼眼球突出度对称

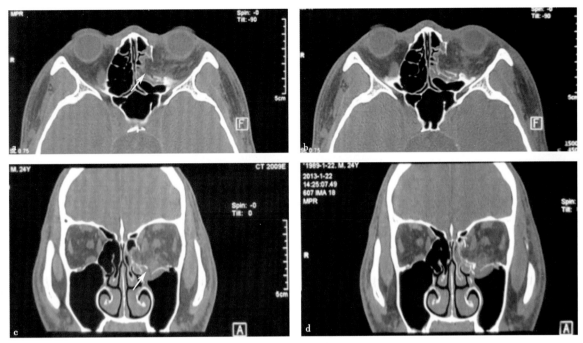

图 11-4-2　左眼眼眶内下壁骨折患者术前眼眶 CT 扫描检查

显示左眼眶内下壁联合骨折（白箭头），大量眶内组织与下直肌筛入至筛窦腔内（a、b. 水平位；c、d. 冠状位）

2. **治疗经过**　患者入院后予以行"内镜下经下穹窿结膜径路联合经泪阜后径路眶内下壁骨折整复术"，即先施行内镜下经下穹窿结膜径路暴露、修复眶下壁骨折，然后采取经泪阜后径路修复眶内侧壁骨折，具体手术经过见图 11-4-3、图 11-4-4。

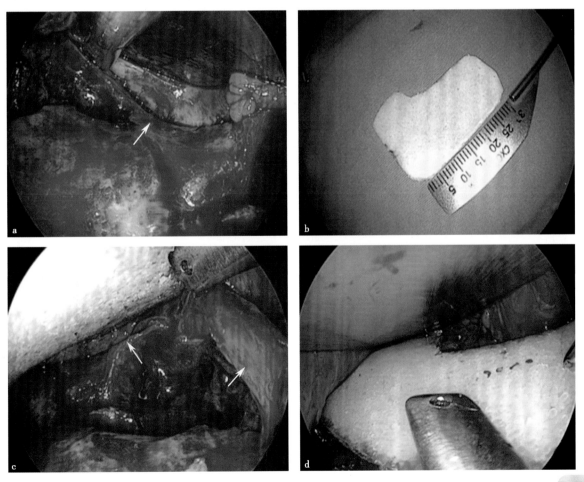

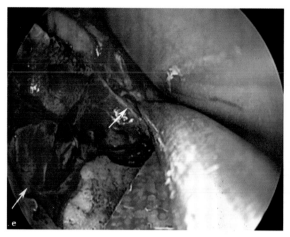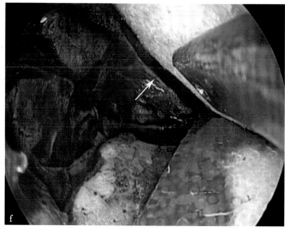

图 11-4-3 内镜下左眼眼眶内下壁骨折整复手术过程

a. 经下穹窿结膜径路进入眶下壁眶骨膜下，潜行分离与松解、还纳眶内软组织，充分暴露眶底壁骨折边界（白箭头：骨折后界）；b. 裁剪出相应大小的 1mm 厚度的人工骨片；c. 内镜下将人工骨植入以修补眶底壁，注意人工骨后界必须置放至骨折后界（白箭头）骨面上，注意切勿压迫眶下神经（黄箭头）；d. 眶底壁骨质缺损被修补；e. 内镜下经泪阜后径路松解、还纳眶内侧壁组织，暴露眶内侧壁骨折范围（黄箭头），特别是骨折后界（白箭头）；f. 取相应大小 1.0mm 人工骨片植入，修复眶内侧壁骨质缺损，注意人工骨后界必须置放至骨折后界眶内侧壁眶面（白箭头）

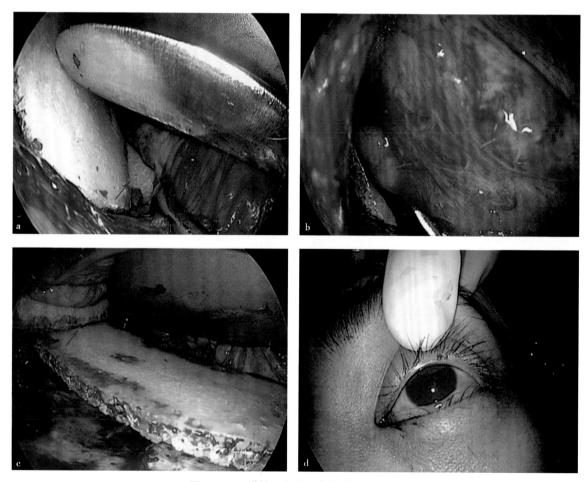

图 11-4-4 内镜下左眼眶内侧壁骨折整复

a. 内镜下经泪阜后径路检查，见两块人工骨植入交叉移行位置（红箭头）理想；b. 眶内侧壁整复后，拔出脑压板，见人工骨位置稳固无移位；c. 自下穹窿结膜径路检查，见两块人工骨位置交互情况（红箭头），见人工骨位置稳固；d. 术毕，见左侧瞳孔正常无散大，左眼眼球突出度可

3. **术后效果** 术后次日,患者未诉不适。术后第 3 天检查,Vou 1.0; 球结膜轻度水肿,瞳孔大小及对光反射正常,眼底检查正常。双眼眼球突出度对称,眼球运动正常(见图 11-4-1b),术后眼眶 CT 扫描检查见图 11-4-5。

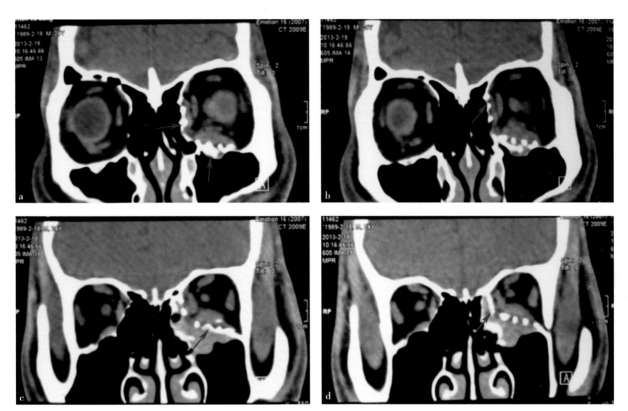

图 11-4-5 内镜下左眼眼眶内下壁骨折整复手术后眼眶 CT 扫描检查

术后 3 周复查眼眶 CT,见左眼眶内下壁骨折整复,内下壁人工骨(红箭头)交叉移行处理想,无组织嵌顿与疝出

第五节 复合性眼眶骨折整复术

眼眶由 7 块骨头组成,在遭受外界钝力撞击后,任一骨头均可发生骨折。除了眶内侧壁眶纸板、眶底壁、眶顶壁骨折外,构成眼眶的其他骨质均可同时发生骨折,即为复合性骨折。临床上,根据骨折发生部位,复合性眼眶骨折主要包括额眶筛骨折、鼻眶筛骨折、眶-额-上颌骨复合体骨折三种,其中以眶-额-上颌骨复合体骨折最常见,原因极可能与颧骨(弓)是面部最为突出的支架骨,极容易遭受外伤有关。虽然颧骨骨折可以单发,但多数情况下合并眼眶-上颌-颧骨(orbital maxillary zygoma,OMZ)复合骨折(简称 OMZ 骨折),是颌面部中最严重的一类损伤,往往造成面部畸形与咬合功能障碍。另外,此类骨折多伤情严重,常涉及眼眶与颅脑损伤。因此,OMZ 骨折是颅颌面创伤治疗中的重点和难点。现以眶-颧-上颌骨复合体骨折为重点做一阐述。

颧骨存在 4 个支柱,即额突、蝶突、颞突和上颌突,它们均可发生骨折。一旦发生骨折,通过小切口一般很难达到真正解剖复位。对明显的眶-颧-上颌体复合性骨折导致的颌面部畸形、咬合关系异常等,笔者多主张采取经头皮冠状切口或半冠状切口进行整复,发现具有术野暴露充分、操作方便、解剖复位准确,能达到功能与外形上的理想恢复。

一、应用解剖学基础

详见第五章第一节。

二、手术适应证与禁忌证

(一)手术适应证
1. 复合型眼眶骨折导致明显的外观改变或者功能异常,如张口困难。
2. 复合型眼眶骨折同时伴有眶壁骨折而出现明显的眼球活动受限或者眼球内陷(具体同眶壁骨折)。

(二)手术禁忌证
同单纯性眶壁骨折。

三、手术操作步骤、技巧与注意事项

(一)经头皮半冠状切口眶 - 颧 - 上颌骨复合体骨折整复术联合内镜下眶内下壁骨折整复术手术操作步骤与技巧

1. **麻醉**　完善术前常规准备后,在全麻条件下完成手术。

2. 亚甲蓝或染色笔标记切口,帽状腱膜下注射含肾上腺素的生理盐水分离,有利于减少出血。从颅顶中线偏向一侧颞上线到另一侧颞上线按顺序切开皮肤至帽状腱膜,显露颅骨膜上的帽状腱膜下组织。创缘用头皮夹夹闭止血。用手指或钝的骨膜剥离子沿该间隙钝性分离。

3. 在颞上线下方切开皮肤,暴露颞筋膜浅层的光泽面,进入帽状腱膜下平面,与颞上线上方的切口平面相连续。亦可以沿上述帽状腱膜下钝性向下分离至颞区。

4. 在帽状腱膜下层继续向前分离,直到眶上缘 3～4cm 处,定位颞浅动脉额支后,在其上方从一侧颞上线到另一侧颞上线做水平切口,切开骨膜,继续向前分离至眶上缘。同时切口向颞侧延伸,切开颞筋膜浅层后继续向下分离可以暴露颞浅脂垫和疏松组织。分离时可以先在耳前向下分离暴露颧弓,在颧弓上缘切开骨膜,暴露颧弓。沿颧骨体以及眶外侧向上切开骨膜,与上方以及剥离的骨膜汇合。

5. 沿下睑睫毛下 2mm 切开皮肤并向眶外侧弧形向下延伸,沿眼轮匝肌与睑板之间钝性分离至眶隔前,并分离至眶下缘。切开眶下壁骨膜。按眶下壁骨折分离回纳眶内组织。如果有眶内壁骨折同时经泪阜后径路修复。

6. 分离所有骨折缘,对位所有骨折块,按照顺序复位后,均使用微型钛板或小型钛板内固定,特别是在颧弓、颧额缝和眶下缘三点进行固定。如怀疑眶外壁粉碎性骨折,则在颞线前 2～3cm 处切断颞肌前份,用骨钳将碎骨片重新排列复位。

7. **内镜下眶内下壁骨折整复**　眼球内陷患者同时辅加下睑缘睫毛下皮肤切口,在复位固定了眶下缘和眶外缘后,以羟基磷灰石人工骨、Medpor 进行眶底重建。在眶周固定时要注意钛板放置的位置和螺钉的位置与方向。

8. **切口分层、对位缝合**　骨折复位固定后,先缝合切开的骨膜,再按切口分层复位缝合头皮瓣,经良好对位后分 2 层严密缝合头皮,放置引流球,术区加压包扎。

(二)术中注意事项

1. **如何制作头皮半冠状切口**　冠状切口由 Obwegeser(1985 年)首先提出并用于颅面畸形的治疗,半冠状切口最适于治疗单侧骨折,而全冠状切口则用于双侧骨折。切口设计时需考虑两个因素,一是患者发际的位置,切口尽量掩蔽在发际之后。切口靠后不会影响术野,骨骼的显露范围取决于切口向下的延长范围,而不是顶部切口的前后。但是在半冠状切口时,切口靠前有利于术野暴露。另一个因素是切口向下延长的位置。将切口顺耳屏前向下至耳垂,可以显露颧弓,甚至眶下缘。在手术开始前,帽状腱膜下注射血管收缩剂有助于帮助止血以及分离。冠状切口通常位于顶部发际缘后方 3～4cm，并可在顶部发际内适当调整切口的前后位置。为了减少毛囊的损伤，防止秃发，切口应沿毛囊的方向斜向头皮，切口深度达帽状腱膜，不切开颅骨骨膜。颞部切口应紧贴耳屏，此处面神经颞支在腮腺上缘发出，耳屏前切口到达颧弓根部时应注意保护面神经。

利用冠状切口或半冠状切口修复 OMZ 骨折具有暴露清楚、切口隐蔽安全等优点，加上微型钛板的使用，使骨折复位更精确、更稳定。但是，如不熟悉区域解剖，或操作不当，容易损伤面神经。目前对面神经颞支在术区的走行及层次的研究已经非常成熟，翻瓣时应在颞筋膜（颞深筋膜）浅深两层间进行。在翻瓣时或最后缝合颧骨骨膜时应分清层次，严格将骨膜对位缝合，必要时在骨膜缝置标志线。

面神经损伤：冠状切口的一个重要目的就是避免损伤面神经。应熟悉面神经的走行特点。尽量避免在耳屏前 0.5cm 以及外眦后 2.5cm 范围内做切口。

出血：在头皮切口时应用头皮夹仔细夹闭创缘，避免隐性失血，创面内出血点电凝止血。

2. 如何实现眶 - 颧 - 上颌骨复合体解剖复位　充分松解是复合性骨折修复的关键，实现颧弓、颧额缝以及眶下缘的对位，颧蝶缝的复位可作为骨折复位的有效标志。

3. 如何整复眶内下壁骨折　内下壁骨折修复详见内镜下眶内下骨折修复，复合型骨折患者常伴有明显的眶缘移位以及眶内组织的嵌顿，给手术带来较大的麻烦。手术中应先分离眶缘骨壁，并分离回纳眶内组织后，再行眶缘固定。

（三）术后处理与随访

1. 全身应用大剂量广谱抗生素 5～7 天预防感染，应用糖皮质激素如甲泼尼龙 3 天减轻术后组织炎症反应。

2. 对嵌顿显著者，嘱患者术后加强眼外肌功能锻炼。

3. 术后定期 2 周、1 个月、3 个月、6 个月随访，检查视力、观察眼球突出度、眼位、眼球运动，有无复视等等，必要时行眼眶 HRCT 检查。

四、典型病例分析：眶 - 颧 - 上颌体骨折致眼球内陷、面部畸形与张口受限患者

1. 病史　患者，男性，右眼车祸伤后眼球内陷 5 天收住入院。患者因车祸伤来院就诊，曾在外院行颜面部清创缝合手术，入院时查体：Vod：1.0，Vos：1.0 右侧颧突明显后移，鼻背部稍移位，右眼眼球内陷，眼球突出 11mm—105mm—14mm，右眼上下转明显受限，余方向尚可（图 11-5-1），张口度尚可。入院后眼眶CT 如图 11-5-2 所示。

2. 入院诊断　右侧眼眶复合性骨折，右眼钝挫伤，右侧颜面部清创缝合术后。

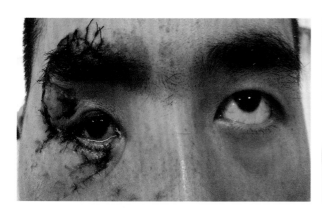
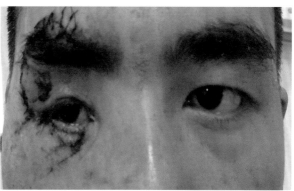

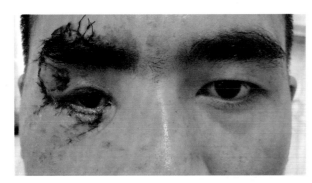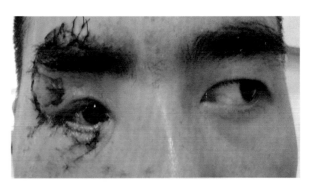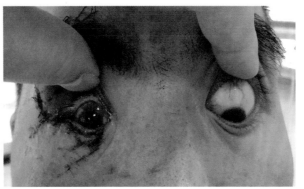

图 11-5-1　复合型骨折术前外观照

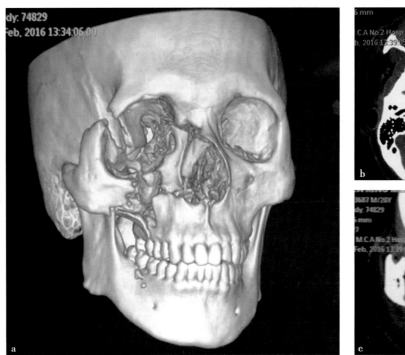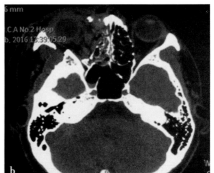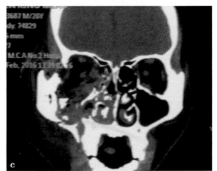

图 11-5-2　术前眼眶 CT（ a. 三维重建；b. 水平位；c. 冠状位 ）
显示右侧眶 - 颧 - 上颌骨复合体、鼻骨骨折，移位明显，同时，右眼眶内侧壁、眶下壁明显骨折，眶腔显著扩大

　　3. 治疗经过　患者入院后，经术前准备，在全麻下先行经头皮半冠状切口联合经下睑睫毛下皮肤切口整复眶 - 颧 - 上颌骨复合体骨折（图 11-5-3），然后做内眦部皮肤小切口，整复鼻骨骨折，最后按照上述方法整复眶内侧壁、下壁骨折，手术顺利，术后常规抗炎、预防感染治疗。

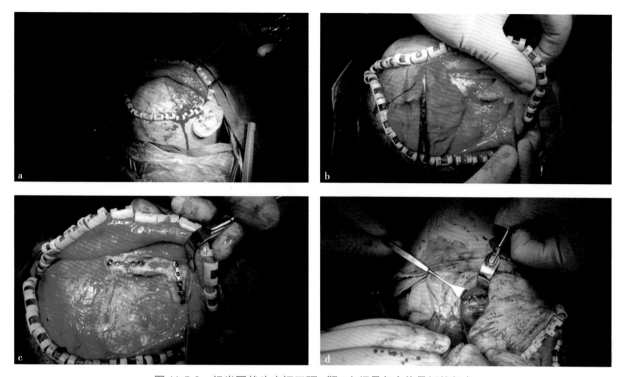

图 11-5-3 经半冠状头皮切口眶 - 颧 - 上颌骨复合体骨折整复术

a. 做右侧头皮半冠状切口,充分暴露眶外侧、颧弓;b. 切开并分离颞浅、颞深肌,暴露眶外侧壁骨折、颧弓骨折、上颌骨骨折;c. 将骨折原位对合后,用钛钉钛板固定眶外侧壁骨折、颧弓骨折;d. 将上颌骨骨折原位对合,用钛钉钛板固定

4. 术后情况 患者 Vod:1.0,Vos:1.0;无复视;外观恢复佳,右眼眼球内陷明显改善,眼球突出 14mm—105mm—14mm,右眼活动无受限,张口度佳(图 11-5-4)。术后 1 个月眼眶 CT 如图 11-5-5 所示。

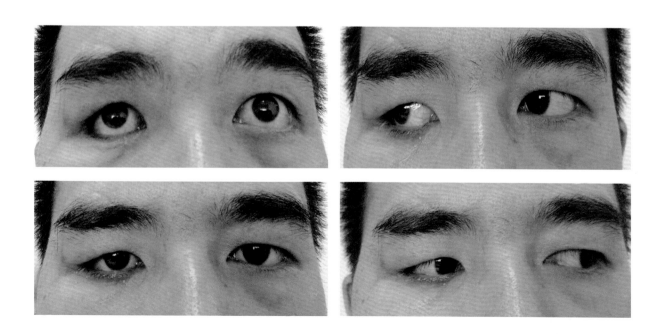

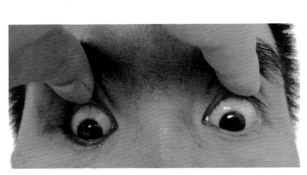
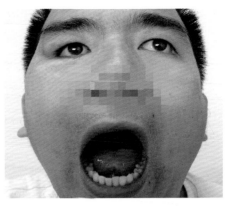

图 11-5-4　右侧复合型眶骨骨折术后 1 个月外观照
显示双眼眼球突出度基本对称，右侧眼球运动无受限；右侧颜面部可，张口功能正常

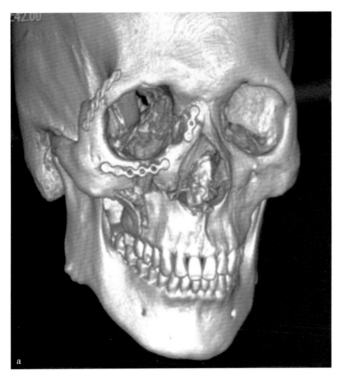
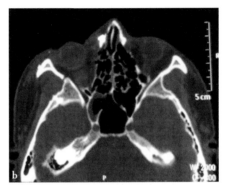
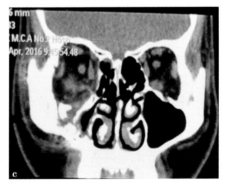

图 11-5-5　右侧复合型眶骨骨折术后 1 个月眼眶 CT 检查（a. 三维重建；b. 水平位；c. 冠状位）
显示右侧眶 - 颧 - 上颌骨复合体骨折与鼻骨骨折，对位可，钛钉钛板固定；右眼眶内侧壁、眶下壁部分骨质缺失，右眼眶下壁骨折，但眶内组织无明显疝出、移位

五、笔者经验与观点

（一）面对一个复合性骨折患者，如何选择整复策略

OMZ 骨折后，只要病人生命体征平稳，就应尽早实施手术，手术时机在伤后 1 周左右最为适宜。如果拖延至 3 周以上，该区血运较丰富，骨折断端已发生骨性错位愈合，软组织发生挛缩畸形，不仅手术难度明显增加，且术后外形及功能恢复亦相当困难。

OMZ 骨折治疗目的在于颧 - 上颌骨复合体的垂直轴与水平轴骨支柱结构的重建，以及面部固有宽度、高度和突度的恢复，采用三点式牢固固定，准确修复眼眶缺损，防止并发症发生。如果 OMZ 和眶底板的水平及垂直支柱复位不当，可发生一系列并发症，如眼球内陷、复视、面中分增宽等，所有这些后遗症均很难二次手术矫正。垂直向的复位与固定应特别注意鼻额柱、颧颌柱的固位，水平方向的复位取决于正常咬合关系的建立。骨折的复位和固定应根据受伤时间、骨折类型、功能障碍和面部畸形等情况选择适当的手术方式。

（二）陈旧性眶-颧-上颌体复合性骨折如何整复

陈旧性眶颧上颌骨复合体骨折由于骨壁的畸形愈合给手术带来较大的麻烦，术中畸形愈合处的分离是手术的难点。由于该类患者在骨折缘处常有软组织的嵌顿，这为畸形愈合处的分离提供了一点标志与便利。骨性愈合厉害患者，可考虑使用骨凿凿开畸形愈合处。余复位方法同新鲜骨折。

第六节　眼眶骨折手术并发症防治

眼眶骨折手术主要并发症包括：术后眼球内陷矫正不足、眶下神经损伤、上睑下垂、限制性斜视及复视加重、视神经损伤等。

1. **出血**　术中出血多由于骨折片伤及眶内较大血管，取骨片时血管破裂出血所致。如发生，应找到出血部位，予以血管结扎或双极电凝止血。

2. **视力减退或丧失**　术中视力丧失多系器械触及视神经或肾上腺素导致视网膜中央动脉痉挛及阻塞所致；术后视力减退或丧失多由于充填物移位、压迫视神经所致。故手术时要观察病人瞳孔情况，手术操作不可强行牵拉，动作粗暴，不要损伤视神经，人工修复材料如 Medpor、硅胶板等填充后要固定在眶缘骨膜下，防止移位。

3. **眼球内陷矫正不足**　笔者经验认为，眶内疝入或嵌顿组织复位不彻底、术中眶内组织丢失、骨折缺损修复不彻底、外伤所致眶骨性容积增加、植入物量估计不足系导致术后眼球内陷矫正不足及下睑下垂的主要原因。尽管根据 CT 和三维重建及术前眶容积测量，增加 $1cm^3$ 体积植入物量可改善眼球突出度 0.8mm，但彻底松解还纳疝入的眶内组织，同时尽可能完整修复骨质缺损为手术成功的关键。在此领域，内镜微创技术为此带来了根本性转变。

4. **眶下神经损伤**　眶下壁骨折时，松解与还纳嵌顿眶内组织操作不当，或修补眶下壁骨折时植入物压迫或切断眶下神经，系眶下神经损伤的直接原因。

5. **术后限制性斜视、复视加重、眼球移位等**　传统观点认为可能与术后粘连或因嵌顿时间过长而产生肌肉麻痹所致，但根据笔者多年内镜下修复眶壁骨折经验，认为主因其实极可能在于疝入或嵌顿的眼外肌松解与还纳不彻底，或因植入物仅部分修复骨折缺损，在植入物后界与骨折后缘之间存在大量软组织及眼外肌嵌顿，以致植入物压迫眼外肌，或植入物过大过厚压迫眼外肌所致。对晚期手术患者，传统观念认为，手术虽可改善眼球内陷，但对复视患者，即使手术，但由于眼外肌的纤维瘢痕化和眼外肌鞘膜和节制韧带损伤的原因，复视矫正效果不理想。根据笔者对 15 例陈旧性眶内、下壁骨折（超过 4 个月）的复视患者行内镜下骨折整复发现，14 例术后复视完全消失，仅 1 例术后 6 个月仍存在往内侧注视眼位时复视，分析可能与内直肌不完全麻痹有关。因此，笔者认为，彻底松解眶内组织与鼻窦组织之间的粘连，彻底还纳复位仍是关键，尽管不排除嵌顿的眼外肌因嵌顿时间过长而产生纤维化与挛缩的存在。

（吴文灿　涂云海　荆文涛）

参 考 文 献

1. Wu W，Jing W，Selva D，et al. Endoscopic transcaruncular repair of large medial orbital wall fractures near the orbital apex. Ophthalmology，2013，120（2）：404-409.

2. Forrest CR. Application of endoscope-assisted minimal-access techniques in orbitozygomatic complex，orbital floor，and frontal sinus fractures. J Craniomaxillofac Trauma，1999，5（4）：7-12.

3. Chen CT，Chen YR. Endoscopically assisted repair of orbital floor fractures. Plast Reconstr Surg，2001，108（7）：2011-2018；discussion 2019.

4. Chen CT，Chen YR，Tung TC，et al. Endoscopically assisted reconstruction of orbital medial wall fractures. Plast Reconstr Surg，1999，103（2）：714-720.

5. Lee MJ，Kang YS，Yang JY，et al. Endoscopic transnasal approach for the treatment of medial orbital blow-out fracture：a technique for controlling the fractured wall with a balloon catheter and Merocel. Plast Reconstr Surg，2002，110（2）：417-426.

6. Sanno T，Tahara S，Nomura T，et al. Endoscopic endonasal reduction for blowout fracture of the medial orbital wall. Plast Reconstr Surg，2003，112（5）：1228-1237.

7. Lee HM，Han SK，Chae SW，et al. Endoscopic endonasal reconstruction of blowout fractures of the medial orbital walls. Plast Reconstr Surg，2002，109（3）：872-876.

8. Park DH，Lee JW，Song CH，et al. Endoscopic application in aesthetic and reconstructive facial bone surgery. Plast Reconstr Surg，1998，102（4）：1199-1209.

9. Kuhnel T，Jagle H，Hosemann W，et al. Orbital floor fracture repair：the endonasal approach. Rhinology，2017，55（4）：348-354.

10. Colletti G，Pipolo C，Lozza P，et al. Orbital medial wall fractures：purely endoscopic endonasal repair with polyethylene implants. Clin Otolaryngol，2018，43（1）：396-398.

11. Jin HR，Yeon JY，Shin SO，et al. Endoscopic versus external repair of orbital blowout fractures. Otolaryngol Head Neck Surg，2007，136（1）：38-44.

12. Ducic Y，Verret DJ. Endoscopic transantral repair of orbital floor fractures. Otolaryngol Head Neck Surg，2009，140（6）：849-854.

13. Hinohira Y，Yumoto E，Shimamura I. Endoscopic endonasal reduction of blowout fractures of the orbital floor. Otolaryngol Head Neck Surg，2005，133（5）：741-747.

14. Strong EB，Kim KK，Diaz RC. Endoscopic approach to orbital blowout fracture repair. Otolaryngol Head Neck Surg，2004，131（5）：683-695.

15. Baumann A，Burggasser G，Gauss N，et al. Orbital floor reconstruction with an alloplastic resorbable polydioxanone sheet. Int J Oral Maxillofac Surg，2002，31（4）：367-373.

16. Copelli C，Manfuso A，d'Ecclesia A，et al. Endoscopic transnasal approach and intraoperative navigation for the treatment of isolated blowout fractures of the medial orbital wall. J Craniomaxillofac Surg，2015，43（10）：1974-1978.

17. Polligkeit J，Grimm M，Peters JP，et al. Assessment of indications and clinical outcome for the endoscopy-assisted combined subciliary/transantral approach in treatment of complex orbital floor fractures. J Craniomaxillofac Surg，2013，41（8）：797-802.

18. Park IH，Lee HM，Yanagi K. Endoscopic transantral and transnasal repair of orbital floor fracture with the ballooning technique，and classification and characterization of orbital floor fractures. Am J Rhinol Allergy，2015，29（6）：445-448.

19. Yan Z，Zhou Z，Song X. Nasal endoscopy-assisted reconstruction of orbital floor blowout fractures using temporal fascia grafting. J Oral Maxillofac Surg，2012，70（5）：1119-1122.

20. Jin HR，Shin SO，Choo MJ，et al.Endonasal endoscopic reduction of blowout fractures of the medial orbital wall. J Oral Maxillofac Surg，2000，58（8）：847-851.

21. Moore C，Conlin A. Endoscopic transnasal repair of a medial wall orbital blow-out fracture using a balloon catheter. J Otolaryngol Head Neck Surg，2008，37（1）：E22-E25.

22. Mun GH，Song YH，Bang SI. Endoscopically assisted transconjunctival approach in orbital medial wall fractures. Ann Plast Surg，2002，49（4）：337-343；discussion 344.

23. Kim K，Song K，Choi S，et al. Endoscopic transnasal approach for the treatment of isolated medial orbital blow-out

fractures: a prospective study of preoperative and postoperative orbital volume change. Ann Plast Surg, 2012, 68（2）: 161-165.

24. Farwell DG, Strong EB. Endoscopic repair of orbital floor fractures. Otolaryngol Clin North Am, 2007, 40（2）: 319-328.

25. Mohadjer Y, Hartstein ME. Endoscopic orbital fracture repair. Otolaryngol Clin North Am, 2006, 39（5）: 1049-1057.

第十二章 内镜技术在复杂性眼眶肿瘤摘除中的应用

第一节 概 述

不同于常规的眼科手术，眼眶肿瘤摘除属于复杂、难治性领域。因肿瘤性质、大小、部位、与周围邻近组织的关系不同，肿瘤的治疗方法亦不相同，而当做出手术摘除肿瘤决定时，不可回避的一个关键问题是选择何种手术方式、手术径路。

眼眶肿瘤摘除手术径路选择相当复杂，必须对肿瘤性质、位置、大小、与周围组织的关系，以及术者手术操作的经验、操作技巧及熟练程度等综合考虑。即使同一性质肿瘤，因其大小、位置不同，手术径路选择亦不相同。笔者认为，既往传统的"大刀阔斧式"的眼眶外科越来越不能适应人们日益提高的医疗需求，眼眶肿瘤外科亦不例外，微创化、纵深化代表了它的发展趋势与潮流。因此，笔者认为复杂性眼眶肿瘤手术须遵循以下原则：①以最直接、简便、快捷的径路准确定位、接近与摘除肿瘤；②便于术野充分暴露，尽可能彻底摘除肿瘤；③尽可能减少正常组织结构损伤，特别注意对视神经以及周围重要神经、血管、眼外肌等的保护；④注意外观要求。

一、眼眶肿瘤手术显微解剖学特点

眼眶为一窄小的解剖空间，由上、下、内、外四个壁组成，同时紧邻鼻窦、颅底，位置较深，且其前方、中间、后部绝大部分被眼球所充盈，其间富含丰富、疏松的呈半流体性的脂肪组织，对手术干扰较大。特别是肌锥内狭小、深邃的眶尖部布满了密切而又错综复杂的神经、血管、肌肉，从而使手术显得尤为困难而危险，因此，掌握眼眶，特别是深部的显微解剖结构特点是完成一台高质量眼眶肿瘤手术的基础与前提。

1. **眶脂体** 脂肪被眼外肌肌间膜分为中央部和周围部，后部无肌间膜，故二者相互连续。中央部环绕视神经四周，为疏松组织，当眼球转动时，视神经及四周的血管、神经易于移动；脂肪小叶很小，解剖时容易分离。周围部位于眶骨膜和 4 条直肌之间，前方以眶隔为界，于直肌附着部最厚。

2. **眶上裂** 位于眶顶和眶外侧壁之间的蝶骨大翼、小翼之间的狭长裂隙，眼眶经此狭长裂隙与颅中窝沟通，是颅底神经穿行数目最多、排列最致密的一个区域，支配眼球的运动神经、部分感觉神经等均经此区域通过，炎症、肿瘤侵犯或外伤等均可引起此处神经功能全部或部分麻痹，即"眶上裂综合征"。眶上裂长约 22mm，被总腱环（Zinn 环）分为 3 个区：①外侧区，总腱环外侧区域，滑车神经、额神经、泪腺神经和眼上静脉经此区域出入眼眶；②中央区，由总腱环包绕区域，动眼神经上下支、展神经、鼻睫状神经以及睫状神经节交感根/感觉根均经此区域出入眼眶；③下侧区，位于总腱环下侧区域，其内充满眶脂体，仅眼下静脉通过。

3. **眶下裂** 位于眶底、眶外侧壁之间的裂隙，眼眶经此与翼腭窝、颞下窝沟通。此区域有三叉神经第 2 支、颧神经、蝶腭神经节眶支、眼下静脉至翼丛的吻合支等通过。

4. **眼外肌** 是眶内手术最有意义的解剖标志，4 条直肌均起始于总腱环（Zinn 环），上斜肌起自总腱环的最内上端，在眶内壁向前紧贴额筛缝水平前行，穿过呈"U"形纤维软骨环的滑车后即向后外转折，走行于上直肌下面，附着于眼球后外上象限的巩膜上。下斜肌起始于内侧眶下缘泪后嵴骨膜，向外、向后经下直肌下方,稍呈扇形附着于近黄斑部外下方巩膜。

5. **眼眶解剖间隙**　眼眶存在 4 个解剖间隙,即肌锥内、肌锥外、骨膜下间隙,以及 Tenon 间隙。①肌锥内间隙:是由眼外肌、肌间膜围绕而成的锥形间隙,前面为眼球后方,后至眶尖,其中存在球后脂肪、视神经、动眼神经等神经及血管;②肌锥外间隙:为骨膜与眼外肌鞘膜之间的间隙,被脂肪所充填;③骨膜下间隙:眶骨与眶骨膜之间的潜在间隙,结合疏松,容易分离;④ Tenon 囊:为眼球与眼球筋膜之间的潜在间隙,二者之间由疏松结缔组织组成。

二、传统眼眶手术方式

传统的眼眶手术模式主要采用"头灯照明 + 佩戴放大镜"下手术模式或显微镜下手术,手术径路主要有经皮肤或结膜切口的前路开眶、外侧开眶、内侧开眶及经额开眶 4 种。

（一）前路开眶

前路开眶主要适合眼眶前部(眶前 2/3)的肿瘤摘除,如泪腺区较小的良性肿瘤、眶内上方和上方肿瘤、眼球周围浅层肿瘤等。近年来,眶上骨缘切开法扩大了前路开眶的适应证,也可切除眶上部位置较深的眶内肿瘤。

前路开眶术多采用眶上、眶下方皮肤或结膜切口。眶上方皮肤入路切口位置多位于眶外上缘或眶内上缘眉弓下(易隐匿瘢痕),而眉弓下正上方切口因易损伤提上睑肌,虽暴露良好,仅在摘除眶内上方深部肿瘤时采用;眶下缘皮肤切口多经下睑睫毛下 1mm 阶梯状皮肤切口或经下穹窿结膜切口。结膜入路因损伤小、并发症少、避免皮肤切口、手术时间短等优越性而越来越被广泛应用于眶外下方、内下方或下方肿瘤。如果联合外眦切开,扩大术野,甚至可摘除球后肌锥内视神经外侧无明显粘连的肿瘤。

（二）外侧开眶

外侧开眶是球后肿瘤摘除的经典术式,主要适用于球后肌锥内视神经外侧肿瘤、视神经肿瘤及泪腺区较大或恶性肿瘤等。目前常用的外侧开眶术式有 3 种:

1. **常规外侧开眶**　即 Kronlein-Berke 术式,适用于摘除视神经肿瘤、肌锥内海绵状血管瘤或神经鞘瘤等。此术式切开外眦皮肤,将睑裂与切口联合,使暴露范围更大。但因破坏了外眦正常结构,术后可能导致外眦畸形。

2. **改良外侧开眶**　主要适用于切除眶外上方肿瘤。皮肤切口起自眉弓下外侧,沿眶缘向外至外眦时转向水平,大致呈 S 形。主要特点是对外上方肿瘤暴露良好,且不破坏外眦结构。

3. **内外联合开眶**　主要适用于视神经内外侧面积较广泛的病变、视神经内侧体积较大的肿瘤。该术式是在常规外侧开眶后,内侧结膜 180° 剪开,必要时自肌止点处剪断内直肌,将眼球牵拉向外侧,暴露眶内侧肿瘤。此入路暴露术野广泛,可同时处理视神经内、外侧的肿瘤。但由于操作范围广泛,创伤大,并发症亦相对较多。

（三）内侧开眶

亦称 Smith 手术,主要适用于视神经内侧肿瘤、起源于筛窦的骨瘤、内直肌本身病变或内直肌内侧病变等。此手术多在内眦内侧切开皮肤,必要时切断内眦韧带,肿瘤靠后者可打开部分筛窦,增加内侧暴露范围。缺点是面部瘢痕明显,易损伤泪囊和内眦韧带。此外,筛窦有炎症时,易引起眶蜂织炎,甚至颅内感染。因眶内上方与眶内下方肿瘤多可从前路开眶摘除,特别是随着内镜技术在眼眶的迅速拓展,此径路已经极少被采纳。

（四）经额开眶

近年来,颅底外科的迅速发展为经额开眶提供了良好的基础。该入路可采取经头皮冠状切口、额颞切口及额部切口。经颅开眶,术野暴露充分,对眼眶局部神经、血管、肌肉,尤其是对视神经的损伤概率明显减小;同时,此入路切口隐蔽于发际内,不影响美观,但存在多需与神经外科合作,以及可能发生尿崩症、停经、脑脊液漏、颅内血肿,甚至死亡等并发症。经额开眶主要用于眶颅沟通性肿瘤、可疑视神经管扩大或眶上裂扩大的肿瘤等。

三、内镜下复杂性眼眶肿瘤摘除术

通过上述开眶手术,大部分眼眶肿瘤可得以摘除,但采用"头灯照明"的传统眼眶手术往往存在术野暴露、术中操作与团队协作受限等缺点,部分复杂性眼眶肿瘤很难企及,例如鼻眶沟通性肿瘤、眼眶深部甚至眶尖部肿瘤等,而内镜微创技术的应用将为其提供相对理想的手段。

随着人们日益增长的医疗质量需求,既往以肿瘤摘除为目标的"大刀阔斧式"的眼眶外科的缺陷越来越突出,"微创、纵深"代表了当今眼眶外科的发展趋势与潮流。但"微创"绝不是简单的小切口、小术野、避免皮肤切口等,更主要的是具有手术径路更直接与科学合理、术野暴露更清晰、术中操作更精细、创伤小、尽可能保护周围正常组织、手术并发症少、术后恢复速度快等优越性。

与传统的"头灯照明"模式或显微镜下手术比较,内镜下手术的优势在于:①可提供比"头灯"、显微镜等更好的照明,且此种照明可根据术中需要而随意调控、变换角度,特别适合眼眶深邃空间的操作。②与显微镜一样,内镜一般可提供6~12倍的放大倍率,因此所有深邃空间的手术操作均可在此放大倍率下精细进行,无须通过扩大切口或者多切口联合手术,避免了对重要血管、神经、肌肉等组织的损伤,以达到真正微创的目的。③更有利于团队协作:眼眶手术依赖于团队的整体协作。不同于传统的"头灯模式"下手术,内镜下手术时,整个手术团队均能第一时间从监视器上知晓术中操作的实际情况,助手医师可对术野内的神经、血管、组织一览无余,从而与主刀医师密切配合,争取手术的顺利进行。同时,也方便临床实践教学。

理论上,内镜可取代"头灯"或显微镜而成为眼眶手术的必备设备,可以应用于各种手术径路,为术者提供充足的照明与可视化操作空间,特别是可使术者在较小的术野范围内直视下观看肿瘤,了解肿瘤的颜色、大小、边界、质地、与周围邻近组织的关系、是否存在粘连等;同时,术中可以精细分离、止血,直至完整摘除肿瘤而最大限度地避免正常组织的损伤。但迄今为止,考虑到内镜微创手术设备器械的价格、术中配合、手术术前准备及手术时间等问题,同时,这是一个全新的、未知的领域,近12年来我们主要以探索性的态度将内镜微创技术逐步拓展应用于鼻眶沟通性肿瘤、眼眶深部存在严重粘连的肿瘤、眶尖深部肿瘤、视神经管内肿瘤、眼眶深部眶骨膜下血肿等传统手段无法企及或危险性极高的眼眶肿瘤的摘除。我们相信,随着眼科医生对内镜微创技术的不断掌握与娴熟,手术器械的不断改进,以及手术操作与术中配合的不断完善与成熟,内镜微创技术在眼眶肿瘤手术中的应用将越来越广泛,具有广阔的发展前景,将真正实现眼眶手术"无死角""无盲区"!

第二节　内镜下鼻窦源性眶内黏液囊肿袋状开放引流术

鼻窦源性眶内黏液囊肿比较常见,宋国祥等报道3 406例眼眶病中黏液囊肿约占11.7%。鼻窦源性眶内黏液囊肿以额窦最多,筛窦次之,上颌窦与蝶窦最少。1818年Langenbeck对额窦黏液囊肿首次描述,并称之为棘球囊。1880年Berthon提出对其进行手术引流的观点。

一、病因和病理生理学机制

鼻窦源性眶内黏液囊肿分为原发性与继发性。目前对原发性鼻窦源性眶内黏液囊肿的确切原因不明,一般认为系先天性鼻窦自然窦口狭小或阻塞所致。鼻窦手术、外伤、肿瘤占位等亦可引起鼻窦窦口阻塞,黏液不断潴留而继发鼻窦囊性扩张,久而久之因为鼻窦囊肿局部压迫,导致相应部位眶内侧眶纸板不断变薄、吸收,最终侵蚀与穿过眶内侧壁而进入眶内,引起眶内软组织移位,眶内组织压迫受损,此称为继发性鼻窦源性眶内黏液囊肿。迄今为止,对囊肿局部骨质破损机制尚不完全清楚。20世纪70年代以来,有学者认为黏液囊肿是由于鼻窦分泌物中蛋白质含量过高所产生的一系列生化和免疫反应所致,即窦内渗透压增高,吸收水分,导致窦内压增高。长期的窦内高压状态引起相应部位眶纸板内的破骨细胞被甲状旁腺素、前列腺素、甲状腺素、维生素 D 等激活,同时淋巴细胞产生的破骨细胞激活因子(OAF)使窦壁破坏。另外,前列腺素 PGF、PGE 对骨质吸收起很大作用,亦参与骨质破坏过程。

二、临床表现

鼻窦源性眶内黏液囊肿成年人居多,早期多无症状,当囊肿膨胀扩张侵及邻近解剖区域时才出现相应症状,如慢性头痛、眼球突出、复视,甚至视力障碍等。

临床体征:鼻源性眶内黏液囊肿临床体征因始发鼻窦不同而不同。①额窦源性眶内黏液囊肿患者眼球常渐进性向下外方突出,眼球内转受限,鼻上眶缘下可扪及一柔软的、稍有波动感的肿块。眼底检查可见鼻上方眶肿物压迫所致的眼球压痕。②前组筛窦源性眶内黏液囊肿,眼球多向前外侧移位,部分患者可因眼球内转受限而产生复视,部分因泪囊和鼻泪管受压而出现溢泪。内眦部可扪及一波动性肿物。③蝶窦源性眶内黏液囊肿相对少见,多不可触及,较难诊断。蝶窦黏液囊肿可向前扩展,通过后组筛窦侵犯眼眶,常表现为严重头痛、视神经压迫及与眼球运动障碍有关体征,眼球多轴性突出,伴轻度眼球移位。④少数上颌窦黏液囊肿可侵犯眶下壁,眼球突出和向上移位并伴复视,部分可致上颌窦部位面部麻木、疼痛与隆起,鼻腔外侧壁向内移位,硬腭向下突起,常有鼻塞、鼻涕和嗅觉减退等。

临床上,上述鼻窦源性眶内黏液囊肿并非孤立存在,往往同时涉及 2 组,甚至 3 组鼻窦,其中以额筛窦、蝶筛窦黏液囊肿最多;同时,部分患者往往平时没有自觉症状,在某一时刻极可能突然发作,出现眼红、眼痛、眼球突出、运动障碍、复视、视力下降等表现,部分患者甚至出现头痛、发热等(图 12-2-1,图 12-2-2),这主要系囊肿在慢性高压状态下,囊肿突然突破不断溶解、吸收、变薄的眶壁所致,应与眶蜂窝织炎、炎性假瘤等进行鉴别。

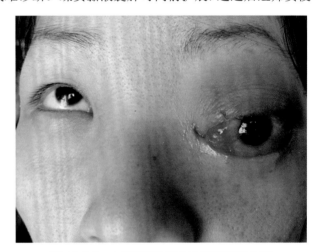

图 12-2-1 左侧额筛源性眶内黏液囊肿外观

左眼内上方眶周皮肤充血、水肿,左眼眼球突出,外下方移位,各方位眼球运动障碍;左眼球结膜显著充血、水肿,部分突至睑裂外;左侧瞳孔轻度散大,RAPD(+)

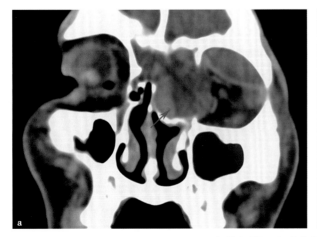
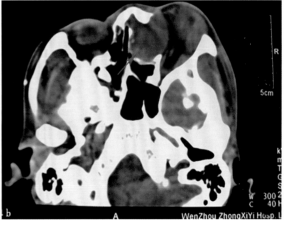

图 12-2-2 上述左侧额筛源性眶内黏液囊肿眼眶 CT 扫描(a 冠状位;b 水平位)

左侧额窦、筛窦及眶外上方中等密度占位(红色箭头),波及右侧部分额窦、筛窦,眶内侧壁、内上壁及后上方鼻中隔骨折缺损,占位突破眶内侧壁及内上壁至管内,但边界清楚

鼻腔局部检查：若囊肿早期局限于单个窦腔内，未向周围扩张，则鼻内镜鼻腔检查一般无异常；后期囊肿膨胀明显，向周围扩张，则常在中鼻道表现为钩突或筛泡膨大、突出或消失与中鼻甲融合，中鼻道结构不清。

三、诊断与鉴别诊断

根据症状、体征和影像学检查，诊断比较容易，其中眼眶高分辨率 CT 扫描（high resolution computer tomography，HRCT）与 MRI 至关重要。CT 扫描可显示患侧鼻窦混浊阴影，相邻眶纸板骨质被侵蚀破坏，通过骨质缺损，囊肿突出并进入眼眶软组织（见图 12-2-2）。MRI 对黏液囊肿大小、范围显示更为清晰，表现为窦腔内密度均匀膨胀，有完整的囊壁。增强 HRCT 或 MRI 检查，仅显示囊壁强化影，其余不强化，临床诊断价值大。

四、鼻内镜下眶内黏液囊肿袋状开放引流术

传统方法主要采取经眶周皮肤或结膜切口入眶，找到囊肿所在位置，然后"头灯"或显微镜照明下切开囊壁，吸除囊肿内黏液；然后尽可能切除囊肿壁，再用弯血管钳从眼眶侧凭术者经验伸入鼻腔侧，从鼻腔鼻窦穿出；最后从鼻腔逆行置入引流管，以人工骨修补重建缺损的眶壁骨质。此种手术操作复杂，创伤极大，鼻腔鼻窦内操作盲目，并发症多，且有可能鼻腔鼻窦引流不畅而重新阻塞。

笔者认为鼻内镜下经鼻腔径路袋状切开引流术是治疗鼻窦源性眶内黏液囊肿的最佳方法，为绝对适应证。与传统方法比较，它具有极其简便、快捷、安全、并发症极少、引流充分、不复发等优越性。一方面，借助鼻内镜良好的照明、放大倍率直视下彻底开放阻塞的鼻窦及整个黏液囊肿，引流充分，对周围正常组织结构极小破坏，克服了既往鼻腔内手术的"盲目性"，且避免了颜面部皮肤切口；另一方面，仅开放黏液囊肿，实现囊肿内袋状开放与充分引流，对眼眶侧的囊肿壁予以部分保留，与眶筋膜一起构成坚硬的"眶内侧壁"而无须修补缺损的眶壁骨质，对眶内组织无任何骚扰。另外，它尚可同期处理鼻腔鼻窦相关病变，如鼻息肉、鼻中隔偏曲等。

（一）手术要点

各鼻窦源性眶内黏液囊肿的手术步骤、技巧与鼻内镜鼻窦手术基本方法相同。针对不同鼻窦源性眶内黏液囊肿，手术要点如下：

1. **筛窦源性眶内黏液囊肿** 在 0°镜下将钩突切除，开放筛泡，一般可见囊肿壁，用咬切钳或微动力系统将囊肿壁咬破，去除部分囊肿壁，尽可能开放囊肿以利充分引流。

2. **额窦源性眶内黏液囊肿** 按照上述方法将前组筛窦彻底开放，特别是鼻丘气房开放后，充分开放额窦自然开口，此时可见到囊肿壁，用咬切钳或微动力系统将囊肿壁咬破，去除部分囊肿壁，尽可能开放囊肿以利充分引流；同时用 30°或 70°镜仔细观察额窦，充分"造瘘"引流；必要时可切除中鼻甲，以利额窦彻底开放与引流（图 12-2-3）。

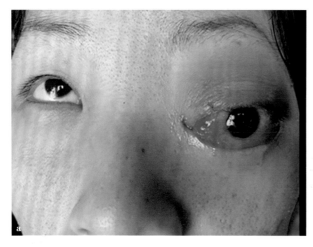
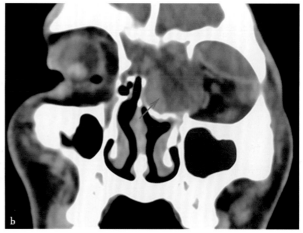

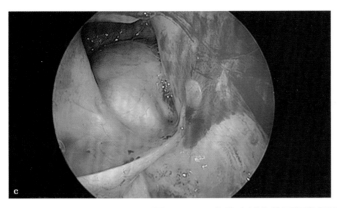
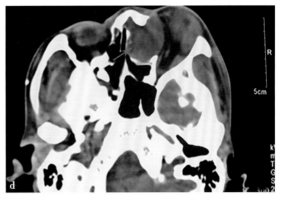

图 12-2-3　上述病例内镜下经鼻径路眶内黏液囊肿袋状引流术

a. 术前外观；b. 术前冠状位 CT 扫描（红色箭头代表占位）；c. 额窦口充分开放；d. 术前水平位 CT 扫描（红色箭头代表占位）

3. 蝶窦源性眶内黏液囊肿　经筛窦开放蝶窦前壁，如果骨壁厚硬，可用骨凿凿开前壁；若单纯蝶窦囊肿，则可采用 Wigand 法，即将中鼻甲后端 1/3 部分切除，暴露蝶窦前壁，直接开放蝶窦，如上法用咬切钳或微动力系统将囊肿壁咬破，去除部分囊肿壁，尽可能开放囊肿以利充分引流（图 12-2-4）。

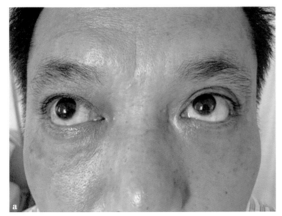
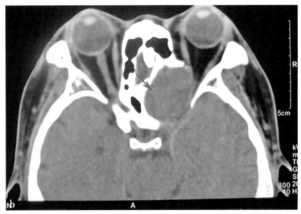

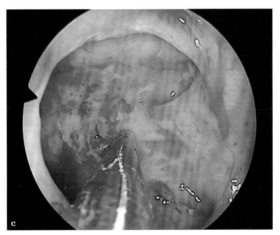

图 12-2-4　左侧蝶筛窦源性眶内黏液囊肿内镜下经鼻径路袋状引流术

a. 术前外观；b. 术前水平位 CT 扫描（红色箭头代表占位）；c. 蝶窦充分开放，见视神经管隆突、颈内动脉隆突、前颅底等结构

4. 上颌窦源性眶内黏液囊肿　经中鼻道施行上颌窦开窗，在 45°或 70°镜下用反张咬骨钳和黏膜剪将自然口开放并扩大；若囊肿巨大将鼻腔外侧壁内移使鼻腔变窄，可经下鼻道上颌窦开窗，用咬骨钳和

黏膜剪扩大窗口至直径 2cm 左右。因上颌窦自然孔多受压变形和引流不畅,故须经中鼻道扩大上颌窦自然孔。

（二）手术经验与术中注意事项

1. 保留部分眼眶侧的囊壁　囊肿壁为鼻窦内衬黏膜,有助于手术后愈合。对许多伴有骨质缺损囊肿,保留囊壁可避免眼球内陷等并发症。

2. 切忌强行撕脱囊壁　"造瘘"引流时尽量用咬钳切除而切忌强行牵拉,以避免因骨质缺损,或周围器官壁与囊壁粘连而造成严重并发症。

3. 充分开放窦口　尽可能扩大造瘘口,以防止术后瘢痕粘连闭锁而继发囊肿形成;但也不可过大,以避免损伤各窦口周围的重要结构。

4. 矫正影响手术进路或术后通气引流的鼻中隔偏曲、鼻息肉等相关病变。

5. 缓慢放液　巨大颅底黏液囊肿,特别是毗邻颅底者,因局部骨质缺损范围大,脑组织缺乏骨壁足够保护,"造瘘"放液时应尽可能缓慢放液,以警惕放液过快导致脑疝发生可能。

五、术后处理

与鼻内镜鼻窦外科手术术后处理相同,如术中出血少,术腔仅填塞少许可溶性止血物如可溶性止血纱、明胶海绵、美乐胶等即可;如出血较多,可轻轻填塞膨胀海绵或凡士林纱条,凡士林纱条 24 h 后即可取出。取出填塞物后用含抗生素的生理盐水或其他具有含抗炎成分的药物冲洗鼻腔。术腔多在 2～3 天内上皮化。术后鼻内镜下进行术腔清理,注意保持造瘘口通畅,及时将造瘘口周围血痂、分泌物及囊泡和水肿的黏膜去除,以保证引流通畅。

六、预后

随着黏液囊肿的充分开放与引流,术后眼球突出和移位均可消失。视力一般预后较好,但晚期发生的视功能障碍与眼外肌功能障碍较难恢复。长期蝶窦黏液囊肿可发生不可逆转的视神经萎缩。通常全身预后良好,但蝶窦黏液囊肿术后可因邻近颈内动脉和邻近眶尖其他重要结构损伤、解剖变异等而可能发生严重并发症,尽管手术简单,但还是必须注意小心操作。

第三节　内镜下鼻眶沟通性肿瘤切除术

鼻眶沟通性肿瘤（naso-orbital tumors）主要指原发于鼻腔鼻窦并侵犯到眼眶组织的肿瘤,不包括原发于眼部和外鼻皮肤的肿瘤。鼻眶沟通性肿瘤相对少见,但种类繁多,全身多种类型肿瘤都可出现在鼻眶沟通性肿瘤中。对鼻眶沟通性肿瘤,无论良性还是恶性肿瘤,如果病变比较局限,目前普遍认同一次性手术尽可能彻底切除这一原则。

一、病因及病理生理学机制

鼻眶沟通性肿瘤确切病因不明,因原发肿瘤病理类型、部位不同,其生物学行为差异较大。原发性鼻眶沟通性肿瘤以上颌窦最多,可能与上颌窦窦腔最大、开口较高、引流不畅等因素有关;原发于筛窦者次之,其中恶性多于良性,恶性肿瘤中以嗅神经母细胞瘤、淋巴瘤常见,良性肿瘤以骨和软骨类肿瘤多见;原发于额窦和蝶窦的鼻眶沟通性肿瘤非常少见,多为恶性肿瘤,预后不佳;原发于额窦者最少,以良性者多见,如骨瘤、骨化纤维瘤、骨纤维结构不良、黏液囊肿等,恶性者有神经内分泌癌、鳞癌、软骨肉瘤、骨肉瘤等。

因为额窦、上颌窦、蝶窦和筛窦与眼眶内组织仅隔以一薄层骨板，尤其是眶纸样板、极其菲薄或伴先天性缺损的蝶窦外侧壁，两窦黏膜可分别与眶内侧筋膜、视神经鞘膜直接相接触；另外，筛前、筛后神经与血管通过筛前、筛后孔贯通于筛窦与眼眶。因此，鼻腔鼻窦肿瘤可通过上述解剖结构入侵眶内，从而形成鼻眶沟通性肿瘤。

二、临床表现

鼻腔鼻窦原发性肿瘤通常无症状或症状类似炎症性病变，就诊时大多已侵犯眶内或颅内，属晚期。根据 2005 年 WHO 关于鼻腔鼻窦恶性肿瘤的分期标准，鼻眶沟通性肿瘤大多数为 T_3 或 T_4 期患者，部分伴有颈淋巴结转移，远处转移至肝、骨最多，少数患者转移到腮腺，故鼻眶沟通性肿瘤预后不佳。因此，临床上对此必须有足够的了解与认识。

鼻眶沟通性肿瘤常见的始发症状包括鼻阻塞感、面部麻木 / 疼痛、鼻出血、流涕等；随着病情发展侵入眶内后出现眼球突出、复视、视力下降、上颌神经支配区域的面部麻木等。机体免疫力降低、鼻息肉、中鼻甲肥大和鼻中隔高位偏曲妨碍鼻窦引流，以及鼻窦外伤、手术误操作等是鼻腔鼻窦肿瘤侵入眶内的诱因。

原发于上颌窦的鼻眶沟通性肿瘤始发症状与鼻腔肿瘤原发者大致相似，但到后期大多数出现面部麻木、肿胀及随后突破眶内导致的相应眼部症状；始发于筛窦者，其症状与鼻腔原发者大致相似，但眼球突出、视力下降、复视等症状出现更早，可能与眶纸板非常菲薄甚至缺如，恶性肿瘤更容易往眶内侵犯有关。部分患者既往可无任何症状，但一旦突破眶纸板，可突然出现症状、体征，而表现为突然眼球疼痛、眼球突出、运动障碍、视力下降等（图 12-3-1）；原发于蝶窦者，主要从眶尖部位开始侵犯眼眶，从后往前生长，容易压迫或侵犯视神经，因此患者除了眼球突出较早出现外，视力改变亦较早。

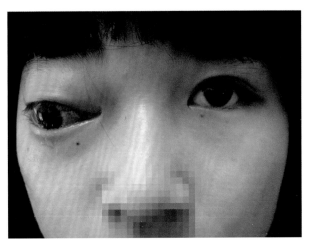

图 12-3-1　右侧筛窦源性眶内肿瘤外观
右眼明显眼球突出，往外下方稍移位，内转、上转困难。
右眼球结膜充血、瞳孔轻度散大，直接对光反射稍钝

三、诊断与鉴别诊断

对于具有明显症状、体征的鼻眶沟通性肿瘤，结合常规眼眶或鼻窦 HRCT 检查、MRI 检查（图 12-3-2），一般可作出诊断，但是否良恶性、系何种肿瘤等又必须取决于病理组织学检查。

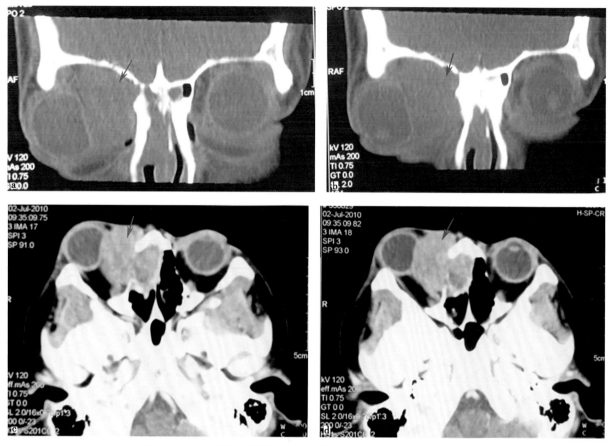

图 12-3-2　上述患者眼眶 HRCT 扫描（a、b 冠状位；c、d 水平位）

右侧眼眶、筛窦高密度占位（红色箭头），边界较清楚，内侧球壁被压迫变性，眶内侧壁骨折部分缺失

四、内镜下经鼻径路联合经眶径路鼻眶沟通性肿瘤摘除术

鼻眶沟通性肿瘤，无论良恶性，只要病变相对局限能够彻底切除，在全身情况允许条件下，优选手术彻底切除，恶性肿瘤必要时加以放疗或化疗。传统手术方式大致有以下几种：鼻外侧皮肤切口、上颌骨大部分或全切术、颅面联合手术等，部分需同时行眶内容物剜除术、颈部淋巴结清扫术等，然后进行术腔修复，修复材料多用大腿内侧皮瓣、腹肌瓣、硅胶等（图 12-3-3～图 12-3-6）。

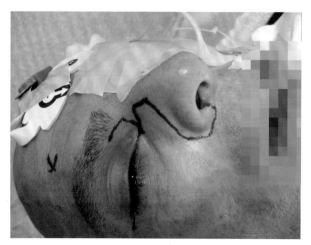

图 12-3-3　右侧筛窦、上颌窦源性眶内肿瘤患者外观

右眼轻度眼球突出，无明显眼球疼痛、眼球运动障碍、复视、视力下降等，瞳孔等大等圆，对光反射正常，医生术前规划做鼻外侧皮肤切口行肿瘤切除术

（该病例资料来自澳大利亚阿德莱德的 Memorial Hospital，当时作者在 Royal Adelaide Hospital 做访问学者）

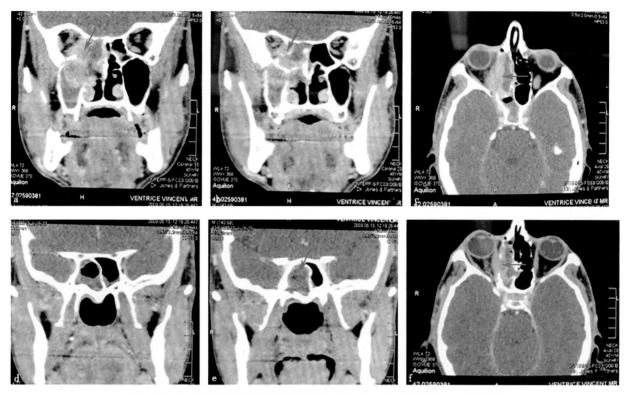

图 12-3-4　上述患者眼眶 HRCT 连续扫描（a、b、d、e 冠状位；c、f 水平位）

右侧筛窦、上颌窦及蝶窦可见高密度影（红色箭头），眶内侧部分骨折缺失，眼眶内侧亦存高密度影，边界不清，内直肌肥厚增粗

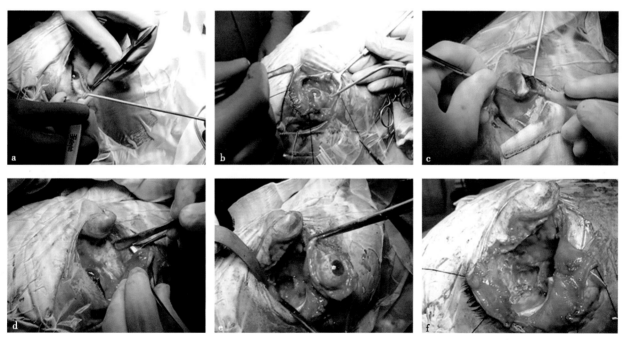

图 12-3-5　鼻外侧皮肤径路鼻眶沟通性恶性肿瘤切除术

a. 由眼眶眼整形医生做结膜坏形切口剪开结膜；b. 沿眶隔外侧环形分离结膜下组织，直达四周眶骨膜面；c. 由鼻科医生沿鼻唇沟做鼻外侧皮肤切口；d. 钝性分离，充分暴露上颌骨额突、上颌骨、上颌窦前壁；e. 祛除上颌骨额突、上颌骨及部分上颌窦前壁骨质，并剜除整个眶内容组织；f. 由眼科与鼻科医生仔细清除上颌窦、筛窦、蝶窦的肿瘤组织及窦腔黏膜

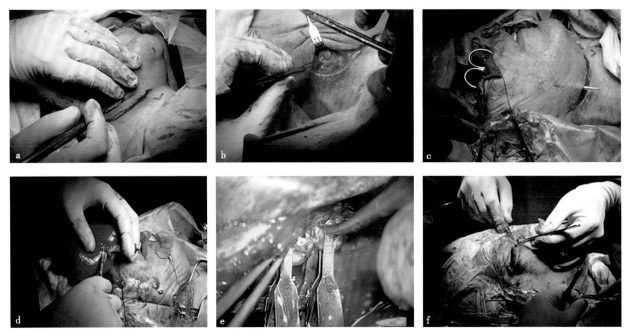

图 12-3-6 鼻外侧皮肤径路鼻眶沟通性恶性肿瘤切除术后重建

a. 由血管外科医生做右侧下颌下皮肤切口；b. 潜行分离，寻找下颌动脉血管分支；c. 潜行分离，沟通上颌窦至下颌下皮肤切口；d. 由普外科医师做腹部皮肤切口，取腹肌瓣，并仔细分离，寻找并暴露较粗大的血管；e. 由血管外科医生剪断下颌下动脉，断端与腹肌瓣血管实施端端吻合；f. 最后由整形外科医生缝合皮肤切口、结膜切口以完成重建

考虑到经鼻外侧经皮肤径路、上颌骨部分或全部切除术、眶内容剜除术等手术创伤过大，并发症太多，术后重建非常困难等缺陷，同时结合近年来局部放射治疗技术的发展与提高，笔者12年来采取内镜下经鼻径路联合经眶径路进行鼻眶沟通性肿瘤彻底87例，其中35例良性肿瘤患者均彻底切除，术后随访1～3年未见明显复发；而52例恶性肿瘤术后加放疗患者，仅8例术后复发，术后5年生存率达91.4%，高于既往同类报道。

（一）手术步骤、操作技巧

鼻眶沟通性肿瘤根据肿瘤的原发位置、鼻腔与眶内肿瘤的位置与大小、肿瘤性质不同而不同，下面以筛窦源性恶性鼻眶沟通性肿瘤为例进行介绍。

1. **病例资料** 患者，女，18岁，右眼突然红、痛伴眼球突出、视力严重下降2周入院。2周前，患者在跑步时突然出现右侧头痛、眼眶周围红肿、眼球突出，视力急剧下降，当地医院诊断为"炎症性病变"，以静脉滴注地塞米松、抗生素等治疗无效。后转诊至省城某大医院，眼眶HRCT检查诊断为"鼻眶沟通性肿瘤"而转入本院手术治疗。

入院后生命体征正常，全身脏器未见异常。Vod：0.05（不能矫正），Vod：1.0；右眼眶周红肿，眼球往外侧突出，内转、上转受限；瞳孔散大，RAPD（+）；右眼角膜、前房、晶状体、眼底均未见异常；右眼内上方可扪及新生物，质硬、边界不清，不能活动，无压痛。右侧耳前、颌下、颈部淋巴结无肿大。

外观、眼眶HRCT扫描及MRI检查如图12-3-1，图12-3-2所示。

入院后第三天，完善术前常规准备后施行内镜下经鼻径路联合经眶径路鼻眶沟通性肿瘤切除术，手术历时3.5h，手术顺利。

2. **手术步骤**（图12-3-7）

（1）所有手术均采取头高脚低、仰卧位，全麻下施行手术。常规气管插管、铺无菌巾单；眼眶、鼻部常规消毒，鼻腔鼻窦以1∶1聚维酮碘浸泡消毒2～3min，然后以1∶100 000的盐酸肾上腺素脑棉片轻轻贴附、填塞鼻腔以收缩鼻黏膜后施行手术。

（2）首先，按照鼻内镜鼻窦外科手术操作方式，仔细地切除钩突、筛泡，暴露筛窦内肿瘤组织。然后，按照"从前往后""近中线"原则切除肿瘤内侧部分的筛窦气房、软组织，直至蝶窦；在按照"从后往前"原则,清除肿瘤内下、内后、内上的筛窦气房与组织,同时,清除部分上颌窦、蝶窦的内壁黏膜,暴露整个筛窦区的肿瘤组织。

(3)考虑到眶内肿瘤部分太大、太靠前,甚至与眶周皮下组织存在粘连,采取经内眦部皮肤弧形切口,逐层仔细往下分离、暴露眶内肿瘤组织。待部分分离、暴露后,以4-0缝线尽可能多而深地自眶内侧缝扎于肿瘤,然后将缝线一头自眼眶内深入,从鼻腔内拉出,以便将眶内肿瘤组织往鼻腔侧牵拉。

(4)将内镜探头伸入鼻腔,在助手的密切配合下,自鼻腔内经缝线往内侧、内下或内上方牵拉,以便主刀将眶内部分的肿瘤组织予以分离、暴露,特别是与内直肌、上直肌、下直肌、视神经等重要组织结构的分离,最终从鼻腔侧将整个肿瘤组织完整分离后拉出,从而达到肿瘤彻底切除的目的。

(5)彻底止血后,内镜下仔细检查整个鼻腔、鼻窦、眼眶,无肿瘤组织残留后,剪取相应大小的Medpor人工骨片材料修补眶内侧壁骨质缺损。最后缝合皮肤、以膨胀海绵等止血材料轻轻填塞鼻腔。手术完毕。

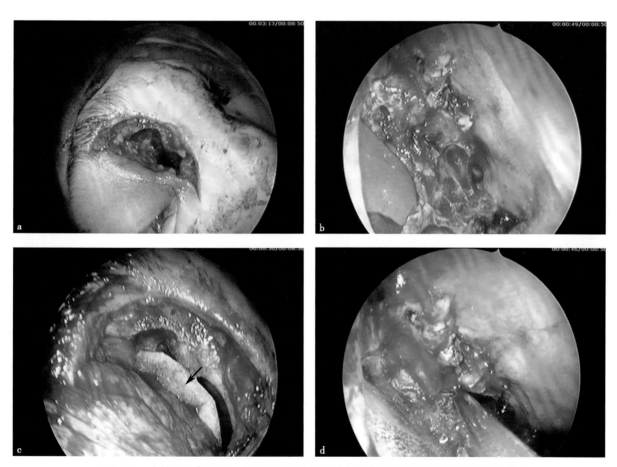

图 12-3-7 内镜下经鼻径路联合经眉弓下内侧皮肤径路鼻眶沟通性恶性肿瘤切除重建术

a. 做眉弓下内侧皮肤辅助切口,仔细辨认、分离侵入眶内的肿瘤组织;b. 内镜下见整个肿瘤组织,包括眼眶、各组鼻窦,全部清除干净,无残留;c. 用脑压板彻底还纳突入鼻窦的眶内组织,用Medpor人工骨(黑色箭头)自内眦部皮肤切口插入,常规修补骨质缺损;d. 内镜下见眶内侧壁骨质缺损修复完全,无肿瘤组织残留

术后3天复查,患者未诉明显不适。查:右眼眉弓切口对合好,眼球运动正常。视力:OD 0.8,OS 1.0。术后复查眼眶MRI,显示肿瘤切除干净,无残留(图12-3-8,图12-3-9)。因为患者经济原因申请出院至湖南省肿瘤医院行放射治疗。术后病检结果:横纹肌肉瘤。

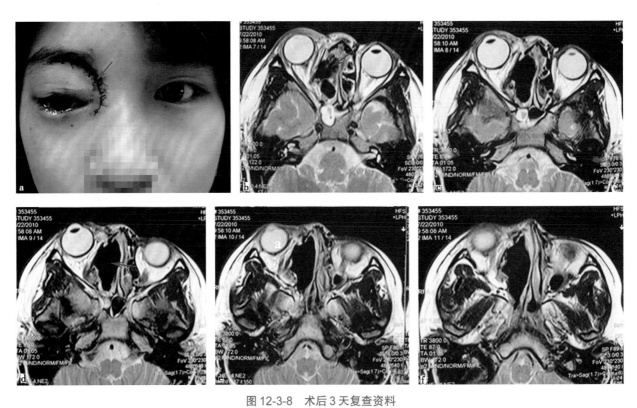

图 12-3-8 术后 3 天复查资料

a. 术后 3 天外观照片，见眉弓切口对合好，右侧眼球轻度突出，活动正常，视力无下降；b～f. 眼眶 MRI 连续扫描（T2 加权、水平位），见肿瘤组织摘除干净（红色箭头），无残留

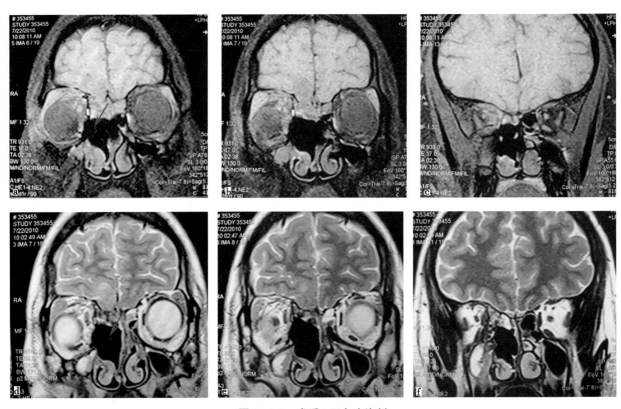

图 12-3-9 术后 3 天复查资料

a～f. 眼眶 MRI 连续扫描（T1/T2 加权、冠状位），见肿瘤组织摘除干净（红色箭头），无残留

（二）术者经验与注意事项

1. 不同于单一的眼眶肿瘤或鼻腔鼻窦肿瘤手术，鼻眶沟通性肿瘤摘除属于超高难度手术，它不仅要求术者具有非常娴熟、扎实的鼻内镜鼻窦外科操作技能，而且要求术者具有非常丰富、细腻的眼眶外科操作技巧，必须融眼眶外科、鼻内镜鼻窦外科、解剖学与影像学基础为一体。术中必须对肿瘤始发鼻窦、在鼻腔鼻窦与眼眶内的位置、周围邻近组织、粘连与否与粘连的程度、肿瘤的性质等做出准确的判断，同时对潜在的手术难度、手术风险、手术并发症等有一个全面的预判与相应的处理方案，对各种手术设备、器械等必须准确齐全，成竹在胸，切不可抱有任何侥幸心理。

2. 操作必须轻柔、细致、准确。对于鼻眶沟通恶性肿瘤，术中切忌挤压，但一般肿瘤体积大，鼻腔鼻窦及眼眶等操作空间均极其有限，加之眶内脂肪的流体性大，因此术者必须沉稳，操作幅度必须小，动作必须高度轻柔、细致，特别是在分离、剪切深部粘连带或组织时，必须高度注意对视神经、肌肉及重要神经血管的辨识、保护，看准了再下手。

3. 止血必须彻底。一般而言，鼻眶沟通性肿瘤术中非常容易出血，甚至是整个术野毫无征兆地出血，即使将血压控制得非常低还是出血明显，这很可能与鼻腔鼻窦组织清除时长期的高压状态突然降低有关，或者与肿瘤的性质有关。此时，应稳定心态，采取调整患者体位、盐酸肾上腺素脑棉片轻轻压迫、止血流体膜灌注等予以止血。如果是血压问题，在调整体位的同时，嘱咐麻醉医生适当加大低血压控制力度；如果是某一血管出血，特别是眼上下动静脉、筛前筛后动静脉等破裂出血，出血一般比较凶猛，此时必须紧急处理，在助手密切配合下，充分暴露、精确定位并找到断裂的血管，然后进行电凝止血，一般可以解决问题。万一不行，必须进行颈外动脉结扎止血，但笔者并没有遇到过此种情况。

4. 尽可能防止筛前筛后动静脉损伤。因为肿瘤所导致的骨质破坏、解剖变异，部分情况下，筛前筛后动静脉"裸露"甚至"悬挂"在软组织之间，术中稍微疏忽即极易损伤而导致大出血。据笔者经验，一方面术前必须对眼眶 HRCT、MRI 仔细辨识，确定筛前筛窦动静脉的位置，有无此种"特殊变异"情况，以引起警觉；另外，在术中必须时刻牢记，注意辨识与保护，其中确认 Dacryons 点这一解剖特征至关重要。筛前筛后动脉起自眼动脉，与相应静脉及神经伴行，经眶内侧壁筛前与筛后孔进入筛窦，转入鼻腔后，筛前动脉入前筛窦，筛后动脉进入后筛窦图。Dacryons 点是泪骨、额骨与上颌骨之间的交界点，亦称泪骨点，常用来作为识别筛动脉的常用手术解剖标志，沿此点向后寻找，一般距 Dacryons 点约 14mm 即可找到筛前动脉，再向后约 7mm 即可找到筛后动脉。暴露、结扎或电凝筛前、筛后动脉可以减轻术中眶内出血，有利于手术操作。

5. 其他操作技巧　鼻眶沟通性肿瘤组织一般比较脆，特别是恶性肿瘤，很难也不能像海绵状血管瘤一样进行钳夹，笔者认为采取上述"缝线法"牵拉对肿瘤的暴露、深部组织的分离等很有益处；另外，眶内深部操作时，必须尽可能保护好视神经，切忌牵拉、挤压甚至切割，此时瞳孔大小观察至关重要。如果瞳孔突然极度散大，且散大比较均匀，极可能为术中机械性损伤；如果为某一局部散大，或中等散大，一般为局部组织压迫眼球所致，撤除压迫后 2~3min 瞳孔逐渐缩小，甚至恢复正常；另外，术中尽可能避免损伤肌肉组织，否则将引起明显出血，严重影响手术操作。

五、术后处理

术后采取常规抗生素预防感染、激素控制炎症反应、全身止血剂应用减少术后出血等处理。术后全麻清醒 0.5~1h 内检查患者有无眼眶或鼻腔明显出血、患者有无光感以及全身情况检查。如果出血非常凶猛者，预示着潜在某血管出血，经保守治疗无效后应积极施行探查处理。对恶性肿瘤患者，手术后 2 周左右可根据组织病理学检查结果、患者实际病情至综合医院肿瘤科等选择局部放射治疗，甚至化疗，预后相对较理想，但亦因肿瘤性质、患者个体差异不同而不同。

第四节　内镜下眶尖深部小肿瘤摘除术

一方面，眶尖部位置极其深邃，常规手段难以企及；另一方面，在眶尖深部这一狭窄、深邃的空间里面，聚集了所有的支配眼部的最重要的神经、血管、肌肉，稍有不慎，将导致严重并发症，因此，眶尖部肿瘤一直被视为眼眶肿瘤手术的"禁区"，特别是对于眶尖深部的小肿瘤，多采用经颅径路手术或 γ 刀治疗，但效果实际上并不理想，且经颅径路创伤大，并发症太多。近年来，以解剖结构为基点，我们采取内镜技术探索性地对眶尖深部小肿瘤，特别是海绵状血管瘤进行手术摘除，取得理想效果，现介绍如下。

一、临床表现

眶尖深部小肿瘤中年人居多，早期多无明显临床表现，一般为体检、合并其他疾病而进行影像学检查时偶尔发现，部分患者可表现为一过性视物模糊、无痛性视力下降、视野缺损、眼部感觉异常等，多无眼球运动障碍。如存在疼痛或运动障碍，多提示为炎症或恶性肿瘤征象。

眶尖深部小肿瘤发现主要依靠眼眶 HRCT、MRI 检查（图 12-4-1～图 12-4-3）。影像学检查重点在于观察肿瘤大小、性质、范围，以及与视神经、眼外肌、眶上裂等之间的"精微"解剖关系，其中 HRCT 扫描可清楚显示视神经孔、眶上裂骨性结构异常表现，同时，冠状位 HRCT 扫描与水平位同等重要，它可清晰显示肿瘤与视神经、眼肌之间的关系，肿瘤可位于视神经上方、下方、内侧，甚至包绕整个视神经。MRI 检查可明确显示肿瘤侵犯颅内的范围、程度。

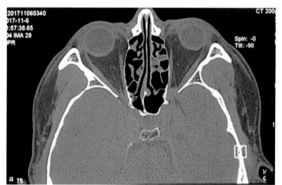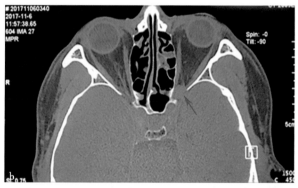
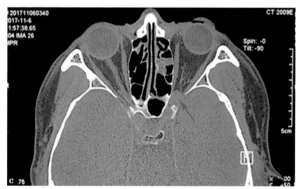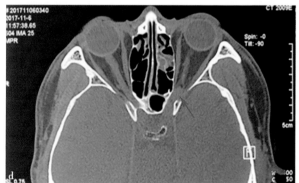

图 12-4-1　眶尖深部小肿瘤患者水平位眼眶 HRCT 连续扫描

a～d. 自下而上连续扫描：左眼眶尖深部眶上裂区、肌锥内见一略呈椭圆形高密度占位病变（红色箭头），约 1.5mm×1.0mm×1.0mm，位于视神经外侧，边界清楚，周围未见明显骨质破坏

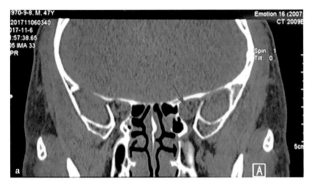
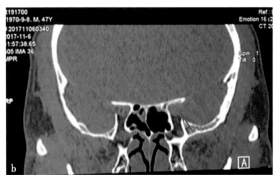
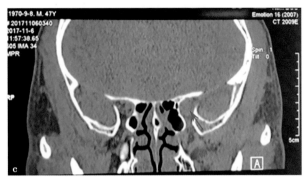

图 12-4-2 眶尖深部小肿瘤患者冠状位眼眶 HRCT 连续扫描

a～c. 自前往后连续扫描：左眼眶尖深部眶上裂区、肌锥内见一略呈椭圆形高密度占位病变（红色箭头），位于视神经外侧，略偏下方，边界清楚

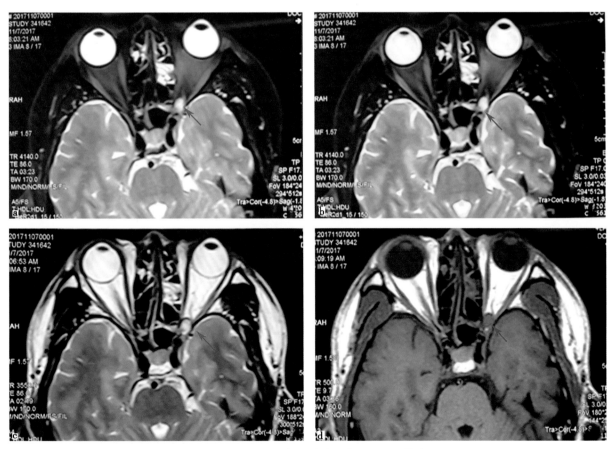

图 12-4-3 眶尖深部小肿瘤患者眼眶 MRI 检查

左眼眶尖深部眶上裂区肌锥内见一略呈椭圆形病灶（红色箭头），T2W1 高信号（a～c），T1W1 中等信号（d），位于视神经外侧，略偏下方，边界清楚

二、诊断与鉴别诊断

眶尖部肿瘤诊断通过眼眶 HRCT、MRI 影像资料一般都可以基本明确诊断。当发现眶尖深部小肿瘤时,需排除恶性肿瘤、来自颅内的肿瘤、脑膜瘤、垂体瘤、脊索瘤等,甚至转移癌;同时,需判断肿瘤与视神经、眶上裂之间的毗邻解剖关系,与眶上裂密切者,多位于视神经外侧、外上或外下,可伴眶上裂扩大或进入海绵窦,考虑为海绵状血管瘤、神经鞘瘤。

三、手术适应证与禁忌证

眶尖肿瘤手术是一个非常复杂的问题。由于眶尖部周围被厚、硬的骨质所包绕,深邃而狭窄,其中密布眼部最重要的血管、神经等重要组织结构,肌锥内部组织,包括肿瘤在内又被周围坚硬、致密的肌腱组织包围,更困难的是,眶尖深部肿瘤一般存在不同程度的粘连,因此,眶尖深部肿瘤对术者的要求极高,一方面要求术者具有很好的影像判断与分析能力,必须仔细判断肿瘤的性质、大小、位置以及与视神经等周围重要组织的毗邻关系,同时又必须兼具娴熟、高超的眼眶外科、鼻内镜鼻窦外科的手术操作技巧。

近年来,我们采取内镜技术,结合导航技术对眶尖深部肿瘤摘除做了一些有益探索,理论上只要患者没有全身手术禁忌证,局限于眼眶内的肿瘤,我们都可以施行手术。我们施行的眶尖肿瘤摘除主要适应证包括但不限于:

1. 局限于眶尖部、肌锥外的良、恶性肿瘤。
2. 位于眶尖部、肌锥内、视神经内侧的小肿瘤。
3. 位于眶尖深部肌锥内、视神经内侧的小肿瘤,特别是海绵状血管瘤、神经鞘瘤。
4. 位于眶尖深部视神经外侧的小肿瘤,特别是海绵状血管瘤、神经鞘瘤。

四、手术径路选择

根据眶尖部肿瘤的性质、大小、位置不同,我们采取的手术方式、手术径路亦不同,主要采取三种手术方式:

1. 对位于眶尖部视神经内侧的小肿瘤,我们采取内镜下经蝶筛径路联合内直肌止端离断术。
2. 对位于眶尖深部、视神经内侧、邻近总腱环的小肿瘤,我们采取内镜下经蝶筛径路手术。
3. 对位于眶尖深部、视神经外侧的小肿瘤,我们主要采取内镜下导航引导深外侧开眶术。

五、手术步骤与操作技巧

(一)内镜下经蝶筛径路联合内直肌止端离断术

1. **病例资料** 患者,女,30 岁,主诉:左眼睑反复肿胀不适、视物模糊 6 个月就诊。上述症状每遇月经期、疲劳等加重,无红、痛、明显视力下降等。至当地医院行眼眶 HRCT 检查,发现左眼眶尖部占位病变,曾至多所大医院求治,但因为风险过大,未予治疗。但患者强烈要求摘除肿瘤,遂来院就诊。入院查体:视力 1.0(OU)。眼部外观(图 12-4-4)、眼球运动均正常。屈光间质、眼底检查均正常;眼压正常。眼眶 HRCT 扫描显示左眼眶尖一中等、均质密度 2mm×3mm 类圆形病灶,位于视神经内侧(图 12-4-5)。MRI 检查显示:眶尖部一 2mm×3mm 类圆形病灶,边界清楚,T1W1 中等强度信号,T2W1 高信号,强化(图 12-4-6)。视野检查、RNFL 检查等均未见异常。

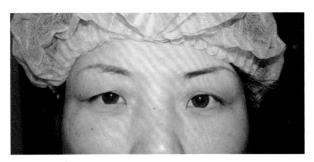

图 12-4-4　眶尖部小海绵状血管瘤患者术前外观
未见明显异常，无眼球突出、眼球运动障碍等

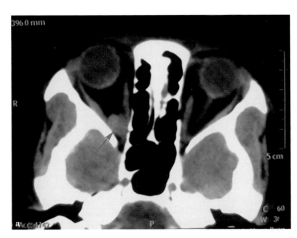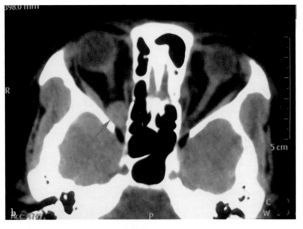

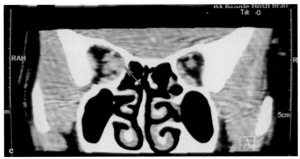

图 12-4-5　眶尖部小海绵状血管瘤患者眼眶 CT 扫描
右眼眶尖、肌锥内一中等、均质密度 2mm×3mm 类圆形病灶，
边界清楚，位于视神经内侧（a、b. 水平位；c 冠状位）

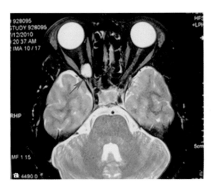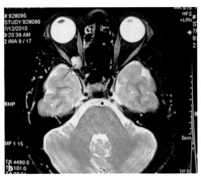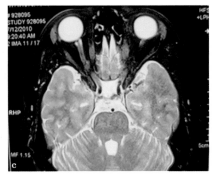

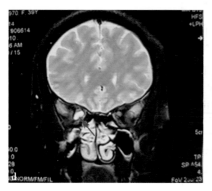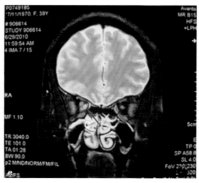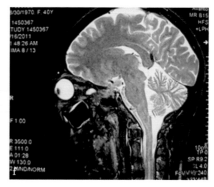

图 12-4-6　眶尖部小海绵状血管瘤患者眼眶 MRI 检查

右眼眶尖部、肌锥内见一略类圆形病灶(红色箭头)，T2W1 高信号(a～c 水平位连续扫描)，位于视神经内侧(d、e 冠状位)，略偏下方(f 矢状位)，边界清楚

术前诊断：右眼眶尖部眶海绵状血管瘤。

向患者详细、系统告知病情与手术难度、复杂性、风险，患者坚决要求手术，且愿意承担一切术后后果，于 2010 年 7 月 13 日施行手术，手术步骤与操作如下，手术顺利。

2. 手术步骤与操作技巧

(1) 全身麻醉：经口腔插管，实施全身麻醉，手术中根据出血情况可以采取控制性低血压处理，1∶1 000 肾上腺素棉片收敛鼻腔黏膜。

(2) 患者仰卧位，充分开放筛窦、蝶窦，确定眶纸板和前颅底的位置，向后达到眶尖并确认视神经隆突和视神经开口，下部达到下鼻甲水平，完全暴露纸样板(图 12-4-7a～c)。

(3) 根据 HRCT、MRI 影像特点仔细确认肿瘤在眶尖及内侧壁的位置，然后在微动力系统驱动下以 2.5mm 直径金刚砂磨钻磨薄较厚骨质，在用双头剥离子祛除相应位置的薄层骨质及周围眶纸样板，暴露眶骨膜，然后以 9# MVR 刀轻轻穿刺，小心切开眶骨膜(图 12-4-7d～f)。

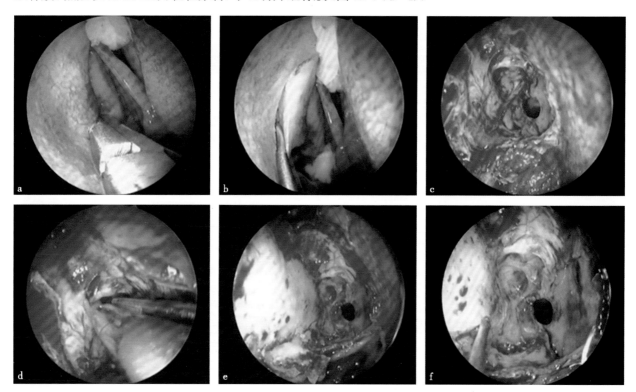

图 12-4-7　手术步骤与操作技巧

a. 切除钩突尾端；b. 切除钩突；c. 暴露整个眶纸板，特别是眶尖部内侧壁；d. 金刚砂磨钻磨薄骨质；e. 祛除整个眶纸板，暴露眶内侧壁筋膜；f. 切开眶筋膜

（4）去除相应眶骨膜，暴露肌锥外脂肪，用负压吸切钳去除相应位置的肌锥外脂肪，暴露内直肌（图 12-4-8a）。

（5）按照常规眼肌手术原则切开结膜，自内直肌止点处剪断内直肌，轻轻分离周围肌间膜；然后内镜直视下助手将细长蝶窦探针自鼻腔伸入至内直肌下缘，于内直肌后 1/3 后部轻轻挑起肌肉暴露眶尖部。充分止血后，用负压吸切钳轻轻吸除眶尖部肌锥内脂肪少许（图 12-4-8b、c），此时即可发现肿瘤。

（6）用细长鼻黏膜组织钳轻轻抓住肿瘤包膜，往内侧、下方轻轻牵拉肿瘤，如果无粘连，此时肿瘤即可轻轻拉出（图 12-4-8d）。

（7）肿瘤摘除以后，视眶壁骨折缺损范围大小，可考虑按照眶壁骨折整复术原则予以修补（图 12-4-8e）。同时，离断的内直肌止端与结膜予以对位缝合。手术完毕，观察瞳孔直径有无扩大，如果正常，提示对视神经无损伤（图 12-4-8f）。鼻腔予以膨胀海绵或纳吸棉等填塞止血。

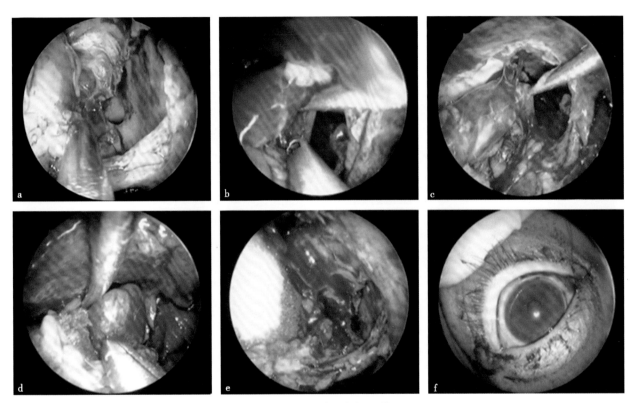

图 12-4-8　手术步骤与操作技巧

a. 祛除肌锥外脂肪，暴露内直肌；b. 用钝头蝶窦探针挑起内直肌中后 1/3，暴露眶尖部，负压吸引器吸取少量肌锥内脂肪；c. 吸取少量脂肪后即可见到小肿瘤；d. 细长黏膜钳抓住肿瘤包膜，往内、下方轻轻牵拉，即可拉出肿瘤；e. 薄层 Medpor 人工骨材料修复缺损的眶内侧壁；f. 术毕，见瞳孔保持正常，无散大

术后左眼未见视力下降、运动障碍等任何并发症。病检结果证实为海绵状血管瘤（图 12-4-9）。

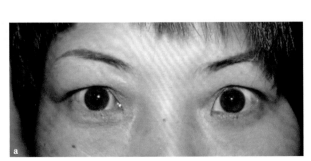

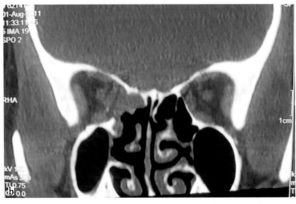

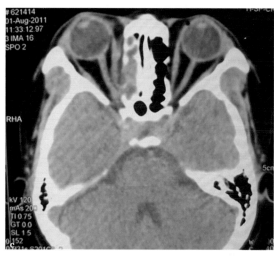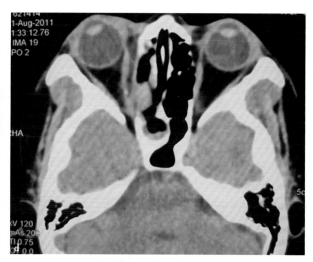

图 12-4-9 术后 2 周复查

a. 外观无异常,眼位正,各方位运动正常;b~d. 术后 HRCT 扫描,见肿瘤摘除干净无残留,骨质缺损修复完全(b 冠状位 CT 扫描;c、d 水平位 CT 扫描)

(二)内镜下经蝶筛径路眶尖深部小肿瘤摘除术

1. 病例资料 患者,男,37 岁,主诉:右眼视力逐渐下降 2 年。2 年来,患者自觉视力逐渐、缓慢下降,无眼红、眼痛、眼球突出等。至当地及全国多所大医院检查,诊断为"右眼眶尖部海绵状血管瘤""右眼视神经萎缩",但因为手术风险与难度太大,未予治疗,遂转诊至我院。入院查体:视力 0.05(OD),左眼 1.0;眼部外观、眼球运动、眼屈光间质、眼压等均正常。眼底检查:右眼视盘界清,色淡。视野检查:不规则性视野缺损,基本全盲;OCT 检查:右眼各象限 RNFL 显著变薄;眼眶 HRCT 发现右眼眶尖深部中等、均质密度 1.5mm×1.0mm×1.0mm 圆形占位病变,边界清楚,位于视神经内侧(见图 12-4-1、图 12-4-2);MRI 检查显示:眶尖深部近视神经如眶口处一 1mm×2mm 类圆形病灶,边界清楚,T1WI 中等强度信号,T2WI 高信号,强化(见图 12-4-3)。

术前诊断:右眼眶尖深部眶海绵状血管瘤。

向患者详细、系统告知病情与手术难度、复杂性、风险,患者坚决要求手术,且愿意承担一切术后效果,予施行手术,手术步骤与操作如下,手术顺利。

术后第 2 天,右眼视力提高至 0.4;术后第 4 天,视力提高至 1.0;术后第 5 天出院,矫正视力 1.0,视野缺损亦明显好转。无眼球运动障碍、瞳孔散大等并发症。病检结果证实为海绵状血管瘤。手术后 6 个月复查,矫正视力 1.0,视野显著改善。无并发症。

2. 手术步骤与操作技巧

(1)麻醉、体位、鼻部黏膜收缩、筛窦与蝶窦切除开放、眶内侧壁暴露等均同上。

(2)根据 HRCT、MRI 影像特点仔细确认肿瘤在眶尖深部的位置,然后以小镰状刀轻轻去除眶尖深部的鼻窦黏膜,此时一般可见到肿瘤在眶尖深部骨质呈淡蓝色的压迹或骨质稍往内侧隆突;然后用微动力系统磨削眶尖深部的蝶骨小翼内侧壁,最后用双头剥离子去除相应薄层骨质,暴露骨膜。此时,透过骨膜一般可见到肿瘤在眶尖深部呈淡蓝色的压迹或隆起。

(3)以肿瘤为中心,以 9# MVR 刀呈四方形切开眶骨膜,去除眶骨膜,此时可见 Zinn 环部位的肌腱组织,电刀切开并去除少部分肌腱组织,充分止血后,即可发现肿瘤组织(图 12-4-10a~c)。

(4)用小镰状刀轻轻分离肿瘤周围组织,仔细判断、辨认与周围视神经、重要血管等的关系,有无粘连及粘连的严重程度;然后内镜直视下助手将细长黏膜钳自鼻腔伸入,轻轻钳夹、抓住肿瘤包膜(图 12-4-10d),往内侧、下方轻轻牵拉,主刀则用锐利的小镰状刀、9# MVR 刀或细长黏膜剪非常仔细、小心地分离(图 12-4-10e、f,图 12-4-11a~c)、剪断粘连条带,最终将肿瘤轻轻拉出;整个术中必须密切观察瞳孔变化、彻底止血。

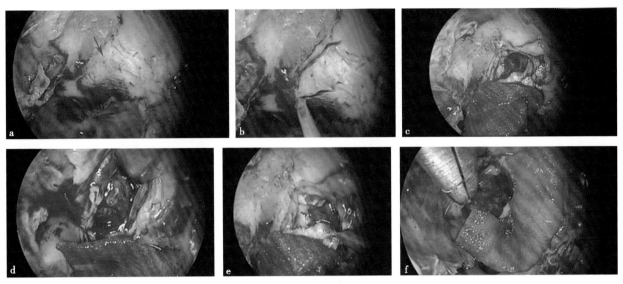

图 12-4-10　手术步骤与操作技巧

a. 眶尖部,包括 Zinn 环部位的骨质用磨钻磨薄去除后,暴露所在部位的眶筋膜,透过筋膜隐约可见淡蓝色、稍隆起部位(红色箭头)即为肿瘤所在位置;b. MVR 刀呈方形切开筋膜,范围稍大于淡蓝色区域;c. 去除该部位的肌腱组织稍许,即可见肿瘤组织;d、e. 用细小剥离子、小镰状刀轻轻分离肿瘤周围软组织,尽可能使之游离;f. 助手用细长黏膜钳轻轻抓住肿瘤包膜,往内、下轻轻牵拉,仔细判断粘连带位置与粘连程度

　　(5)肿瘤摘除以后,因眶壁骨折缺损范围不大(图 12-4-11d),且极靠近眶尖部,无需修补。手术完毕,最后检查瞳孔大小变化(图 12-4-11e)。如果瞳孔散大,必须彻找原因,特别是术中牵拉、分离时损伤,或肿瘤摘除后出血;同时,必须检查肿瘤大小、包膜是否完整,有无彻底摘除(图 12-4-11f),以及大致判断肿瘤性质。最后鼻腔予以膨胀海绵或纳吸棉等填塞止血。

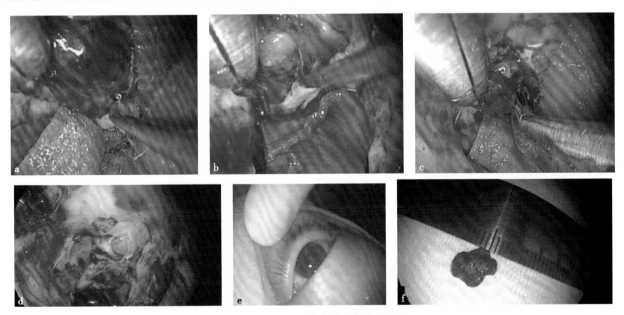

图 12-4-11　手术步骤与操作技巧

a、b. 离粘连最近的位置抓住肿瘤包膜,沿切线方向牵拉,同时用细小镰状刀极度小心地松解、钩断粘连带,尽可能使肿瘤充分游离;c. 于肿瘤离眶尖入口端最近位置钳夹住瘤组织,沿切线防线牵拉,最终完整拉出肿瘤组织;d. 肿瘤组织摘除后,稍微复位周围肌腱及筋膜组织;e. 术毕,瞳孔正常无散大,表明对视神经无损伤;f. 摘除的小海绵状血管瘤,完整,无残留

(三)导航引导内镜下深外侧开眶眶尖深部小肿瘤摘除术

　　1. **病例资料**　患者,男,33 岁,主诉:发现左眼视物不见 6 个月。患者 6 个月前偶然机会发现左眼视物不见,平时无任何眼部不适。至当地检查,诊断为"眼眶肿瘤",后亦至全国多所大医院求治,诊断为"左

眼眶尖部海绵状血管瘤""左眼视神经萎缩"，但因为手术风险与难度太大，未予治疗，遂转诊至本院。入院查体：视力 1.0（od），左眼 FC/30cm；眼部外观、眼球运动、眼屈光间质、眼压等均正常。眼底检查：左眼视盘界清，色淡。视野检查：不配合；OCT 检查：左眼各象限 RNFL 显著变薄。眼眶 HRCT 显示左眼眶尖深部存在一中等、均质密度 2mm×2mm 圆形占位病变，边界清楚，位于视神经外侧，眶上裂区域；MRI 检查显示：眶尖深部近眶上裂处一 2mm×2mm 类圆形病灶，边界清楚，位于视神经外侧，T1W1 中等强度信号，T2W1 高信号，强化。

术前诊断：右眼眶尖深部眶海绵状血管瘤。

向患者详细、系统告知病情与手术难度、复杂性、风险，患者坚决要求手术，且愿意承担一切术后后果，予施行手术，手术步骤与操作如下，手术顺利。

术后第 3 天，左眼视力提高至 0.25，左眼外直肌功能轻度麻痹，外转稍受限；术后第 5 天，视力提高至 0.5 出院，外转稍受限，无瞳孔散大、眼部其他不适等。术后 2 周复查，左眼视力 1.0，视野改善。眼球运动无异常，未出现任何并发症。病检结果证实为海绵状血管瘤。

2. **手术步骤与操作技巧**（图 12-4-12，图 12-4-13）

（1）麻醉、体位均同上。

（2）常规方法做深外侧开眶术：于左侧眉弓外侧缘做弧形扩大皮肤切口直至眶骨膜（图 12-4-12a），拉钩牵开皮肤切口，电凝止血后，骨膜剥离子轻轻剥离，暴露眶外侧眶骨膜；切开骨膜，前行分离，暴露眶外上、外侧壁及部分外下骨缘；电锯锯开眶外上至外下骨质，直达蝶骨大翼，用咬骨钳取出眶外侧骨质置放于无菌生理盐水中；然后用电钻磨除蝶骨大翼、眶外上方厚重骨质，直达外侧眶尖深部。

（3）用导航探针探测肿瘤所在眶尖外侧深部的准确位置（图 12-4-12b），同时根据 HRCT、MRI 影像特点进行仔细核对、判断，最终确定。此时，切忌牵拉、按压眶内软组织以免产生位移而导致导航误差。

（4）仔细确认肿瘤在外侧眶尖深部的准确位置后，助手用细、薄脑压板轻轻还纳眶尖深部的眶筋膜，然后用 9# MVR 刀在肿瘤所在位置纵向切开眶筋膜，用细、长拉钩轻轻牵开外直肌，并予以轻轻分离，此时即可发现肿瘤组织（图 12-4-13a）。

（5）用小镰状刀轻轻分离肿瘤周围组织，仔细判断、辨认与周围视神经、重要血管等的关系，有无粘连及粘连的严重程度；然后内镜直视下助手将细长黏膜钳自眶尖深部外侧伸入，轻轻钳夹、抓住肿瘤包膜，往外、上方轻轻牵拉（图 12-4-13b），主刀则用锐利的小镰状刀、9# MVR 刀或细长黏膜剪非常仔细、小心地分离、剪断粘连条带，最终将肿瘤轻轻拉出（图 12-4-13c、d）。整个术中必须密切观察瞳孔变化、尽可能避免损伤神经与血管，以及彻底止血，切忌粗暴操作。

（6）肿瘤摘除以后，将取出的眶外侧壁骨质重新嵌合至骨质缺损处，耳脑胶固定，原位缝合眶骨膜、皮肤及皮下组织。

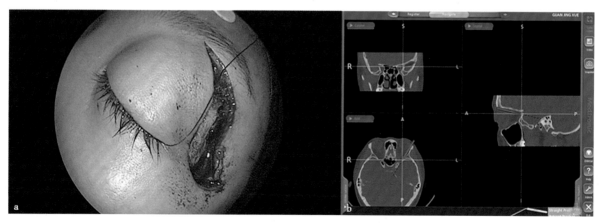

图 12-4-12　手术步骤与操作技巧

a. 因为肿瘤组织位于眶上裂区，故沿外侧眉弓下做 S 形扩大皮肤切口；b. 用导航探针探测，准确定位肿瘤所在眶尖外侧深部的位置

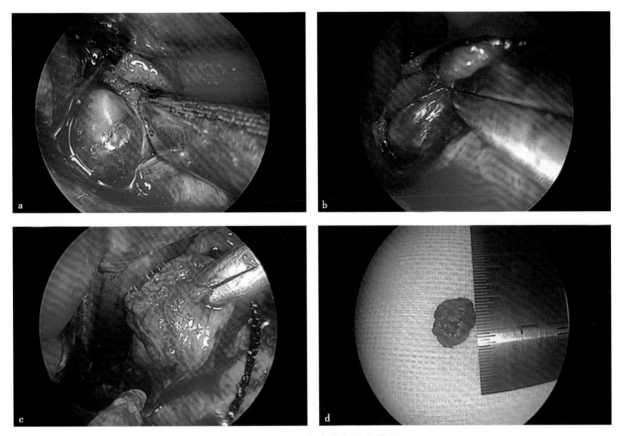

图 12-4-13　手术步骤与操作技巧

a. 用 9# MVR 刀正对导航所确定的肿瘤位置方位纵向切开眶筋膜，拉钩轻轻牵开外直肌并轻轻分离，即可发现肿瘤组织；b. 内镜直视下助手将细长黏膜钳自眶尖深部外侧伸入，轻轻钳夹、抓住肿瘤包膜；c. 主刀用锐利的小镰状刀、9# MVR 刀或细长黏膜剪仔细、小心地分离、剪断粘连条带，最终将肿瘤轻轻拉出；d. 完整摘除的小海绵状血管瘤

六、笔者经验与观点

1. 因为眶尖区域主要神经血管密集，意外损伤可能导致严重并发症，故不但要求手术者必须具有相当娴熟、高超、细腻的内镜操作技巧，而且必须掌握眼眶解剖特点、眼眶手术操作技巧。

2. 术中自止端离断内直肌很重要，以缓解内直肌对眶内脂肪的持续张力，如何在助手牵拉、挑起内直肌后端时眶内脂肪不会疝出太多以妨碍操作；同时，应于内直肌后 1/3 后端挑起内直肌，以免损伤支配动眼神经内直肌肌支。

3. 肿瘤摘除时切忌强行牵拉，可轻轻摇动、牵拉将其摘除。如果存在粘连，可在最贴近粘连处用力小心牵拉，一般粘连带可拉断，然后将肿瘤摘除；如果粘连非常紧密、牢固，此时可在内镜直视下用小镰状刀予以轻轻分离，或剪断粘连带，最后将肿瘤摘除。术中须密切注意观察瞳孔大小变化，如果瞳孔变大，表明操作对视神经存在牵拉，则需要更加小心操作；必要时，可不必强行摘除，改为姑息性眶尖减压术。

4. 手术操作尽量轻柔，切忌粗暴，以免损伤视神经、内直肌及其他组织。

5. 术中必须尽可能彻底止血，保持术野清晰，切忌盲目操作，特别是在肌锥内分离紧密粘连带时，必须异常小心，不要损伤血管。

6. 术中发现、暴露肿瘤后需仔细观察，确定肿瘤颜色、性质及与周围组织的密切关系，如果为海绵状血管瘤，多可钳夹取出；如果为视神经鞘瘤，此时不宜钳夹，应予以小心、仔细分离，将肿瘤完整"赶出"摘除，尽可能避免瘤体破裂、残留或细胞种植，增加复发风险。

（吴文灿　陈琳琳　刘桂琴）

参 考 文 献

1. Yao WC, Bleier BS. Endoscopic management of orbital tumors. Curr Opin Otolaryngol Head Neck Surg, 2016, 24（1）: 57-62.

2. Wu W, Selva D, Jiang F, et al. Endoscopic transethmoidal approach with or without medial rectus detachment for orbital apical cavernous hemangiomas. Am J Ophthalmol, 2013, 156（3）: 593-599.

3. Jeon C, Hong CK, Woo KI, et al. Endoscopic transorbital surgery for Meckel's cave and middle cranial fossa tumors: surgical technique and early results. J Neurosurg, 2018 Nov 1: 1-10.

4. Chen Y, Tu Y, Chen B, et al. Endoscopic Transnasal Removal of Cavernous Hemangiomas of the Optic Canal. Am J Ophthalmol, 2017 Jan, 173: 1-6.

5. Nguyen S, Nadeau S. Giant Frontal Sinus Osteomas: Demographic, Clinical Presentation, and Management of 10 Cases. Am J Rhinol Allergy, 2019, 33（1）: 36-43.

6. Curragh DS, Halliday L, Selva D. Endonasal Approach to Orbital Pathology. Ophthalmic Plast Reconstr Surg, 2018, 34（5）: 422-427.

7. Dallan I, Sellari-Franceschini S, Turri-Zanoni M, et al. Endoscopic Transorbital Superior Eyelid Approach for the Management of Selected Spheno-orbitalMeningiomas: Preliminary Experience. Oper Neurosurg（Hagerstown）, 2018, 14（3）: 243-251.

8. Almeida JP, Omay SB, Shetty SR, et al. Transorbital endoscopic eyelid approach for resection of sphenoorbital meningiomas with predominant hyperostosis: report of 2 cases. J Neurosurg, 2018, 128（6）: 1885-1895.

9. Zhang X, Tabani H, El-Sayed I, et al. The Endoscopic Endonasal Transmaxillary Approach to Meckel's Cave Through the Inferior OrbitalFissure. Oper Neurosurg（Hagerstown）, 2017 , 13（3）: 367-373.

10. Bleier BS, Castelnuovo P, Battaglia P, et al. Endoscopic endonasal orbital cavernous hemangioma resection: global experience in techniques and outcomes. Int Forum Allergy Rhinol, 2016, 6（2）: 156-161.

11. Lenzi R, Bleier BS, Felisati G, et al. Purely endoscopic trans-nasal management of orbital intraconal cavernous haemangiomas: a systematic review of the literature. Eur Arch Otorhinolaryngol, 2016, 273（9）: 2319-2322.

12. Tan SH, Prepageran N. Endoscopic transnasal approach to medial orbital lesions. J Laryngol Otol, 2015, 129（9）: 928-931.

13. Castelnuovo P, Turri-Zanoni M, Battaglia P, et al. Endoscopic Endonasal Management of Orbital Pathologies. Neurosurg Clin N Am, 2015, 26（3）: 463-472.

14. Shi J, Tu Y, Wu W. Combined External, Endoscopic, Endonasal-Assisted En Bloc Resection of Malignant Tumors From the Lacrimal Drainage System. J Craniofac Surg, 2018, 29（7）: 1855-1858.

15. Vartanian JG, Toledo RN, Bueno T, et al. Orbital exenteration for sinonasal malignancies: indications, rehabilitation and oncologic outcomes. Curr Opin Otolaryngol Head Neck Surg, 2018, 26（2）: 122-126.

16. Neel GS, Nagel TH, Hoxworth JM, et al. Management of Orbital Involvement in Sinonasal and Ventral Skull Base Malignancies. Otolaryngol Clin North Am, 2017, 50（2）: 347-364.

17. Peron S, Cividini A, Santi L, et al. Spheno-Orbital Meningiomas: When the Endoscopic Approach Is Better. Acta Neurochir Suppl, 2017, 124: 123-128.

18. Jurlina M, Skitarelić N, Passali D, et al. Endonasal endoscopic resection of ossifying fibroma involving the ethmoid sinus, orbit and anterior skull base: case report and literature review. Acta Otorhinolaryngol Ital, 2016, 36（2）: 144-148.

19. Deng YF, Lei BX, Zheng MG, et al. A simple classification of cranial-nasal-orbital communicating tumors that facilitate choice of surgical approaches: analysis of a series of 32 cases. Eur Arch Otorhinolaryngol, 2016, 273（8）: 2239-2248.

20. Wu W, Selva D, Jiang F, et al. Endoscopic transethmoidal approach with or without medial rectus detachment for orbital apical cavernous hemangiomas. Am J Ophthalmol, 2013, 156（3）: 593-599.

21. Zhou G, Ju X, Yu B, et al. Navigation-Guided Endoscopy Combined with Deep Lateral Orbitotomy for Removal of Small Tumors at the Lateral Orbital Apex. J Ophthalmol, 2018, 2018: 2827491.

22. Lin GC, Freitag SK, Kocharyan A, et al. Comparative techniques of medial rectus muscle retraction for endoscopic exposure of the medial intraconal space. Am J Rhinol Allergy, 2016, 30（3）: 226-229.

23. Bleier BS，Castelnuovo P，Battaglia P，et al. Endoscopic endonasal orbital cavernous hemangioma resection：global experience in techniques and outcomes. Int Forum Allergy Rhinol，2016，6（2）：156-161.

24. Sun MT，Wu W，Yan W，et al. Endoscopic Endonasal-Assisted Resection of Orbital Schwannoma. Ophthalmic Plast Reconstr Surg，2017，33（3S Suppl 1）：S121-S124.

第十三章　内镜下眶内异物取出术

眶内异物是常见的眼眶外伤。常见眶内异物为金属异物，其次为植物性异物，以及少见的石头、玻璃等。由于眼眶周围有骨壁保护，一般异物经前部结膜、眼睑、眼球阻挡而停留在眼球周围相对靠前位置，大部分在显微镜下即能顺利取出，但有一些特殊眶内异物，位置很深，或者与周围毗邻结构相沟通，例如眶深部异物、鼻眶沟通、颅眶沟通，甚至鼻颅眶沟通性异物，取出比较困难。由于眶内异物损伤没有固定的模式，眶内异物的取出只能按照异物的位置、大小、性质、机体个体差异，以及术者的经验与技巧而定。在此，笔者主要是以病例方式介绍内镜微创技术在眶内异物取出中的应用及意义。

第一节　内镜下鼻眶沟通性异物取出术

眼眶 3/4 由鼻腔鼻窦所包绕，它们之间仅隔以一薄层骨壁。因此，异物往往容易穿过此层骨壁进入鼻窦，或者与鼻窦相沟通；另一方面，对于邻近鼻窦的位于眼眶深部的异物，通过常规手术径路取出很困难或创伤极大时，我们可以考虑通过此薄层骨壁顺利取出异物，且避免经眶深部手术操作可能产生的严重并发症，如眼外肌、视神经及重要血管损伤等。

典型病例分析 1

患者，女性，56 岁，因左侧颜面部反复流脓 18 年，加重半年入院。患者 18 年前被树枝刺伤左侧面部，当地医院治疗，但面部反复红、肿、痛，应用抗生素好转。在此过程中病情反复，曾至多地医院治疗无效来院。入院查体：左眼下睑外翻，左侧下眶缘见脓瘘口，按压溢稍少许脓性物（图 13-1-1），眼部未见明显异常。眼眶 CT 显示左侧眼眶底壁至上颌窦内高密度影。

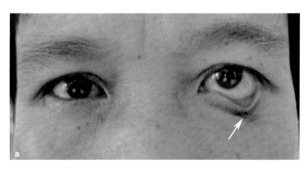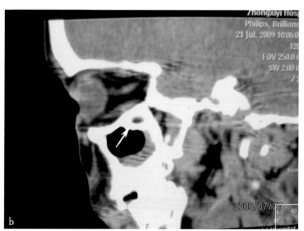

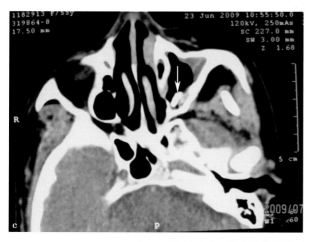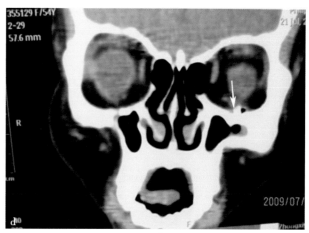

图 13-1-1　鼻眶沟通异物患者术前外观照与眼眶 CT 检查

a. 外观照可见左下睑外翻,下睑下缘见一脓瘘口(白箭头),按压溢少许脓性物;b、c. 见上颌窦内异物影(白箭头);d. 左侧眼眶眶底见一高密度影(白箭头)(b. 矢状位;c. 水平位;d. 冠状位)。

入院后,经反复分析眼眶 CT,仔细知情同意后,施行内镜下经下睑脓瘘口皮肤径路联合柯 - 陆氏径路鼻眶沟通性异物取出术。首先,轻轻扩大原脓瘘口,循此径路不断深入直达眶底壁,发现一黑色圆形异物,质脆,稍微碰触即大量黑色碎屑物质脱落,且嵌顿于眶底壁不能取出(图 13-1-2a)。改为经柯 - 陆氏径路从犬齿窝进入左侧上颌窦,发现上颌窦内上壁一条状黑色异物,嵌顿于眶底壁,不能取出(图 13-1-2b)。然后从上方脓瘘口进入至眶底壁,稍微去除异物周围眶底壁骨质,内镜下从上颌窦慢慢取出异物,同时清除眶底壁异物穿过处残余碎屑、肉芽组织等(图 13-1-2c)。然后用双氧水(过氧化氢溶液)冲洗切口,对位缝合下睑皮肤、口腔牙龈切口。手术顺利。

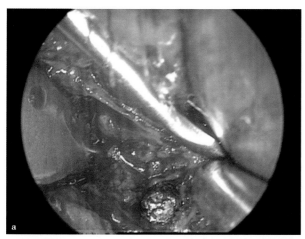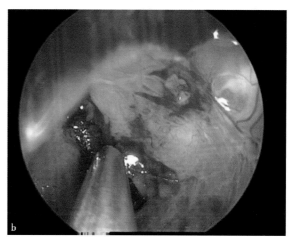

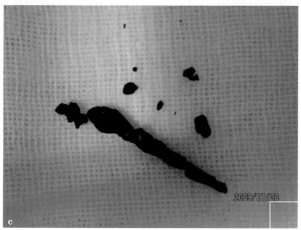

图 13-1-2　鼻眶沟通性异物手术过程

a. 循下睑下缘脓瘘口入路进入眶底壁,见黑色圆形异物,质脆,嵌顿牢固,不能取出;b. 经柯 - 陆氏径路入左侧上颌窦,发现上颌窦后上方一圆形黑色条状异物,嵌顿牢固,不能取出;c. 最终完整取出的异物

术后常规抗炎、抗感染处理。术后 1 个月复查，患者上口愈合好，未诉不适。术后 9 个月复查，未见异常。

笔者对此病例的体会是：该异物应该是一个植物性异物，从眼眶底壁穿过进入上颌窦内，且嵌顿在底壁骨质中。因为时间过长，异物发生碳化可能，同时因为反复炎症性病变，与周围组织粘连严重。因此，如果单纯经眶径路，因为异物碳化，质脆，不可能取出异物；如果单纯从上颌窦入路亦不能取出异物，只有经此联合径路，去除部分异物周围骨质，同时松解与周围组织的粘连，才能彻底取出异物。

典型病例分析 2

患者，男性，46 岁，因工作时右眼异物飞速溅入后眼红 1 天入院，查体：Vod：手动 / 眼前，Vos：1.0；右眼下睑见皮肤创口，眼球内转、外转均受限；球结膜充血，右眼前房少许积血，眼底窥不清，余未见异常。眼眶 CT 检查（图 13-1-3）提示右眼眶尖深部异物，位于眶尖与后组筛窦之间。

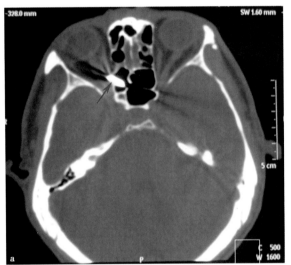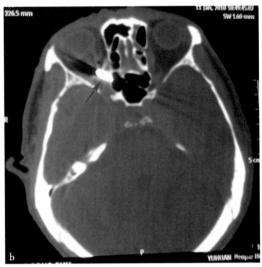

图 13-1-3　右眼鼻眶沟通性异物 CT 检查（a、b 水平位）
眼眶 CT 提示右侧眼眶 - 筛窦沟通性异物（红箭头）

笔者采用内镜下经筛径路眶内异物取出术。常规筛窦开放、切除，进入后组筛窦，见异物一头从眶纸板穿出，嵌顿牢固，不能轻易取出。内镜下稍微去除少许异物嵌顿处眶纸板，慢慢松动异物，然后将异物从后组筛窦取出（图 13-1-4）。手术顺利，术后无并发症。取出金属异物约 2cm 长（图 13-1-5）。

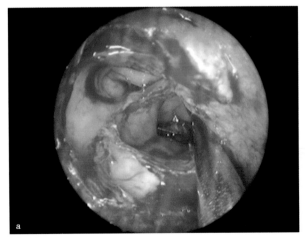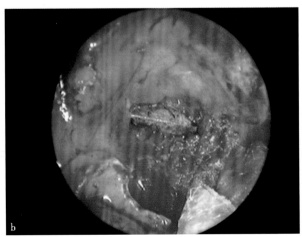

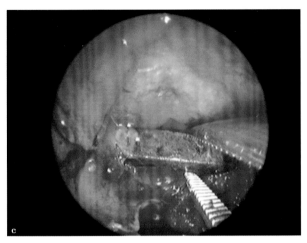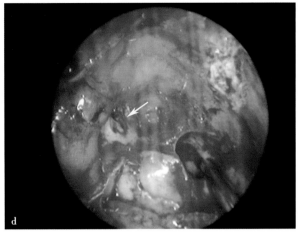

图 13-1-4 内镜下鼻眶沟通性异物取出过程

a、b. 内镜下见异物嵌顿于后组筛窦对应的眶尖部的眶内侧壁；c. 慢慢松动嵌顿的异物，往内侧缓慢拉出；d. 异物取出后见眶内侧壁骨孔（白箭头）

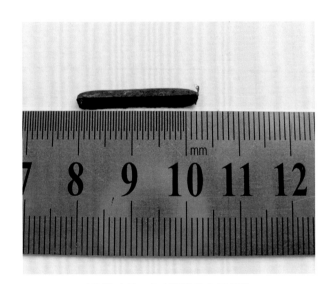

图 13-1-5 术中取出的金属异物

笔者对此病例的体会是：该异物经眶尖部由后组筛窦穿出，毗邻视神经，如果从内侧壁入路开眶，手术难度极大，且极可能损伤视神经而丧失光感，而内镜下经筛径路可以直接到达后组筛窦，暴露异物的一端，从而可以顺利取出。

通过以上 2 个病例可以看出，该类累及鼻腔鼻窦的眶内异物，借助鼻腔、鼻窦宽阔的手术操作空间，内镜良好的照明与放大作用，也许会使很刁钻、复杂的眶内异物的取出变得比较容易。

第二节　内镜下颅眶沟通性异物取出术

颅眶沟通性异物，顾名思义累及颅脑，且存在术后颅脑并发症的可能，因此，传统观念认为，颅眶沟通性异物常需神经外科一起合作开颅取出，但在某些特殊的情况下，可以考虑内镜下经眶取出，无需开颅。

典型病例分析1

患者，男性，22岁，工作时右眼飞入热铁后视物不见1天入院。自述：作业时一飞速高热金属异物从上睑刺入，当时右眼疼痛难忍、视物不见，马上送来医院。入院检查：Vod：无光感；右眼上睑裂开，眼球上方角巩膜破裂，部分烧灼缺失，眼内容物脱出，内眼结构不清楚。眼眶CT如图13-2-1所示。

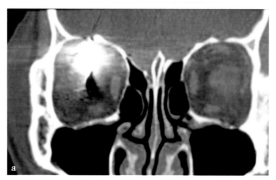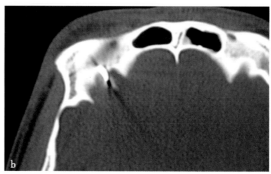

图13-2-1　右眼颅眶沟通性异物CT检查（a、b水平位）
眼眶CT提示右侧颅-眶沟通性异物（红箭头）

笔者采用经上睑原裂口入路，内镜下仔细分离眶内组织，直接到达眶顶壁，发现异物刺入颅内，嵌顿明显。予以小心松解，缓慢取出异物（图13-2-2），此时见明显脑脊液涌出。此时取部分眶内干净的脂肪组织塞入眶顶壁骨孔中，同时用耳脑胶黏住，直至无明显脑脊液流出（图13-2-3）。然后对位缝合眼睑、结膜，同时修补破裂的眼球，等待二期处理。

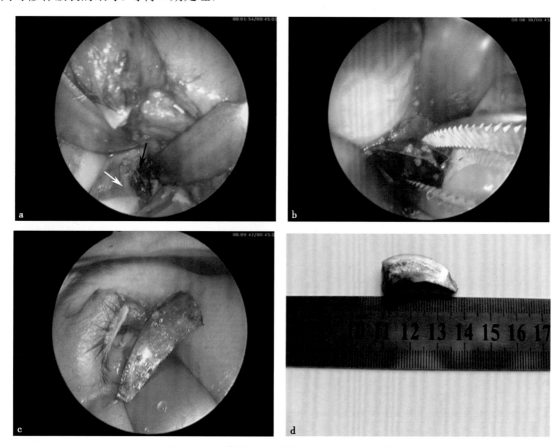

图13-2-2　内镜下眶-颅沟通性异物取出过程

a、b. 内镜下沿眼睑裂伤上口分离眶内组织，直达眶顶壁，见异物刺入颅内，牢固嵌顿于眶顶壁；c. 慢慢松动嵌顿的异物，往下缓慢取出的异物；d. 取出的异物，约2.5cm长

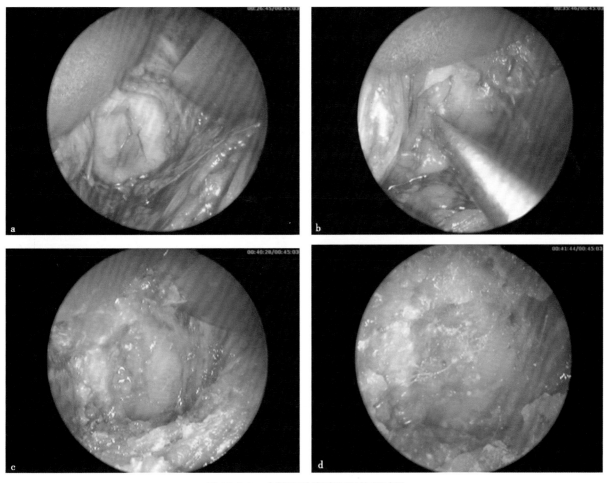

图 13-2-3　内镜下脑脊液眶漏修补过程

a. 异物取出后见脑脊液从眶顶壁骨孔涌出；b. 取部分干净眶内脂肪组织填塞至骨孔内；c、d. 用耳脑胶将填塞至骨孔内的脂肪黏贴，直至无明显脑脊液流出为止

典型病例分析 2

患者，男性，28 岁，因右眼异物溅入 2 天收住入院，异物经上睑溅入，嵌顿于眶上壁，部分进入颅内，眼眶 CT 检查发现异物部分刺入颅内（图 13-2-4a）。入院查体：Vou：1.0；右眼上睑可见 3mm 创口，眼球无特殊。

笔者采用内镜下经泪阜后径路（详见第十一章第二节），沿眶内侧壁骨膜下间隙到达异物位置，小心将异物取出（图 13-2-4b），术中未见脑脊液漏出。异物约 1.5cm 长（图 13-2-4c）。

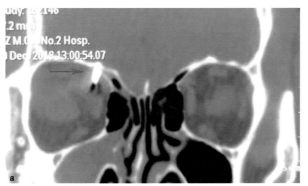
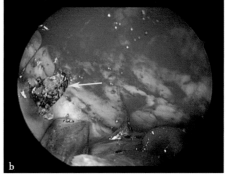

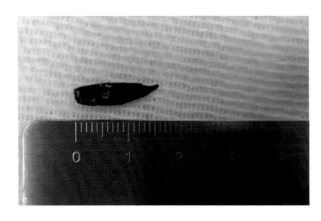

图 13-2-4 内镜下眶颅沟通性异物取出
a. 眼眶 CT 检查见异物嵌顿于眶顶壁,与前颅底沟通;
b. 内窥镜下经泪阜后径路入眶,然后循眶顶壁眶骨膜
下径路定位,发现异物嵌顿于眶顶壁;c. 内镜下取出
的异物,长约 1.5cm

笔者体会:对于从上睑刺入后嵌顿于眶顶壁的金属异物,笔者认为完全可以从原切口,或者从泪阜后径路进入眶顶壁·骨膜下间隙而找到并取出异物,无需开颅取出。如果有脑脊液眶漏,可以考虑内镜下用脂肪填塞修复;如果没有脑脊液眶漏,则无需特殊处理。

第三节 内镜下眶深部异物取出术

眶尖部不但深邃而狭小,而且密集支配整个眼部功能的重要的血管、神经,因此眶尖部一直被视为眼眶手术的"禁区"。眶深部的惰性异物一般不建议取,但植物性异物、铜等异物必须取出,以防产生并发症。

典型病例分析

患者,男性,62 岁,异物溅入后视物不清 20 天入院。查:Vod:0.2,Vos:1.0;右眼角膜见 1mm 创口,缝线在位;人工晶状体眼,位正;眼底颞侧见激光斑,余未见异常。眼眶 CT 提示右眼眶尖部异物。

笔者采用导航引导内镜下经结膜径路直接将异物取出(图 13-3-1)。

导航为眼眶异物定位提供了很好的手段,与内镜微创手术结合,将为眶深部位置刁钻的异物取出提供新的方法。

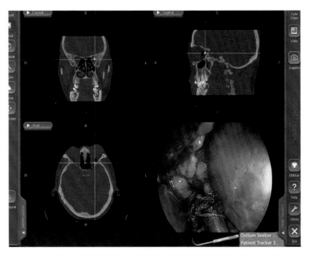

图 13-3-1 导航引导内镜下经结膜径路眶深部异物取出
导航在三维眼眶 CT 十字中心位置显示眶内异物位置

(吴文灿 涂云海 秦 伟)

参 考 文 献

1. Wu W, Lu SY, Liu CY, et al. Image-Guided Endoscopic Combined With Deep Lateral Orbitotomy Removal of a Small Foreign Body at the Deep Lateral Orbital Apex. J Craniofac Surg, 2015, 26(8): e791-e793.

2. Welkoborsky HJ, Plontke SK. Possible surgical approaches to the orbit. HNO, 2018, 66(11): 812-826.

3. Escobar Montatixe D, Villacampa Aubá JM, Sánchez BÁ, et al. Transnasal, Transethmoidal Endoscopic Removal of a Foreign Body in the Medial Extraconal Orbital Space. Case Rep Otolaryngol, 2016, 2016: 1981456.

4. Liu Z, Lin Y, Zhang L, et al. Endoscopic-assisted navigation-guided removal of long-standing metallic foreign body near to the sphenoid. J Craniofac Surg, 2015, 26(2): e122-e124.

5. Wu X, Li A, Tan J, et al. Removal of orbital-maxillary sinus-pterygopalatine fossa foreign body with external and endoscopic combined approach. J Craniofac Surg, 2014, 25(4): 1547-1549.

6. Koo Ng NK, Jaberoo MC, Pulido M, et al. Image guidance removal of a foreign body in the orbital apex. Orbit, 2009, 28(6): 404-407.

7. 徐柒华, 廖洪斐. 经筛窦鼻内窥镜取出眶内巨大异物一例报告. 江西医学院学报, 2004, 44(4): 113.

8. Feichtinger M, Zemann W, Kärcher H. Removal of a pellet from the left orbital cavity by image-guided endoscopic navigation. Int J Oral Maxillofac Surg, 2007, 36(4): 358-361.

第十四章　内镜下经蝶筛径路视神经管减压术

视神经病变为眼科常见疾病，病因极其复杂，涉及外伤、感染、自身免疫功能障碍、血液循环障碍、中毒、遗传等众多因素。对于视神经疾病治疗，目前主要以糖皮质激素、促神经修复药物、改善微循环药物、高压氧等保守治疗为主，但实际上临床预后差。因此，有学者主张采用视神经减压手术达到治疗目的。迄今为止，根据手术径路选择，视神经减压手术主要有经颅径路、经眶筛径路、经鼻径路三种，前两种径路因手术创伤大、手术径路欠直接、并发症多、对视神经医源性创伤、疗效差等而较少采纳。近年来，随着内镜技术、微动力刨削系统等设备与器械的日益改进，鼻内镜鼻颅底外科的迅速发展，以及对视神经与颈内动脉、海绵窦之间毗邻解剖结构的日益阐明，内镜下经蝶筛径路视神经管减压术（endoscopic trans-ethmosphenoid optic canal decompression，ETOCD）日益被临床所重视，具有手术径路直接、更符合视神经解剖生理特点、减压充分、内镜下良好照片与放大倍率下操作、微创、并发症少、手术疗效相对理想等优越性。

自2006年10月至今，我们在此基础上从手术操作技巧、并发症防治方面做了较大改进，为4200多例外伤性视神经病变（traumatic optic neuropathy，TON）患者成功施治；同时，亦将此手术创新性地应用于经保守治疗无效的、一些特殊的非外伤性视神经病变，如严重视神经炎、缺血性视神经病变、特发性视神经萎缩等，收到一定效果，赋予了视神经疾病许多全新的治疗理念与内涵。

第一节　外伤性视神经病变

外伤性视神经病（traumatic optic neuropathy，TON）是闭合性颅脑损伤的主要伴发损伤，欧美国家报道，TON约占闭合性颅脑外伤患者0.5%～5%，在国内尚缺乏此方面的统计资料，但随着交通、旅游、工矿业迅速发展，我国TON发生率呈逐年递增趋势。对TON患者，早期诊治至关重要，但大部分TON患者常因合并严重脑外伤，受伤后通常因优先治疗颅脑外伤而被延误。目前，尽管对TON是否需要进行视神经管减压术尚存争议，但被普遍认可的是，对存在视神经管骨折碎片压迫征象的TON患者尽早施行视神经管减压术是"抢救"TON视功能的关键。

一、外伤性视神经病变的病理生理学机制

视神经骨管与头颅矢状面呈36°，水平位向下15°。当额部、眉弓颞上方或颌面部遭受钝性撞击时，外力沿额骨水平板向后传递作用于蝶骨小翼、蝶窦顶与筛窦外侧壁，导致视神经管骨质变形、移位和/或骨折挤压视神经。因为视神经管部位鞘膜与骨质粘连紧密，此种外力的剪切、冲击、扭曲作用将同时引起视神经轴索本身与微血管损伤，从而发生炎症、水肿、崩解，甚至坏死；部分可导致视神经管内和/或鞘膜内出血，引起视神经管内高压。而视神经管内高压、眶尖部血肿等将进一步造成视神经缺血、缺氧及轴浆流运输障碍，从而进一步导致视神经节细胞水肿、坏死及胞内毒性物质释放，反过来导致视神经管内压力进一步增高。如此形成恶性循环，最终导致视神经轴索崩解、断裂、神经失用及功能彻底丧失。

二、内镜下经蝶筛径路视神经管减压术的作用机制

针对 TON 致病机制，ETOCD 的作用机制主要在于两方面：一方面在于清除视神经管骨折碎片，解除骨折片、视神经鞘内外血肿等对视神经束的压迫作用，缓解视神经肿胀与视神经骨管相对狭窄这一矛盾，以改善视神经微循环与轴浆流，减少继发性损伤，从而达到促进视神经功能恢复或部分恢复的目的；另一方面，我们认为它极可能提供一种高效的用药途径。通过 ETOCD，视神经微循环得以改善，经静脉途径或口服的促神经修复的药物才能通过脑脊液和/或微动脉系统到达视神经这一"靶"器官而发挥作用；同时，我们认为对于视神经而言，蝶窦腔极可能为一天然的"药物缓释环境"。在 ETOCD 基础上，我们通过"蝶窦腔内局部药物缓释"，在视神经管手术部位构建一个持续、高浓度的"药物缓释环境"，糖皮质激素、神经生长因子等药物极可能通过切开的视神经鞘膜直接进入视神经鞘内，甚至在视神经鞘内脑脊液循环驱动下渗透至整个视神经束，从而达到改善视神经束内在微环境与促视神经损伤后修复的目的。但此方面有待进一步的深入研究与探索。

三、内镜下经蝶筛径路视神经管减压术的应用解剖学基础

视神经管位于后组筛窦和蝶窦外侧壁，为 ETOCD 提供了最直接的手术径路与广阔的手术空间。但视神经本身及周围组织结构复杂，且多变异，为避免术中损伤视神经、眼动脉、颈内动脉、海绵窦及前颅底，术前熟悉视神经与周围组织的局部解剖关系尤为重要。

视神经管由蝶骨小翼下两支柱组成，位于蝶窦外上方，与后组筛窦或蝶窦仅隔以一层菲薄骨片（图 14-1-1），其中 12%～25% 患者视神经管与蝶窦隔离，直接走行于后组筛房内（Onodi 气房）内（图 14-1-2）。视神经管在蝶骨翼下由内上走向前下，与水平线向下呈 15°，与垂直中线呈 36°～39° 方向走行。一般情况下，视神经和颈内动脉在蝶窦外侧壁呈反"八"字形走向（图 14-1-3）。视神经管骨壁厚薄不一，内壁最薄约 0.21cm，外壁（即眶上裂内壁）最厚。视神经管前后各有一椭圆形开口，其中颅内开口横径平均约 7.18mm，当进入眶内后变小，而垂直径变长，平均约 4.87mm。视神经骨管内有视神经、眼动脉、颈动脉、交感神经丛和硬脑膜鞘穿过。

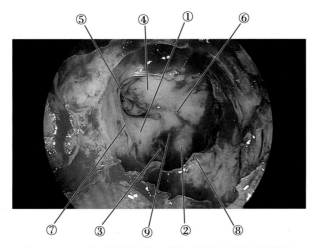

图 14-1-1　右侧视神经管内段及毗邻组织解剖结构图
①视神经管隆突；②颈内动脉隆突；③海绵窦区域；④前颅底；⑤前颅底 - 视神经管隆突隐窝；
⑥视神经管颅口；⑦视神经管眶口；⑧蝶窦前壁；⑨视神经管隆突 - 颈内动脉隆突隐窝

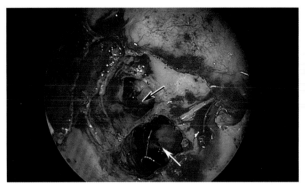
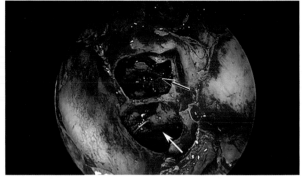

图 14-1-2　Onodi 气房示例

Onodi 气房为位于蝶窦（白色箭头）上方与后组筛窦之间的一个特殊的气房（黑色箭头），视神经管即位于其中

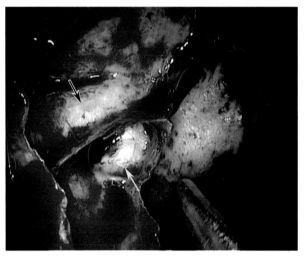

图 14-1-3　视神经管与颈内动脉之间的相对位置关系

视神经管隆突（黑箭头）与颈内动脉隆突（黄箭头）之间形成反"八"字形走向

视神经被覆三层脑膜，视神经鞘源于硬脑膜。视神经入眶尖处硬脑膜与蛛网膜融合形成 Zinn 总腱环，为眼直肌起点，亦为视神经管最狭窄处，减压时应将 Zinn 总腱环打开；视神经入眶尖后分为覆盖眶内壁的眶周膜及包绕视神经的鞘膜，蛛网膜与软脑膜粘连在一起，单纯切开视神经鞘膜时一般不发生脑脊液漏。蛛网膜含有供应视神经的血管网，术中不予切开与剥离。近视神经管颅内口处眼动脉由颈内动脉分出，在神经下方走行到外侧，至眶尖后再转向内侧，分出前后节动脉等分支，其中约 16% 的眼动脉始终走行于视神经内下方，ETOCD 手术时有可能损伤。先天变异中约有 4% 视神经管和 8% 颈内动脉管骨壁缺损，仅为一层黏膜与筛蝶窦腔相隔，因此，在进行 ETOCD 时一定要在内镜直视下仔细进行，以免损伤视神经和颈内动脉。

四、外伤性视神经病变的诊断与鉴别诊断

根据病史、症状与体征，必要时结合 CT 影像学特征与电生理检查，TON 诊断一般比较明确，主要与视神经视网膜挫伤、视交叉损伤相鉴别。视神经视网膜损伤具有眼底视网膜改变，而视交叉损伤一般有相应的视野改变。TON 诊断依据主要包括：

1. **外伤史**　患者一般存在额部、眉弓外侧或颌面部钝性外伤史。

2. **视力障碍**　TON 患者往往伤后立即或数分钟、数小时内出现明显视力下降，严重者可仅存光感或手动，甚至无光感。如合并严重脑外伤，患者常处于昏迷状态，因抢救生命危险而忽略视功能障碍。

3. **瞳孔反射异常**　大部分患者伤侧瞳孔直接对光反射迟钝或消失，间接对光反射存在，即Marcus Gunn瞳孔。

4. **视觉诱发电位（visual electronic potentiality，VEP）检查**　患侧P_{100}较健侧潜伏期延长，波幅降低。严重者无波形反应。凡能引出VEP者即提示视神经无离断现象。

5. **CT影像学特征**　视神经管冠状位及水平位高分辨率CT（high resolution CT，HRCT）检查（薄层）可显示不同程度视神经管骨折，呈凹陷性、线状或隆突状，部分患者骨折片甚至直接刺入或压迫视神经。另外，后组筛窦和蝶窦外侧壁因骨折变形或筛、蝶窦内出血、眶尖出血或积气、视神经增粗等均具有重要参考价值（图14-1-4）。

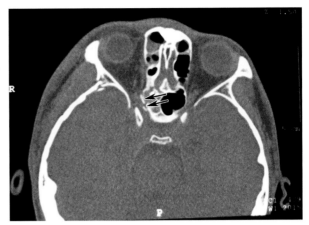

图14-1-4　眼眶CT显示视神经管骨折征象
水平位CT显示右侧视神经管内侧壁多发性骨折（黑箭头）并移位，压迫视神经；蝶窦腔内积血；右眼眶外侧蝶骨大翼处不规则骨折并轻度移位

五、手术适应证与禁忌证

（一）适应证

在生命体征允许条件下，经患者知情同意后，原则上闭合性颅颌面部损伤所致TON患者经短期保守治疗无效时都可采取ETOCD手术治疗，具体包括：

1. 伤后视力即严重下降，甚至无光感，HRCT显示视神经管骨折、筛蝶窦骨折和/或积血者，应尽早手术。

2. 尽管HRCT未发现骨折征象，但伤后视力严重下降，甚至无光感，TON诊断明确，且经保守治疗无效者，应尽早手术。

3. 伤后迟发性视力减退，但存光感或光感以上视力，大剂量糖皮质激素冲击等保守治疗2～3日无改善，或有改善但效果不明显者，或改善后又出现视力下降者，应尽早积极手术。

4. 伤后有光感，但不久后加重至无光感者，且光感丧失时间较短，应尽早积极手术。

（二）禁忌证

1. 合并严重颅脑外伤，存在生命危险者，应待生命体征稳定后方可考虑手术。

2. 伤后立即无光感，时间超过10～15天者。

3. 合并颅脑外伤，特别是大面积前颅底塌陷、严重脑脊液漏、颅内感染等，手术中极可能发生严重并发症者。

4. 合并筛蝶窦发育畸形，甚至后组筛窦、蝶窦无发育者，视术者手术操作经验与技巧，以及是否拥有导航系统等手术条件情况下方可综合考虑是否手术。

5. 合并眶内侧壁严重骨折，眶内组织大量疝入筛蝶窦者，须在充分考虑术者手术经验与技巧，方可综合考虑手术。

6. 视神经直接损伤者，如单纯视神经视网膜挫伤、视神经锐器伤等。

六、手术操作步骤与技巧

（一）操作步骤

1. **麻醉**　一般采用气管插管全身麻醉。全麻稳定后，患者取仰卧位，头高脚低位。以1%丁卡因（0.01%肾上腺素）棉片收缩鼻黏膜，同时术中麻醉采用控制性低血压技术。

2. **筛窦开放与切除**　应用0°或45°4mm直径的鼻窦内镜检查鼻腔，然后直视下按Messerklinger术式切除钩突、暴露筛泡（图 14-1-5）；切除筛泡与前组筛窦，同时清除窦腔内积血与碎骨片，仔细观察筛顶、纸样板、蝶窦前壁有无骨折（图 14-1-6）。如发生筛顶骨折，可存脑脊液鼻漏。

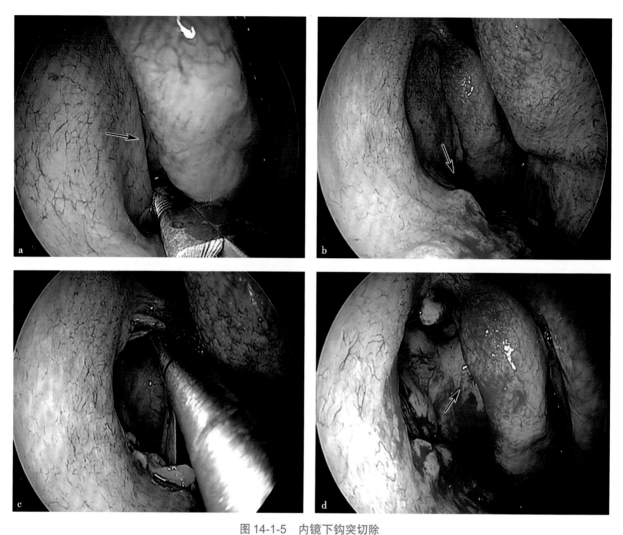

图 14-1-5 内镜下钩突切除

a. 用反张咬钳头端伸入中鼻道钩突（黑箭头）尾端处；b. 咬除钩突尾端部分组织（黑箭头）；c. 用剥离子自鼻腔外侧壁附着端切开、分离钩突；d. 清除钩突及残余组织，暴露筛泡（黑箭头）

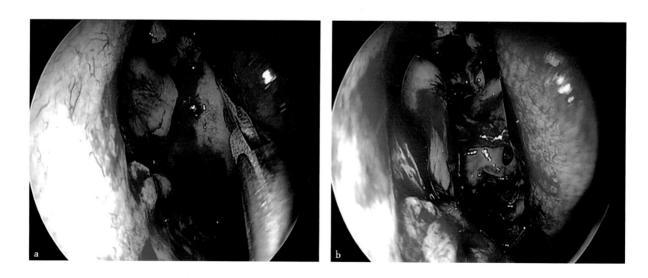

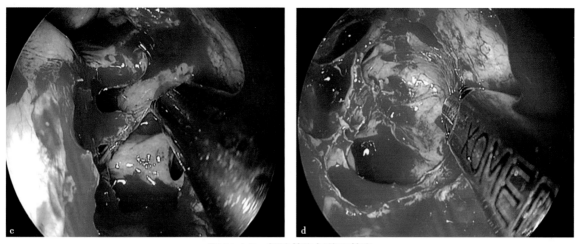

图 14-1-6 切除筛泡与前组筛窦

a. 用鼻甲剪自筛泡内外上下做切口,剪除筛泡;b. 暴露筛泡后筛窦气房;c. 用微动力刨削系统刀头切割前组筛窦气房;d. 充分暴露前中组筛窦气房

3. **开放蝶窦、定位视神经管位置与走向** 往中鼻甲侧仔细寻找、暴露上鼻甲,切除部分上鼻甲后,暴露并定位蝶窦自然口;切除上鼻甲、后组筛窦;然后近内下方蝶窦钳开放蝶窦前壁,充分暴露蝶窦顶壁、外侧壁、筛顶与眶纸板(图 14-1-7),仔细清除窦腔内积血或血凝块。根据应用解剖学特点与眼眶 HRCT 图像,定位眶尖、蝶窦外侧壁、视神经管隆凸、颈内动脉隆凸,以确定视神经管位置与走向(图 14-1-7)。

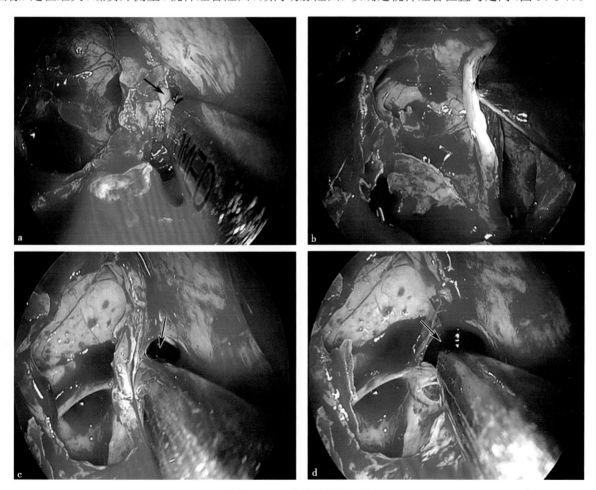

图 14-1-7 内镜下蝶窦开放

a. 自前中组筛窦往内侧中鼻甲方向仔细寻找定位上鼻甲(黑箭头);b. 切除部分上鼻甲;c. 寻找、暴露与定位蝶窦自然开口;d. 自蝶窦自然口开放蝶窦

4. **清除视神经管内下壁骨质**　充分止血后内镜下仔细观察，进一步明确视神经管隆凸的解剖位置，特别注意视神经管与颈内动脉二者之间的距离、相对位置及骨折情况。然后用小镰状刀轻轻挑起、剥离视神经管隆凸表面黏膜，暴露骨壁，观察有无视神经管骨折、骨折形态与范围（图 14-1-8）。用小刮匙或小镰状钩轻轻剔除视神经管隆凸处的碎骨片；如无骨折，或骨壁较厚，在微动力刨削系统驱动下以金刚砂磨钻磨削骨壁至薄如纸样层，然后用小镰状刀或剥离子轻轻去除视神经管内段表面薄层骨壁，至少达 1/2 周径，充分暴露管内段视神经，向前外至总腱环，后内至入颅口（图 14-1-9）。视神经骨管开放后可见视神经呈灰白色（图 14-1-9），如长时间受压，视神经可充血水肿。

5. **鞘膜切开**　去除视神经管周围骨壁后，用锐利的 9# MVR 刀沿视神经走向从入眶口至入颅口多点状纵向切开总腱环与视神经鞘膜（图 14-1-10），切开时注意避开粗大血管，见少量清亮脑脊液流出，然后用薄层明胶海绵轻轻覆盖于视神经表面，并以"地塞米松 2mL＋鼠源性神经生长因子 1u/mL"浸泡。轻轻填塞蝶窦、后筛窦与鼻腔即术毕。

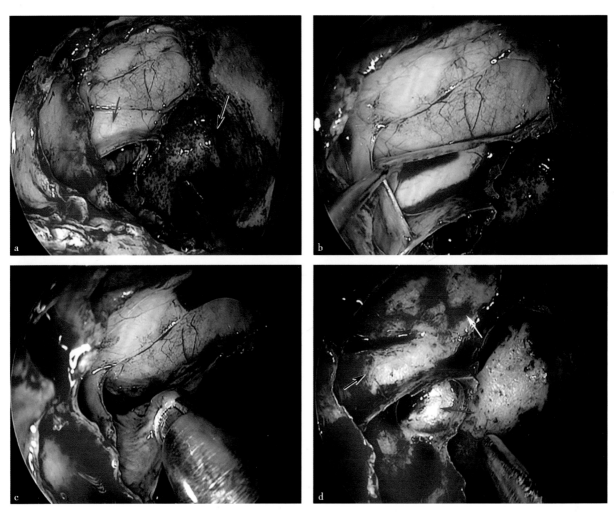

图 14-1-8　充分开放蝶窦并仔细定位蝶窦腔内视神经管及邻近毗邻解剖关系
a. 充分开放、暴露蝶窦腔，清除积血，初步定位视神经管隆突（蓝箭头）及邻近结构位置；b. 用小镰状刀剥离视神经管隆突及周围邻近部位表面窦腔内黏膜；c. 负压吸切器轻轻咬除窦腔黏膜；d. 仔细、准确定位视神经管隆突（黑箭头）与颈内动脉隆突（蓝箭头）位置

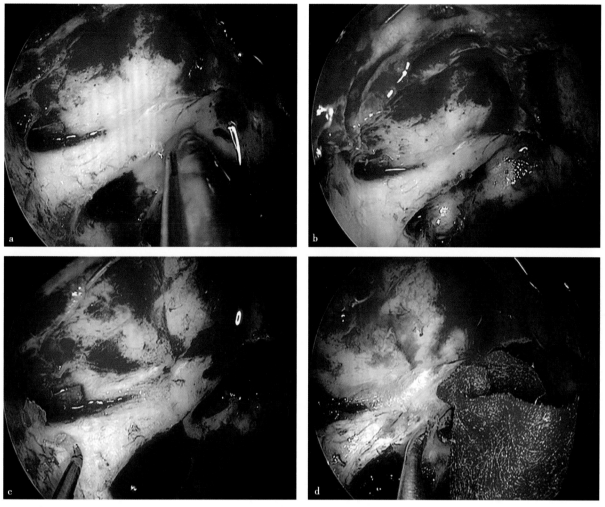

图 14-1-9 去除视神经管周围骨壁

a. 在微动力刨削系统驱动下，以金刚砂磨钻仔细磨削视神经管周围骨壁；b. 视神经管周围骨质磨薄至纸样菲薄；c. 用小镰状刀或剥离子轻轻剥除菲薄的视神经管周围骨质；d. 去除的视神经管周围内侧、内上、内下的骨质，从眶口至颅口，至少达 1/2 周径

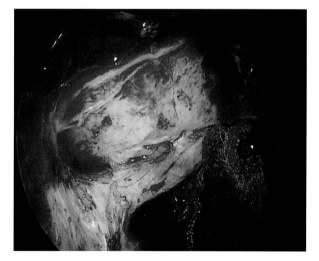

图 14-1-10 切开视神经鞘

用锐利的 9#MVR 刀切开视神经鞘，至可见少量脑脊液流出为止

（二）术中注意事项

1. 术者素质与能力 因为视神经及其周围毗邻组织解剖结构的重要性、复杂性与多变异性，ETOCD属于高危手术，要求术者必须具备：

（1）掌握鼻腔鼻窦、眼眶、视神经及其毗邻器官的精细解剖结构特点，能清晰地辨识先天发育异常或外伤导致的种种变异。

（2）具有娴熟的鼻内镜鼻窦外科、鼻颅底外科操作技巧与能力，一方面尽可能避免并发症发生，另一方面能即时妥善处理各种并发症，如脑脊液鼻漏、海绵窦损伤等。

（3）具有坚实、精细的眼科显微手术操作技巧与能力，在去除视神经管周围骨质、切开视神经等时应尽可能减少医源性创伤。

2. 如何开放蝶窦，暴露视神经管 开放蝶窦的方式根据术者喜好、患者解剖特点与病情而异。笔者强调，在切除筛窦、开放蝶窦是一定要遵循"近中线"的原则，特别是对合并严重眶内侧壁骨折、前颅底骨折的患者；同时，笔者常采用经蝶窦自然口入路开放蝶窦，即首先切除前组筛窦，然后切除上鼻甲，暴露蝶窦自然口，扩大蝶窦自然口（见图14-1-7），鼻内镜下仔细检查蝶窦外侧壁有无缺损或骨折，然后采取从后向前、由内之外的策略切除后组筛窦。其优点在于：

（1）蝶窦腔定位准确：因为后组筛窦、蝶窦腔的变异非常大，但不管后组筛窦、蝶窦与视神经管之间的位置变异如何，蝶窦自然口位置基本上比较固定，位于上鼻甲与鼻中隔之间。因此，术者通过蝶窦自然口可准确确定已经开放了蝶窦。

（2）开放蝶窦后，术者不仅对蝶窦外侧壁情况（骨壁是否骨折、视神经管是否隆起）了解确切，且有助于筛窦开放时定位，尤其是在筛窦气化良好情况下可避免方向错误损伤颅底。

（3）可避免损伤眶内组织：从后组筛窦内侧先贯通蝶窦，再从内向外逐渐去除筛窦气房和纸样板碎片，在纸样板和眶尖粉碎性骨折时非常重要，如此可避免眼眶内容物脱出后阻塞手术入路，又可避免将眼眶内容物当作筛窦黏膜去除。

3. 如何预防并发症 ETOCD最大的风险是颈内动脉损伤、海绵窦损伤与脑脊液鼻漏。在某些情况下，颈内动脉损伤、海绵窦损伤或脑脊液鼻漏在颅脑创伤时即已发生，只不过由于碎骨片支撑尚未出现明显症状。因此，在手术中，特别是去除碎骨片时应高度警惕颈内动脉损伤、海绵窦损伤或脑脊液鼻漏发生或加剧的可能，尤其是对合并前颅底骨折的患者。

4. 如何尽可能减少医源性创伤 影响ETOCD术后效果的因素众多，除了患者受损伤程度、伤后至接受手术的时间、患者年龄与体质、药物应用等外，笔者认为"手术本身即是一种创伤"，特别是对已经受损的、非常脆弱的视神经，施行ETOCD时，如何提高手术操作技巧，尽可能减少医源性创伤对术后视神经功能恢复至关重要。根据笔者既往经验，操作时须注意以下几点：

（1）视神经管骨折的处理：进入蝶窦后，在准确定位与充分暴露视神经管部位的同时，必须去除视神经骨管表面的窦腔黏膜后仔细观察视神经管有无骨折、骨折的部位与形态、骨折片的大小以及是否刺入视神经与海绵窦（图14-1-11）。术中如果视神经骨管存在碎骨片，需仔细判断碎骨片与视神经、海绵窦及颈内动脉的关系；对"刺入"视神经或海绵窦的碎骨片，不要强行拽出。如果"刺入"视神经，可首先用小镰状刀轻轻拨动，稍微往上挑，仔细、缓慢游离后再取出；如果"插入"海绵窦，应先用小镰状刀轻轻拨动，看波动时是否有明显出血，并且仔细观察血液的颜色与速度。如果没有明显的出血，才轻轻游离后缓慢取出。同时，对于骨质缺损区，须特别注意观察组织是否有波动及拨动的频率与幅度，以免损伤颈内动脉与前颅底组织。对于蝶窦外侧壁和视神经管周围及其邻近的骨折片，并非一定要强行取出，应根据术中是否压迫视神经而酌情处理；对于大的骨片，特别是位于视神经管颅口处时，如果疑似压迫视神经，但又无法完全去除时，可考虑退而求其次，将其轻轻内移，解除压迫即可。

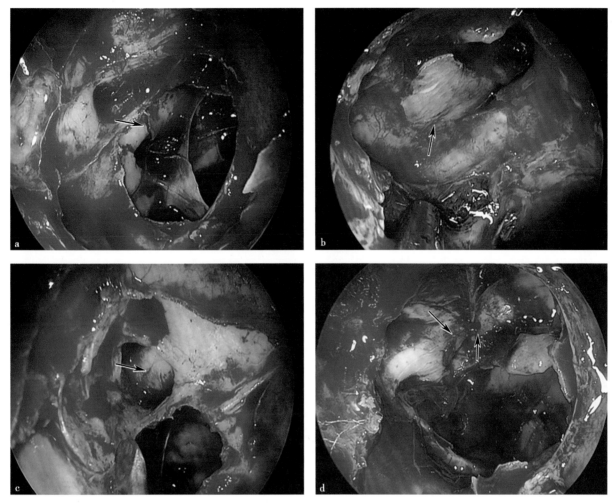

图 14-1-11　不同部位与形态的视神经管骨折（黑箭头）

a. 视神经管中后段近入颅口端骨折并往内侧轻度移位；b. 视神经管中段明显骨折，且牵涉至前颅底；c. 视神经管中段纵行骨折；d. 视神经管近颅口端粉碎性骨折，部分明显往外侧移位，压迫视神经

（2）如何去除视神经骨管：视神经骨管厚度、硬度因人而异。笔者主张术中使用 2.5mm 直径的、15° 金刚砂磨钻，在微动力刨削系统驱动下磨削，使其薄如纸样，透过骨质隐约可见其下的视神经为宜，然后在入眶口轻轻磨除一小部分骨壁作为突破口，最后采用小镰状刀或剥离子轻轻"剥除"（图 14-1-12）；手术中切忌粗暴和强行"撬除"或完全用金刚砂磨钻"磨除"，同时尽可能避免对视神经施加剪、切、压、牵、拉与撕扯的力量，以免产生医源性创伤。

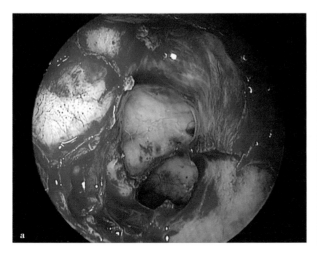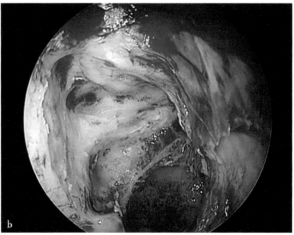

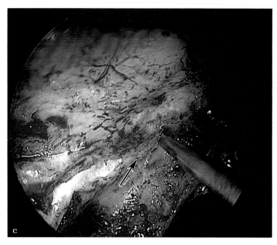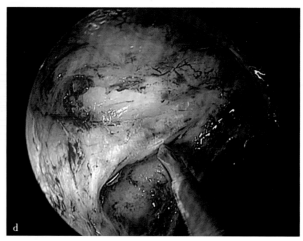

图 14-1-12 典型病例 ETOCD 术中所见

a. 开放、充分暴露蝶窦，准确定位视神经管隆突及毗邻解剖结构关系；b. 在微动力刨削系统驱动下用金刚砂磨钻磨削视神经骨管周围骨质至菲薄状；c. 用小镰状刀轻轻剥离菲薄、半透明的视神经管周围骨质（黑箭头）；d. 用锐利的 9#MVR 刀于无血管区穿刺、切开视神经管鞘膜

（三）术后处理

术后嘱患者去枕平卧 3～4h。常规应用广谱抗生素 3 天预防感染，继续应用大剂量糖皮质激素 1.0～1.5mg/（kg·d）冲击治疗 3～5 天。术后第 2 天开始鼻内镜下换药，无菌条件下吸取出蝶窦腔内明胶海绵，按术中方法重复给药，隔日 1 次，持续 3～5 次；同时全身应用促神经修复药物，如神经节苷脂、鼠源性神经生长因子、胞磷胆碱等。术后观察视功能恢复情况，及有无脑脊液鼻漏、鼻出血等并发症。

（四）典型病例分析

1. **病史** 患儿，男，5 岁。摔倒致右侧额部受伤后右眼视力丧失 7 天入院。无昏迷、恶心、呕吐、头痛及颅脑手术等病史。次日至当地医院诊治，诊断为"右眼视神经损伤"，予静脉滴注甲泼尼龙（甲基强的松龙） 500mg/d，连续 5 天后；同时肌肉注射"鼠源性神经生长因子" 30μg/d，以及"神经节苷脂"等促神经修复药物无效。

2. **检查** 2012 年 11 月 6 日入院检查：Vod：无光感，Vos：1.0；右侧瞳孔散大，直径约 5.0mm，RAPD（+）；右眼眼球及眼底检查均无异常；颅脑 CT、眼眶 CT 与眼眶 MRI 检查等均无异常。FVEP 检查：右眼无波形。

3. **治疗** 入院后完善术前各项检查，2012 年 11 月 8 日全麻下行 ETOCD 治疗，术中未见视神经管骨折。以金刚砂磨钻磨削至薄层，然后以小镰状刀轻轻剥离，去除视神经管壁上内、内侧及下内侧，约达 2/3 周径，然后以锐利的 9# MVR 刀于无血管区穿刺、切开视神经鞘，见少许透明脑脊液流出（见图 14-1-12）；最后于蝶窦腔内视神经管内段位置以薄层明胶海绵轻轻贴敷，同时以"鼠源性神经生长因子"30μg/1mL、"曲安奈德"20mg/2mL 以及"地塞米松" 5mg 注入蝶窦腔内浸泡明胶海绵，即上文所提及的"蝶窦腔内局部药物缓释"。手术顺利，历时约 52min。全麻清醒后安返病房，术后予以甲基强的松龙 500mg/d，静脉滴注，连续 3 天即停用；以及"神经节苷脂""胞磷胆碱钠"等药物常规促神经修复治疗。术后第三天内镜直视下蝶窦腔内局部给药，具体同上述术毕局部给药，隔日一次，连续 5 次后出院。

4. **治疗效果** 术后次日查房，患儿未诉不适；Vod：无光感；术后第 2 天，Vod：疑似光感；术后第 3 天，Vod：手动/眼前；术后 1 周，Vod：0.1（但颞下方缺失）；术后 3 周出院时检查，Vod：0.5，但视野不规则，颞下方大部分缺损；术后 3 个月门诊复查，Vod：0.8，但视野不规则性缺损，尤以颞下方为主。眼底检查，右眼视盘色淡，余无异常。

七、笔者经验与观点

（一）伤后无光感（no light perception，NLP）患者是否手术

大多数学者认为，对伤后 NLP 患者施行视神经减压术无意义。笔者对伤后 3 天内 NLP 的 23 例 TON 患者施行 ETOCD 发现，9 例（39.1%）术后恢复光感或一定视力，其中 1 例患者为鼻内镜鼻窦手术术后无光感 3 天，当地医院给予甲泼尼龙（甲基强的松龙）冲击治疗（1 000mg/d，连续 2 天）无效后施行 ETOCD，术后次日恢复光感，术后 2 周视力恢复至 1.0，但视野不规则。另外，在患者家长强烈要求下，笔者曾对 5 例伤后无光感 9~15 天的儿童 TON 患者施行 ETOCD，术后 3 个月复查发现，1 例术后视力指数 /30cm，1 例术后 0.02，1 例术后 0.25，2 例仍为无光感。因此，尽管缺乏充分的循证医学证据，但笔者认为，对于伤后无光感的 TON 患者，ETOCD 仍具有一定疗效，其中关键之一在于手术时机，主张越早越好。特别是对伤后存一定残余视力，然后降至无光感的 TON 者，如果丧失光感时间较短，且同时存在明显视神经管骨折、眶尖部血肿或视神经鞘内出血等，推荐积极手术；而对伤后立即丧失光感，且光感丧失时间较长者，可考虑放弃手术。

（二）手术时机选择

根据 TON 病理生理学机制，TON 患者属于眼科急诊范畴，应该采取急救处理原则。对存在明显视神经管骨折的 TON 患者，笔者主张尽早施行手术以"抢救视力"；对无明显视神经管骨折的患者，当存在一定视力时，可先考虑大剂量糖皮质激素冲击或予以短期观察，根据视力改善情况再决定是否手术。根据笔者经验，认为伤后 2~4 天内接受手术效果最理想，伤后 7 天内亦应可积极施行。如术前已接受大剂量激素冲击治疗的患者，手术时间亦可适当延长。

（三）TON 晚期患者是否可施行 ETOCD

对于外伤后时间较长，视神经已经明显萎缩的患者，是否施行手术？对此，争议众多。笔者对伤后 3 周~6 个月的 16 例（17 眼）晚期 TON 患者采用 ETOCD 联合"蝶窦腔内鼠源性神经生长因子与曲安奈德局部药物缓释"治疗，术后 3 个月复查，11 例（12 眼，70.6%）视力提高，提高程度 3~5 行不等，视野亦一定程度改善。因此，笔者认为 ETOCD 联合促神经修复药物局部应用极可能为晚期 TON 患者的一种有效治疗选择。但结果究竟如何，有待进一步研究与探索。

典型病例分析

1. **病史** 患者男，16 岁，车祸伤后右眼下方视物不见 6 个月余入院。6 个月前因车祸额部被撞击，当时至北京某医院诊断为"轻微脑震荡伤"，予以对症治疗，全身无异常。随后觉右眼视物不清，特别是下方完全看不见，先后至北京、上海、浙江等医院诊治，诊断为"右眼外伤性视神经病变"，予以促神经营养药物治疗无效。

2. **检查** 2010 年 10 月 17 日入院，检查：Vod：0.25，-0.50DS=0.3，Vos：1.0；右侧瞳孔中度散大，RAPD（+）；右眼视盘色淡，边界清晰（图 14-1-13）；余无异常。视野检查：右侧下方水平缺损（图 14-1-14），阈值明显增高；OCT 检查：右眼视网膜神经纤维厚度明显变薄（图 14-1-15）；PVEP 检查，左眼 P_{100} 潜伏期较右侧明显延长，波幅降低；颅脑 CT、眼眶 CT 等均无异常。

3. **治疗** 入院后完善术前各项检查，2010 年 10 月 22 日全麻下行 ETOCD 治疗，术中未见视神经管骨折。手术过程（图 14-1-16）与术中术后"蝶窦腔内药物缓释"均与前述相同。手术顺利，历时约 1h。术后予以甲泼尼龙（甲基强的松龙）1 000mg/d，静脉滴注，连续 3 天即停用；同时以鼠源性神经生长因子、神经节苷脂、胞磷胆碱钠等药物常规促神经修复治疗。

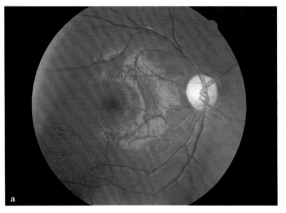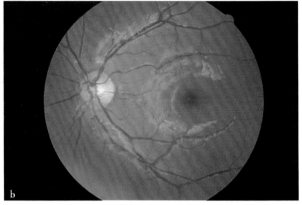

图 14-1-13　典型病例分析术前眼底图（a. 右眼；b. 左眼）

该图显示右眼视神经乳头苍白，边界清晰，左眼无异常

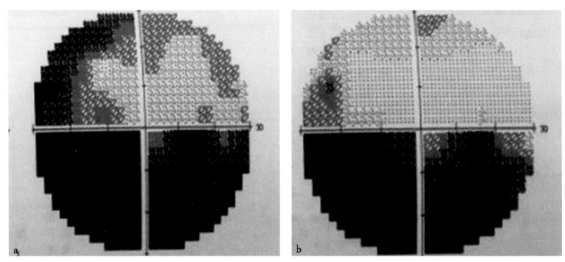

图 14-1-14　典型病例分析术前、术后第 5 天视野图

左图显示术前患者右眼视野缺损，特别是下方呈水平缺损；右图显示视野明显改善

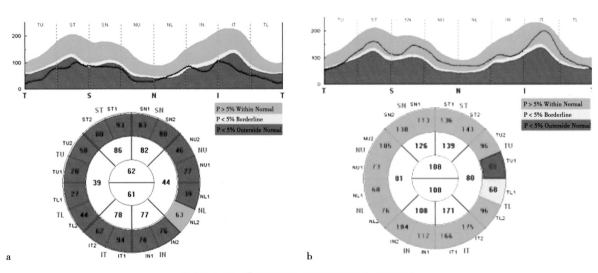

图 14-1-15　典型病例分析术前双眼 OCT 检查

右眼视网膜神经纤维厚度（a）较左眼（b）明显变薄

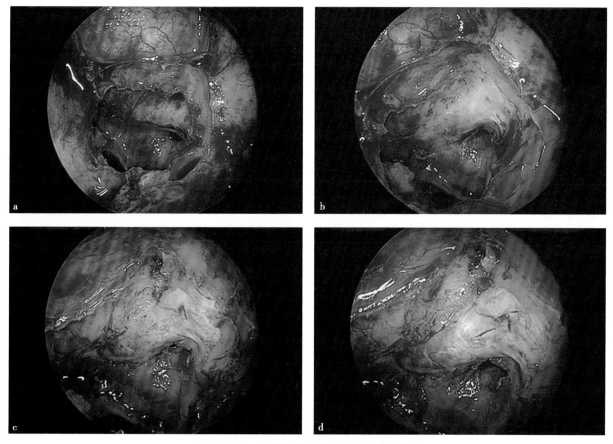

图 14-1-16　典型病例分析 ETOCD 术中所见

a. 开放、充分暴露蝶窦，准确定位视神经管隆突及毗邻解剖结构关系；b. 在微动力刨削系统驱动下用金刚砂磨钻磨削视神经骨管周围骨质至菲薄状；c. 用小镰状刀轻轻剥离菲薄、半透明的视神经管周围骨质，充分暴露视神经；d. 用锐利的 9#MVR 刀于无血管区穿刺、切开视神经管鞘膜

4. **治疗效果**　术后次日查房，患者即诉左眼视力较术前明显清晰，可视范围增宽。查 Vod：0.6；术后第 5 天，Vod：0.8，视野明显改善（见图 14-1-14）；术后 3 个月，Vod：0.8，右侧下方视野呈不规则缺损。

（四）如何准确定位视神经管位置

因后组筛窦与蝶窦解剖变异大，术后如何准确定位视神经管隆突、颈内动脉隆突与海绵窦是手术成功与安全的保证。根据术者经验，可通过以下手段来综合定位：

1. **术前仔细阅读 HRCT 片**　标准、清晰的视神经管位 HRCT 扫描是判断视神经管是否骨折、视神经管定位的基础。术者术前必须仔细阅片，明确视神经与蝶窦筛窦的关系，避免盲目在蝶窦外侧壁寻找视神经。

2. **术中内镜直视下定位**　明确视神经与后组筛窦、蝶窦的毗邻关系后，仍然寻找一些细节来准确定位视神经，如视神经管 - 颈内动脉隐窝、视上隐窝、骨嵴、骨折线等。特别是由视神经管隆突和颈内动脉隆突形成的视神经管 - 颈内动脉隐窝是定位视神经的重要标志。按视神经隆突的形态分为管型、半管型、切迹型以及无切迹型。前三种类型对视神经有定位意义。另外，眶尖、前颅底、蝶窦内骨嵴对视神经管的定位亦有重要的辅助作用。

（五）蝶窦发育不全者是否为 ETOCD 禁忌

设计 ETOCD 该手术时，原本以"视神经管内侧壁即为蝶窦外侧壁"为解剖依据，因此，既往一直把"蝶窦腔发育不全或未发育者"作为 ETOCD 禁忌。但临床上，因为先天性发育原因，蝶窦与视神经管之间的位置变异很大，不同患者其解剖不相同，特别是伴随蝶窦发育不全或未发育的 TON 患者并不少见，尤其是儿童患者。因此，对此类发育异常患者，如何进行 ETOCD 成为临床的一大难题。

近几年来，根据笔者经验，对蝶窦发育不全患者（图 14-1-17），甚至蝶窦未发育患者（图 14-1-18），或者蝶窦中隔发育异常者（图 14-1-19），或视神经管隆突不明显者，主张术中必须反复参考 CT 图像，尽可能在脑海中"三维重建"，判断视神经管所在位置；必要时，适度开放纸样板后端的骨质，暴露眶尖，然后按照眶尖循眶筋膜追踪视神经。但对于许多发育异常者，此方法并不可靠。新近，笔者采用微卫星导航手术系统引导下实施该类高难度手术取得成功，效果理想，兹举例如下。

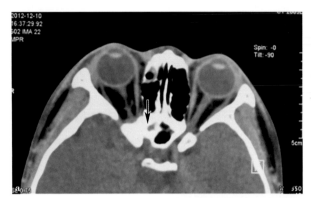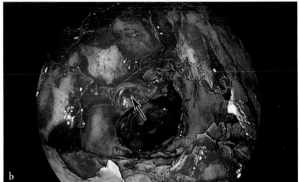

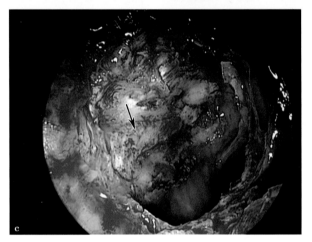

图 14-1-17　蝶窦发育不全患者 ETOCD 手术

a. 眼眶 CT 检查显示右侧蝶窦发育不全，视神经管内段相对应的后组筛窦、蝶窦气房完全被骨质所占据（黑箭头）；
b. ETOCD 术中所见，右侧蝶窦腔明显缩小，被骨质所占领（黑箭头），视神经管隆突、颈内动脉隆突等解剖结构不清楚；
c. ETOCD 术中充分暴露的视神经（黑箭头）

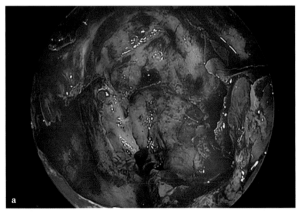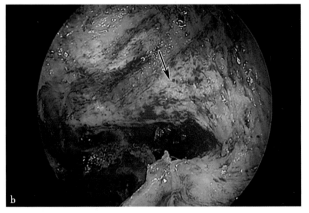

图 14-1-18　蝶窦几乎未发育者 ETOCD 手术

a. ETOCD 术中所见，左侧蝶窦几乎未发育，视神经管隆突、颈内动脉隆突等解剖结构不清楚；b. ETOCD 术中被充分暴露的视神经（黑箭头）

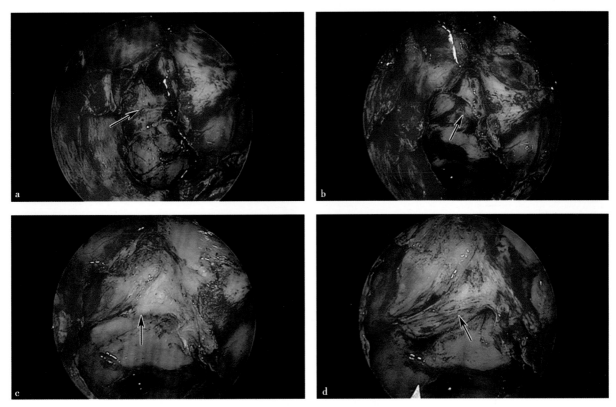

图 14-1-19　蝶窦中隔发育异常者 ETOCD 手术

a. ETOCD 术中所见，左侧蝶窦腔明显缩小，蝶窦中隔（黑箭头）过度往左侧偏斜，以致视神经管隆突、颈内动脉隆突等解剖结构不清楚；b. 去除蝶窦中隔后，充分暴露视神经管隆突（黑箭头）；c. 在微动力刨削系统驱动下用金刚砂磨钻磨削视神经骨管（黑箭头）周围骨质至菲薄状；d. 被充分暴露、呈多点状切开的左侧视神经管内段（黑箭头）

典型病例分析

1. **病史**　患者，男，17 岁，因双眼视物不清 15 年，逐渐加重 1 年，于 2013 年 10 月 25 日入院。患儿 2 岁左右时其父母亲即发现患儿双眼视物不清，不能准确抓物，偶有恶心、呕吐，无眼红、眼痛、眼球突出等。至泉州市某医院就诊，诊断为"脑积水"，并行"脑室腹腔引流术"。术后恶心、呕吐缓解。多次术后复查，腹腔引流通畅，脑脊液压力维持正常，但双眼视物不清未见改善，不能准确检查视力。5 岁时不明原因发生左侧股骨骨折，当地医院确诊"石骨症"，予以手术康复（具体不详）。因双眼视物不清，15 年来先后至广州、北京、上海、厦门等医院诊治，诊断为"双眼视神经萎缩"，予以促神经药物保守治疗（具体不详）无效，特别是近 1 年来自觉病情逐渐加重，双眼基本上看不见眼前物体。本院门诊拟"双眼视神经萎缩、石骨症、脑室腹腔引流术后"收入院。

2. **检查**

（1）全身一般检查：入院时，神志清，精神可，体温 36.7℃，心率 80 次 /min，呼吸 20 次 /min，血压 119/67mmHg。头颅较大，身材矮小；右侧额纹消失，右眼睑闭合不全，右鼻唇沟变浅，口角往左侧偏斜，伸舌左偏（图 14-1-20）。心肺以及四肢查体未见明显异常。

（2）专科检查：视力：OD 手动 /10cm，OS 指数 /50cm，矫正视力：OD +1.50DS/−2.50DC×180= 手动 /10cm，OS+0.25DS/−0.50DC×180 = 指数 /60cm；眼压：OD19.1mmHg，OS 18.5mmHg；双眼睑无红肿，结膜无充血，角膜透明，前房深、清；右眼瞳孔圆，直径约 3mm，直接对光反射迟钝，间接对光反射存；左眼瞳孔圆，直径约 3mm，直间接对光反射存；双眼晶状体透明，玻璃体无混浊；双眼眼底：视盘境界清晰，颜色苍白，C/D=0.9，网膜平伏，右眼黄斑中心凹反光未见，左眼黄斑中心凹反光存（图 14-1-21）；双眼球水平震颤。

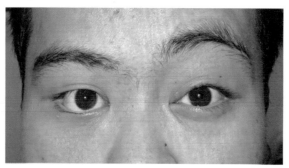

图 14-1-20 典型病例分析患者外观像

头颅相对偏大,右侧鼻唇沟变浅,口角左歪,左侧眉弓上提

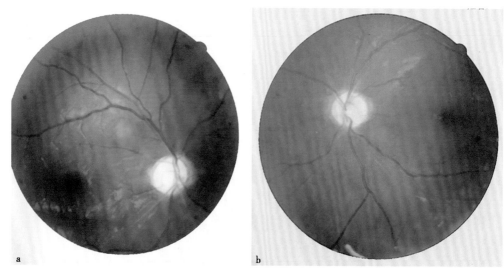

a   b

图 14-1-21 典型病例分析患者双侧眼底照相

显示双眼视盘界清,色苍白,C/D 约 0.9,视网膜平伏

（3）辅助检查

1）FFA（2013.10.31）：双眼视神经萎缩,未见明显荧光渗漏及异常征象。

2）胸片（2013.10.30）：双侧肋骨、肩胛骨、锁骨及肱骨、胸椎骨质增生致密,骨髓腔消失、骨皮质增厚,下段胸椎及 L_1 椎体可见夹心蛋糕征象,考虑石骨症。两肺、心、膈未见明显异常（图 14-1-22）。

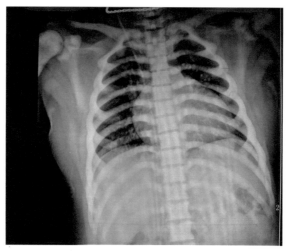

图 14-1-22 典型病例分析患者胸部 X 片检查

显示双侧肋骨、肩胛骨、锁骨及肱骨、胸椎骨质增生致密,骨髓腔消失、骨皮质
增厚,下段胸椎及 L_1 椎体可见夹心蛋糕征象,两肺、心、膈未见明显异常

3）眼眶 CT（2013.10.29）：两侧眼眶壁、蝶骨、颞骨、额骨及颌面骨、颅底骨质增生肥大，呈毛玻璃样改变，其相应眶窝变小，视神经管变窄，视神经受压。蝶窦腔闭塞，上颌窦以及筛窦腔缩小（图 14-1-23）。

4）眼眶 MRI（2013.10.29）：双侧大脑所见颅骨骨板及颅底骨质结构均明显增厚，骨髓腔结构闭塞，信号消失。双侧视神经明显变细，视神经鞘可见异常液性信号强度影，增强后未见明显异常信号影强化（图 14-1-24）。

5）视野（2013.10.29）：双侧视野不规则性缺损（图 14-1-25）。

6）OCT 视网膜厚度检查：双侧 RNFL 均明显变薄、萎缩。

7）血液及其他生化验检查：均未见明显异常。

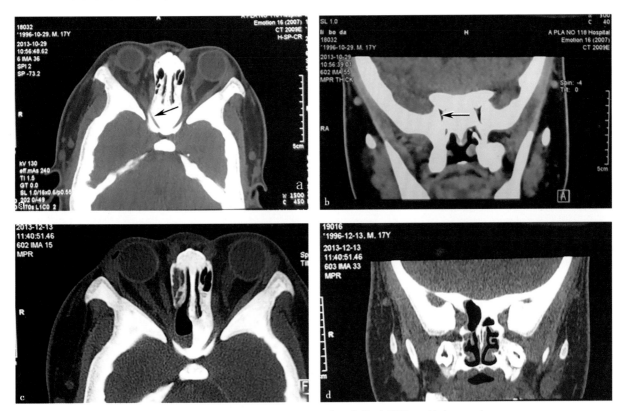

图 14-1-23　典型病例分析患者手术前后眼眶 CT 检查

a、b . 术前 CT 显示双侧眼眶壁、蝶骨、颞骨、额骨及颌面骨、颅底骨质均明显肥厚，毛玻璃状，眶窝窄小，后组筛窦、蝶窦腔未缺失（黑色箭头示视神经管）；c、d. 术后眼眶 CT，显示右侧眶尖部、视神经骨管部位骨质缺失

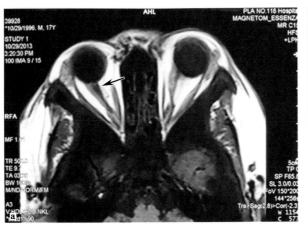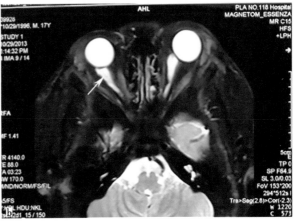

图 14-1-24　典型病例分析患者术前眼眶 MRI 检查

显示双眼视神经（黑箭头）高度迂曲、扩张，呈腊肠状，T1 像低信号，T2 像高信号

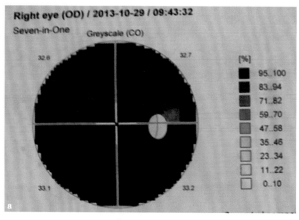 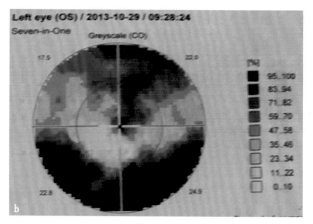

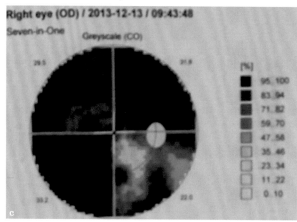 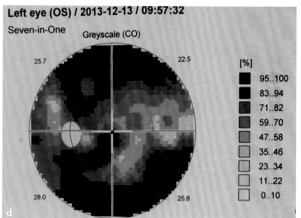

图 14-1-25　典型病例分析患者视野改变

a、b 分别为视神经减压术前右眼、左眼视野；c、d 分别为术后右眼、左眼视野，显示右眼视野明显改善

3. **治疗**　入院后完善上述各项检查，进行视功能评估，排除全身手术禁忌。考虑患者颅底骨质增生明显，蝶窦腔完全未发育，且骨质致密（见图 14-1-23），经科室术前大讨论后，决定采取微卫星导航引导行 ETOCD。2013 年 11 月 13 日在全麻下行"微卫星导航引导内镜下经筛径路右侧视神经管减压术"，术中见后组筛窦发育不全，蝶窦腔完全骨化（图 14-1-26）。在导航引导下，采取微动力刨削系统逐步磨除增生的骨质，充分暴露视神经管内段（图 14-1-27），用 9#MVR 巩膜穿刺刀"点状"切开视神经管鞘膜，见清亮脑脊液自"点状孔"内喷涌而出。术后予以甲泼尼龙（甲基强的松龙）500mg/d，ivgtt qd×3、头孢唑林钠等常规抗炎、预防感染治疗；同时蝶窦腔内局部贴敷以"曲安奈德 40mg/2mL"与"注射用鼠神经生长因子 30ug/mL"浸泡的薄层明胶海绵，术后第 3 日开始于内镜下换药，药物与上述术中药相同，隔天一次，共 5 次后停用；全身予以注射用鼠神经生长因子、脑苷肌肽、复方樟柳碱等促神经修复治疗，2 周后停用。左眼未手术。

4. **治疗效果**　术后次日，患儿诉右眼视力较前提高，能隐约看清楚窗外的绿叶，未诉其他不适。术后 10 天出院时查体：视力：OD 手动 /30cm，OS 指数 /60cm；鼻腔内无活动性渗血、渗液。术后 1 个月复查，患者自觉右眼视力改善，视力：OD 指数 /50cm OS 指数 /60cm。视野检查提示右眼视野较术前改善（见图 14-1-25）。复查眼眶 CT 见视神经管内侧壁与眶尖部骨质缺损（见图 14-1-23）。

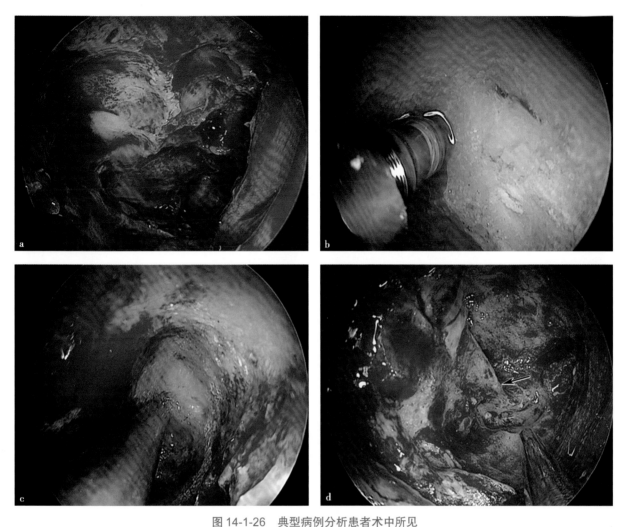

图 14-1-26 典型病例分析患者术中所见
a. 术中见右侧后组筛窦发育不全,蝶窦腔完全骨化;b. 术中以金刚砂磨钻磨削骨质;c. 术中导航探头检测手术所达到的部位,以确定视神经管的部位与走向;d. 被充分暴露的视神经(黑箭头)

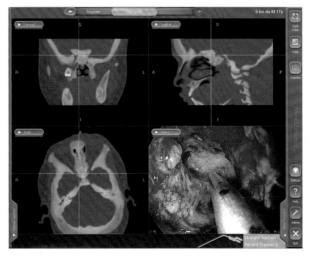

图 14-1-27 典型病例分析患者术中导航图
显示导航探头所在位置即为视神经管部位所在

第二节 非外伤性视神经病变

除外伤外,视神经疾病病因极其复杂,包括炎症、免疫异常、血管病变、代谢性异常、中毒性疾病,甚至先天性发育异常等。此节中笔者所指的非外伤性视神经病变即为上述病因所致者。因为对其确切病理生理学机制不清楚,迄今为止,临床上尚没有一种真正确切有效的治疗方法,尽管部分视神经炎患者应用糖皮质激素后显示出一定效果,但是否与其自然病程或其他因素有关,目前尚无定论。

近几年来,我们探索性地将 ETOCD 联合"蝶窦腔内局部药物缓释"应用于一些特殊的非外伤性视神经病变,收到意想不到的效果,现介绍如下。

一、可能的作用机制

部分视神经炎、缺血性视神经病变患者,当施行眼眶 HRCT 或 MRI 检查时,我们往往发现视神经眶内段明显增粗、扭曲扩张,边界不清,和 / 或伴视盘充血、水肿。对此种患者,糖皮质激素治疗往往无效;例如该例患者,31 岁,女性。右眼视力突然严重下降伴眼球转动痛 5 天。查体:Vod: 0.1, Vos: 1.0;右侧瞳孔散大,RAPD(+);右眼屈光间质清,右侧视盘水肿,边界不清,存浅层出血。脑脊液穿刺未见异常。MRI 检查显示右侧眶内段视神经显著增粗、扭曲扩张。甲泼尼龙(甲基强的松龙)1 000mg/d,静脉滴注,连续 3 天无效,且视力进一步下降至眼前手动(图 14-2-1)。对这些经药物保守治疗无效的视神经炎或缺血性视神经病变患者,经过一段时间后,视神经明显萎缩,视盘充血水肿消失,颜色苍白。此时再采用眼眶 HRCT 或 MRI 检查,发现原来扭曲、扩张、增粗的迹象明显消失,眶内段视神经甚至变细,边缘锐利。对此现象,笔者从解剖与病理生理学角度不断思考:

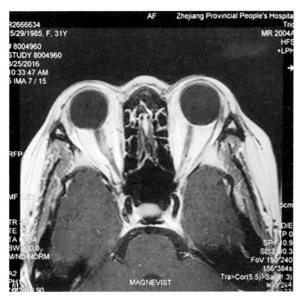
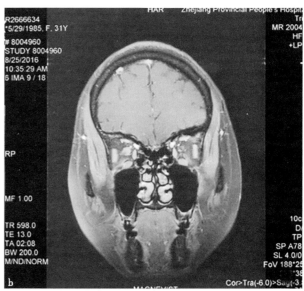

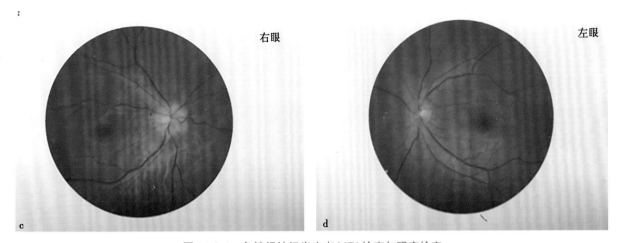

右眼　　　　　　　　　　　　　　　　　左眼

图 14-2-1　急性视神经炎患者 MRI 检查与眼底检查

a. 水平位显示左侧视神经明显增粗、扭曲、扩张,边界模糊粗糙;b. 冠状位亦显示右侧视神经显著增粗;c. 右眼视盘改变,视盘水肿,边界不清,浅层出血;d. 左眼眼底正常

1. 解剖学上,视神经分为眼内段、眶内段、管内段与颅内段,而眶内段、颅内段外被三层脑膜,周围某些部位充满脑脊液,但这种分布是非常巧妙而精细的、不均匀的,对局部范围内突然发生的细微的压力改变可能存在一定的自我缓冲的能力;而管内段因为外周被骨质所包绕,且硬脑膜(鞘膜)与骨质之间紧密相贴。加之上述视神经的此种精细有序的结构,对猝然发生的"内在压力变化"极可能缺乏一种自我缓冲的能力;同样,眼内段也因为巩膜存在而可能缺乏一种自我缓冲的能力。因此,当遭遇炎症侵袭或缺血等外界刺激时,视神经纤维轴束将充血、肿胀,导致轴束内与轴束间压力增高,进而导致整个视神经内压增高。而视神经管内段对此种内压增高,哪怕是轻微的改变,都缺乏自我缓冲能力,从而将导致此部分视神经轴束缺血、缺氧;而缺血缺氧将导致视神经轴束进一步肿胀、增粗,内压升高。如是,它们之间形成一个恶性循环;此种视神经管内段部位的内压增高与视神经管内段周围因骨管包绕而不可扩张的矛盾,犹如在此部位为视神经套上了一个"加压带";此"加压带"将进一步导致视神经轴浆流与静脉回流障碍,以致出现眼眶 HRCT 或 MRI 检查所示的眶内段视神经扭曲、扩张、增粗现象。如果此种"内外交困"的状态不能及时得到有效解除,最终将导致视神经轴束崩解、变性,甚至坏死而功能丧失。

2. 基于上述机制,如果能在病变时期能及时去除此种"加压带",即采取某一种手段去除视神经管内段周围包绕的骨质,甚至切开视神经鞘膜,充分缓解此种"压力失衡"状态,将有效促进视神经血液循环与轴浆流,防止视神经因内压增高得不到有效解除所导致的缺血、缺氧以及因之而引起的崩解、变性、坏死,从解剖与病理生理学机制上有利于视神经功能的修复;当然,前提是此种高内压解除手段必须是微创,乃至超微创的,尽可能少给脆弱的视神经带来更大的不可逆的损害。

3. 在视神经鞘完全切开的基础上,笔者设想,如果此时用高浓度"糖皮质激素""鼠源性神经生长因子"等浸泡视神经,借助视神经鞘内缓慢、持续的脑脊液循环,以及药物的渗透作用,这些药物将极可能渗透至视神经轴束,从而更高效地发挥其抗炎、改善视神经轴束内在"微环境"、改善微循环、促进视神经修复的作用。而如果通过全身用药,况且此种视神经内高压状态所致的微循环障碍得不到改善,显然药物很难真正达到"靶"组织而产生效应。从此种角度上,可以说,ETOCD 在有效解除管内高压状态的同时,亦可作为一种"蝶窦腔内局部药物缓释"的高效手段而在视神经诊治中发挥重要作用。

基于上述三种"思考",我们探索性地将 ETOCD 联合"蝶窦腔内局部药物缓释"应用于部分非外伤性视神经病变。

二、手术适应证与禁忌证

（一）适应证

因为该治疗方法仅为探索性，只是从我们现有临床思维与既往经验积累出发，我们谨慎地将此治疗方案应用于以下情况，但这些是否代表它的适应证，值得进一步探索。

1. 经保守治疗 1～2 周无效的、视力急剧下降的视神经炎。

2. 经保守治疗无效或效果不明显，视力急剧下降的缺血性视神经病变。

3. 特发性视神经萎缩，病史不超过 9 个月。

（二）禁忌证

1. 具有全身手术禁忌的患者，例如急进性高血压、重型糖尿病、不能耐受全麻手术者、急性鼻窦炎、重症慢性鼻窦炎等。

2. 对手术效果期望期过高或对手术存在种种猜疑、犹豫的患者。

三、手术步骤与操作技巧

绝大部分同第十四章第一节 ETOCD 手术操作步骤与技巧所描述，不同之处在于没有视神经管骨折的处理这一部分。同时，术中注意事项、术后处理等均同第一节。在此不再重复描述。

四、典型病例分析

（一）病史

患者，女，左眼视力下降伴眼球转动痛 21 天于 2010 年 4 月 19 日入院。患者 2010 年 3 月 28 日无明显诱因出现左眼视力突然下降伴眼球转动痛，无眼红、畏光、流泪、头痛、头晕、背痛、恶心、呕吐等，次日至本院眼底内科求治，诊断为"左眼急性视神经炎"，予甲泼尼龙（甲基强的松龙）500mg 静滴，每天一次，共 5 天，后改服甲泼尼龙片 50mg，每天 1 次，共 13 天，左眼视力无提高。既往幻听病史 20 余年，一直口服"氯丙嗪"5mg，每天 1 次，病情稳定。否认高血压、糖尿病、关节疼痛、皮肤过敏、痛风等病史；否认家族史、遗传病史等。

（二）检查

1. 专科检查　Vod 1.0，Vos 0.05，矫正无效；左眼瞳孔轻度散大，MG（+）；左侧视盘充血水肿，边界模糊，视盘周围小片状火焰状出血，视网膜静脉迂曲扩张，黄斑未见明显出血、水肿、软硬性渗出等，余未见明显异常（图 14-2-2b）。右眼正常（图 14-2-2a）。

2. 辅助检查

（1）FFA（2010.4.14）：晚期视盘荧光素渗漏，超出其边界，视盘水肿（图 14-2-4）。

（2）视野：左眼中央少部分视野残留，右眼正常（图 14-2-3）。

（3）FVEP 检查：左眼 P_{100} 波分化差，振幅较右眼明显降低。

（4）眼眶 MRI 检查：左眼视神经无明显增粗、扭曲扩张等（图 14-2-5）。

（5）脊柱 MRI（2010.4.21）检查：颈椎退行性变，$C_{4/5}$、$C_{5/6}$、$C_{6/7}$ 轻度椎间盘突；余未见异常。

（6）颅脑 HRCT 检查：未见异常。

（7）空腹血糖（2010.4.20）：19.05mmoL/L，遂停用激素治疗；次日复查，空腹血糖 12.1mmoL/L，中餐餐后血糖 26.3mmoL/L。

（8）甲状腺功能检查、病毒学检查：均未见异常。

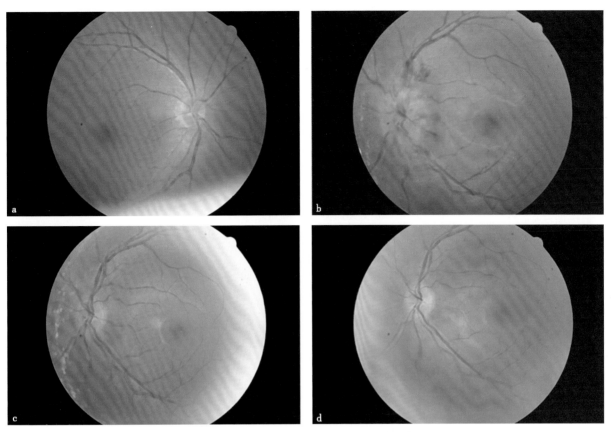

图 14-2-2　典型病例分析患者双眼眼底照相

a. 右眼视盘及眼底未见异常；b. 左眼视盘充血水肿，边界模糊，视盘周围小片状火焰状出血，视网膜静脉迂曲扩张；c. 术后次日，左侧视盘轻度水肿，边界稍模糊，小片状出血明显吸收；d. 左侧视盘色淡红，无明显水肿，边界清晰，出血吸收

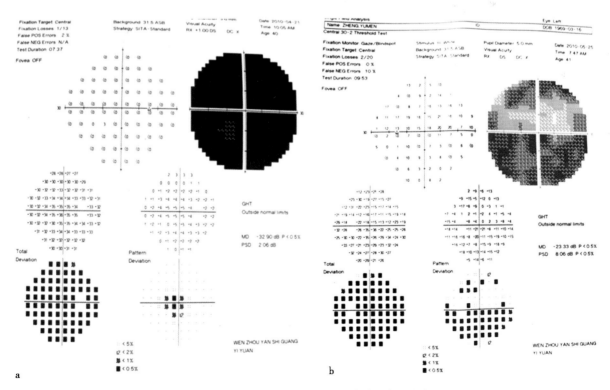

图 14-2-3　典型病例分析患者手术前后视野改变

a. 术前视野检查显示左眼中央少部分视野残留；b. 术后 3 个月复查，显示左侧视野明显改善

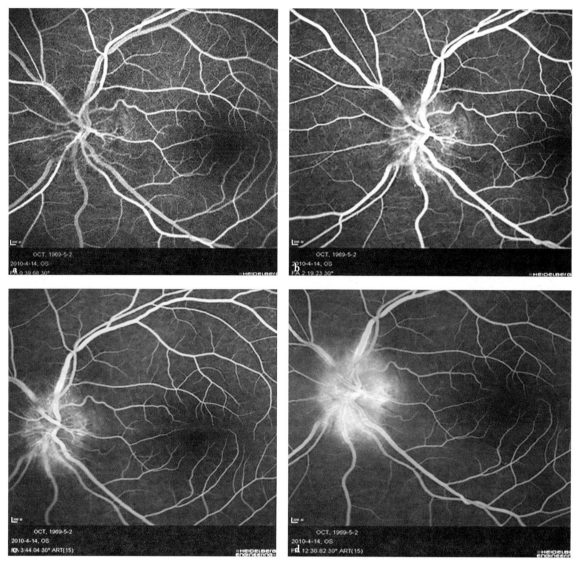

图 14-2-4 术前 FFA 检查

晚期视盘荧光素渗漏，超出其边界，视盘水肿

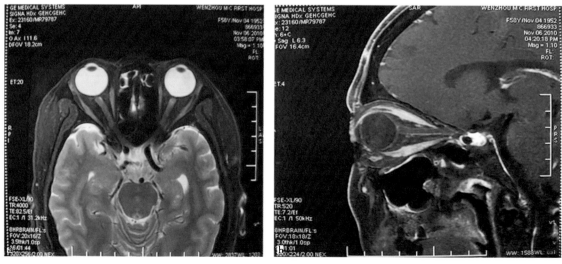

图 14-2-5 术前眼眶 MRI 检查

术前眼眶 MRI 检查未见明显异常

（三）入院诊断

左侧急性视神经炎原因待查。

（四）治疗经过

患者控制血糖后，于2010年4月28日全麻下行ETOCD+蝶窦腔内局部药物缓释（图14-2-6），手术步骤与过程同第十四章第一节所描述，术中切开视神经鞘膜时，出乎意料地发现混浊液体自视神经鞘内流出（图14-2-6b），但因为当时没有做生化检查准备而未进行相应检查。术后给予广谱抗生素预防感染；"蝶窦腔内局部药物缓释"同第十四章第一节术后处理所描述。因考虑到患者有糖尿病，术后并未再用糖皮质激素。

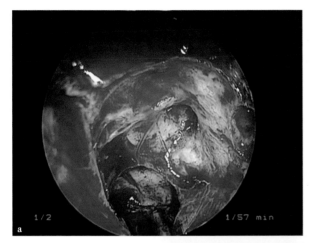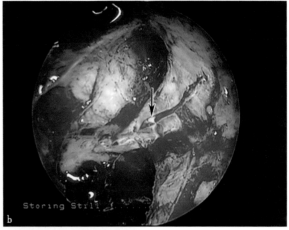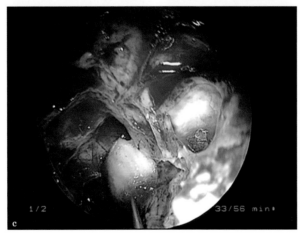

图14-2-6 典型病例分析患者术中所见

a. 内镜下经蝶筛窦径路切除筛窦、充分开放蝶窦，暴露视神经管内段；b. 去除视神经管周围骨质后，切开视神经鞘，见大量乳白色混浊液体自鞘内流出（黑箭头）；c. 蝶窦腔外侧壁视神经管内段轻轻贴附薄层明胶海绵，然后注入"鼠源性神经生长因子"30μg/1mL与"曲安奈德混悬液"20mg浸泡

（五）治疗效果

术后第2天，左眼球转动痛明显减轻，Vos：0.4；视盘水肿较术前明显减轻（见图14-2-2c）；术后3周复查，左眼球转动完全消失；Vos：0.8，MG（+）；左侧视盘水肿消失，边界清晰（见图14-2-2d）；左侧视野明显改善（见图14-2-3b）。

五、笔者经验与观点

对于此部分内容属于探索性质，预后很难确定，同时ETOCD为高风险、高难度的手术，术中稍不慎将可能导致残存视力彻底丧失,因此,笔者强调:①在选择手术适应证上必须严格限制,对存在诊断疑问的、手术禁忌的一定不要勉强施行;②术前必须详细向病人解释病情,求得患者及家属充分的理解与知情同意,并签署手术同意书与"新技术新疗法知情同意书";③不同于 TON,对非外伤性视神经病变患者,因为系探索性质,术中操作必须加倍小心、慎重,一定要对自己的精细手术操作有信心,有过硬的操作技巧与经验,否则不要轻易施行,以免给原本脆弱不堪的视神经造成更大的不可逆的医源性创伤,甚至失去光感而引起不必要的医疗纠纷。

第三节　内镜技术在鼻源性视神经疾病治疗中的应用

眼眶、视神经与鼻腔鼻窦紧密毗邻,许多视神经疾病与鼻腔(窦)病变密切相关。近年来,随着鼻内镜鼻窦外科、眼鼻相关微创外科的迅速发展,鼻源性视神经疾病越来越引起临床的关注,许多既往原因不明的和/或不可诊治的鼻源性视神经疾病得到有效治疗。综合笔者临床经验与国内外文献报道,引起视神经疾病的鼻部病变主要有细菌或真菌感染、鼻窦或鼻颅底肿瘤侵袭与压迫、鼻内镜鼻窦手术外伤三种。

一、细菌或真菌感染性病变

鼻窦源性眶内感染由浅入深依次为:水肿、眶蜂窝织炎、眶骨膜下脓肿、眶内脓肿,严重者可引起眶尖综合征,乃至海绵窦血栓性静脉炎等,在眼部表现为视力严重下降甚至完全丧失、患侧上睑下垂、眼球固定、瞳孔散大等。引起眶内感染的鼻窦主要为筛窦,其次为上颌窦、额窦及蝶窦。在儿童,眶内感染是引起儿童单侧眼球突出的主要原因,60%~80% 儿童眼球突出患者乃鼻窦源性感染。值得注意的是,鼻窦源性眶内感染可以直接波及眶内,也可以通过无瓣膜的静脉-血栓性静脉炎引起。

对于细菌性或真菌性鼻窦炎引起的眶内或眶骨膜下脓肿均可以采取内镜下经蝶筛径路予以开放和清除脓肿;如果出现急性视神经炎,应立即行鼻窦开放引流术。如果术后 24h 内视力无明显改善,可行 ETOCD,大部分患者有望恢复视力。

典型病例分析

1. **病史**　患者,女,56 岁,左眼反复性内角上方疼痛、红肿胀痛伴视力下降 4 个月余,进行性加重 1 周入院。患者 4 个月前因左侧眼内角上方胀痛、同侧额部疼痛而于当地医院诊断为"急性鼻窦炎",予以抗生素、激素等治疗无效(具体药物、剂量不详),后转至上海某大医院眼眶病专科,诊断为"左侧真菌性眶蜂窝织炎",予以行左侧眉弓下皮肤径路眶内脓肿清除术、鼻窦开放术,真菌培养发现"真菌菌丝"(具体何种真菌病例报告不详),术后予以全身口服抗真菌药物治疗 2 个月余,病情反复。近 1 周前,觉左眼内上方显著红、肿、胀痛,提上睑困难,眼球各方向运动受限,视力显著下降,看不清眼前物体,遂转诊来本院求治。既往身体健康,否认高血压、糖尿病等病史,无其他病史。

2. **入院查体**　Vod:1.0,Vos:0.05(不能矫正)。左眼上睑内侧中度充血、肿胀,左眼上睑下垂,眼球轻度突出,眼球固定于外下转位,内转、上下转均不能。左眼混合型充血,瞳孔散大,RAPD(+)。左侧视盘稍充血,边界稍欠清晰,视网膜平伏。

眼眶 MRI 检查:左侧筛窦、额窦及眶内侧软组织占位,T1WI 呈中等偏低信号,T2WI 呈高信号,但信号混杂,不均等。部分强化,尤以周边明显(图 14-3-1,图 14-3-2)。

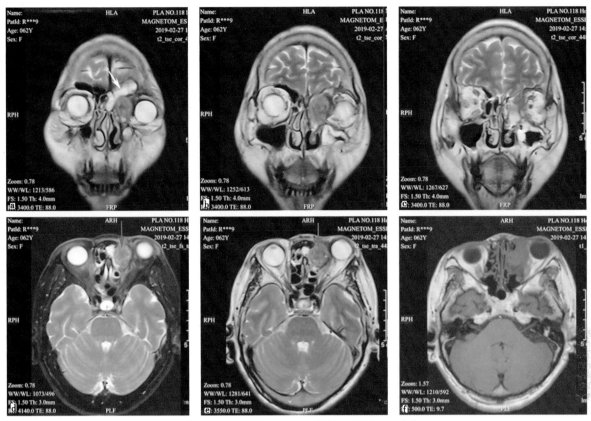

图 14-3-1 典型病例分析患者术前眼眶 MRI 检查

左侧筛窦、额窦及眶内侧见占位性病灶，T1WI 呈中等偏低信号（c、f），T2WI 呈中等高信号，但信号混杂，不均等（a、b、d、e）

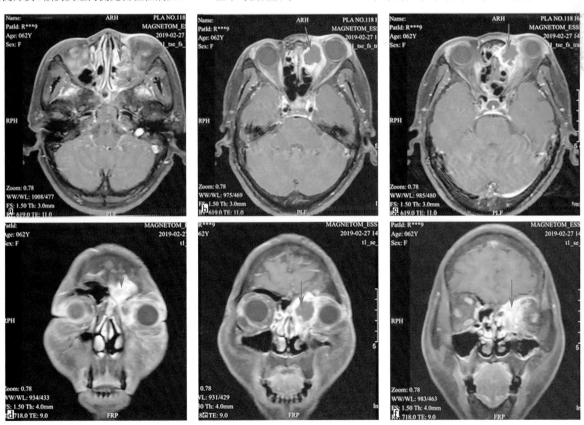

图 14-3-2 典型病例分析患者术前眼眶 MRI 检查（强化）

左侧筛窦、额窦及眶内侧软组织部分强化，尤以周边明显（d、f 红箭头），筛窦区占位中央无强化（a～c、e 中红箭头）

（a～c 水平位；d～f 冠状位）

3. **入院诊断**　左侧鼻窦源性眶蜂窝织炎（真菌性）？

4. **治疗**　因考虑左侧眶蜂窝织炎极可能系真菌性筛窦炎、额窦炎侵及眶内组织所致，且患者曾经施行过手术治疗，我们考虑还是筛窦、特别是额窦引流不畅所致，因此，经病例讨论与征求患者同意后，入院第 3 天完善术前准备后在全麻下施行"内镜下经鼻径路全组筛窦切除与额窦鼻内开放术＋眶内组织探查术"，术中发现筛窦、额窦大量黄白色、豆腐渣样物质（图 14-3-3a～c），予以清除后，见额窦、筛窦腔内近眶内侧壁大量组织增生，边界不清楚，尽可能予以清除后发现眶内侧壁，特别是内上方骨质部分破坏缺损，眶内侧壁大量鱼肉状新生物增生（图 14-3-3d）。考虑到组织增生范围太广，且额窦内组织增生波及对侧额窦，改行眶内上方眉弓下皮肤切口，稍微扩大缺损骨折，内外包抄，把额窦内增生的软组织，包括窦腔黏膜清除干净（图 14-3-3e）。最后，考虑到患者内侧壁缺损太大，采用可吸收人工骨进行修补（图 14-3-3f）。术后软组织行病理切片及病原微生物检查，常规全身应用抗真菌药物、抗生素治疗。术后病变组织显示为炎性肉芽组织增生，且同样发现真菌菌丝。

5. **治疗效果**　术后第 2 天，患者自诉左眼胀痛明显减轻，左眼睑裂可轻轻睁开，眼球活动改善，瞳孔对光反射出现；术后第 3 天，患者诉左眼视力较前改善；术后第 7 天出院时检查，Vos：0.4；左眼上睑基本可抬起，眼球运动基本恢复；术后 1 个月随访，Vos：0.7，眼球活动恢复正常，无突出。

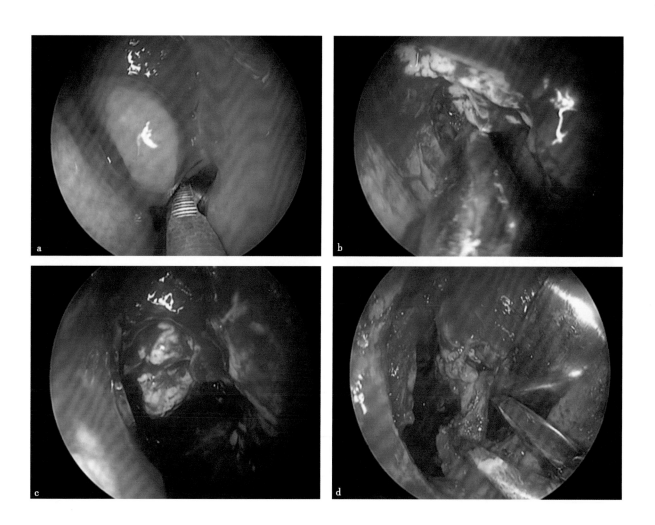

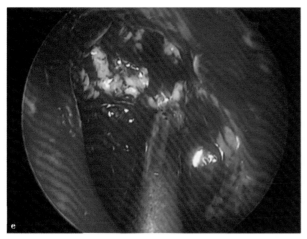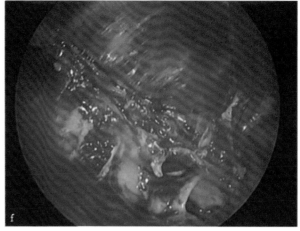

图 14-3-3　典型病例分析患者内镜下全组筛窦切除、额窦开放及病灶清除术

a. 鼻内镜下钩突切除时发现中鼻道内见息肉样组织；b, c. 开放筛窦、额窦后发现筛窦、额窦内大量黄白色、豆腐渣样物质，予以清除；d. 清除额窦、筛窦腔、眶内侧壁大量增生组织；e. 清除额窦内增生组织，充分开放额窦以利引流；f. 还纳疝入至筛窦腔内组织，修补缺损的眶内侧壁

二、鼻源性肿瘤压迫

因为眼眶、视神经与鼻腔鼻窦的紧密毗邻关系，鼻部肿瘤很容易突破眶纸板而压迫视神经，导致视功能下降及视神经萎缩，其中以鼻窦黏液囊肿最常见，其次为鼻窦及颅底的良性肿瘤或恶性肿瘤压迫。鼻窦黏液囊肿见前述眼眶章节。

典型病例分析：前床突囊肿压迫致视神经病变

（1）病史：患者，男，53 岁，右眼视力突然下降 12 天，鼻内镜下手术后无效 2 天于 2013 年 6 月 23 日入院。患者于 12 天前工作时突然觉右眼视物不见，立即至当地医院眼科诊治，予以 FFA 检查等，但未见异常。拟诊为"缺血性视神经病变？"，予以扩张微循环、促神经修复药物保守治疗无效。后转至当地医院耳鼻咽喉科，行鼻窦 CT 检查，发现眶尖部视神经外侧高密度阴影（图 14-3-4），拟诊为"眶尖部占位压迫性视神经病变"，予以鼻内镜下手术治疗无效，未发现肿瘤，遂转来本院。起病以来，无眼红、眼痛、眼球转动痛、头痛、发热等病史。既往身体健康，否认家族史、遗传病史等。

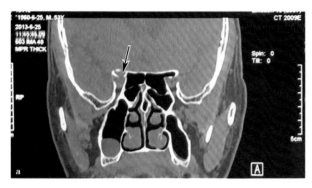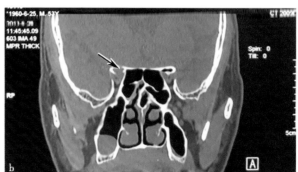

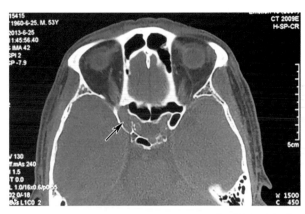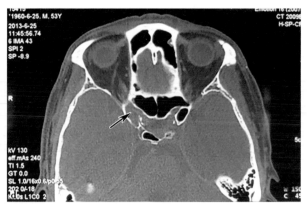

图 14-3-4　典型病例分析患者第一次手术前眼眶 HRCT 检查

显示视神经管内段占位性病变,前床突(黑箭头)部分骨质破坏(a、b 冠状位;c、d 水平位)

（2）入院检查：全身一般情况可。Vod：手动/眼前，Vos：1.0。右眼外观、眼球活动等均无异常，屈光间质清，眼底无异常。外院 FFA 检查无异常。辅助检查：

1）眼眶 HRCT 检查（第二次术前）：显示右眼眶内段视神经明显增粗、扭曲扩张，眶尖部明显扩张增粗，视神经外侧呈高密度影；前床突过度气化，密度相对降低（图 14-3-5）。

2）眼眶 MRI 检查（第一次手术前）：右眼眶内段视神经明显增粗、扭曲扩张，眶尖部明显扩张增粗，视神经外侧可见占位性病变，T1 中等信号，T2 高信号，强化不明显（图 14-3-6）。

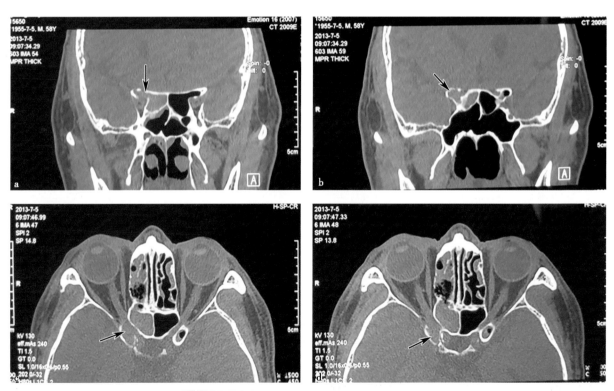

图 14-3-5　典型病例分析患者第二次手术前眼眶 CT 检查

显示蝶窦积血,右眼眶尖深部视神经外侧高密度阴影(黑箭头),视神经增粗、扭曲扩张,前床突过度气化,骨质部分缺损(a、b 冠状位;c、d 水平位)

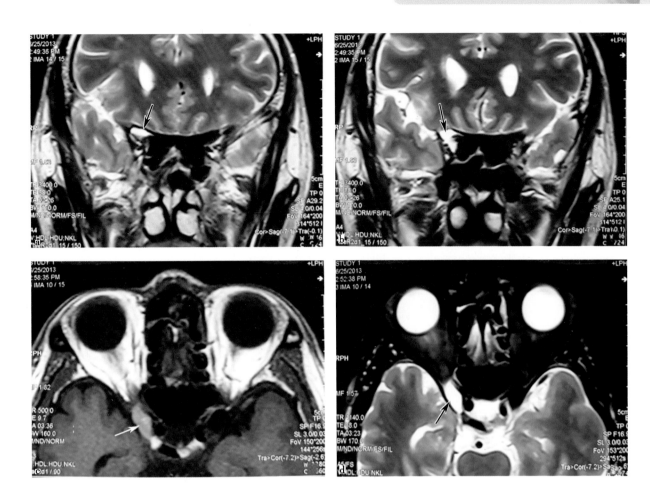

图 14-3-6　典型病例分析患者第一次手术术前眼眶 MRI 检查
显示右侧视神经管内段外上方占位性病变（黑、白箭头），T1W1 中等信号（c），T2W1 高信号（a、b、d）

（3）入院诊断：右眼眶尖部占位性病变（前床突囊肿？）

（4）治疗：完善术前准备，于 2013 年 7 月 1 日全麻下施行"内镜下经蝶筛径路前床突囊肿摘除术"，术中见视神经管隆突 - 前颅底隐窝处一囊性肿物，穿刺后见淡黄色液体流出。术中小心、轻轻分离囊壁，见其环绕视神经外侧达 2/3 左右。用负压吸引器钳吸除囊肿壁后，发现视神经管外侧骨壁明显变薄，部分缺损，且前床突过度气化，以小部分骨质缺失，与颅脑相通。术中小心去除视神经管外侧壁的残余骨质（图 14-3-7）。术后以抗生素预防感染，常规全身及局部应用促神经修复药物。

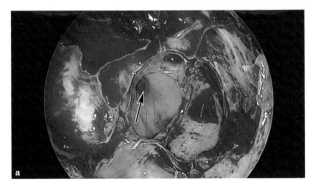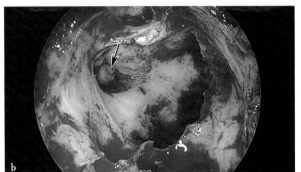

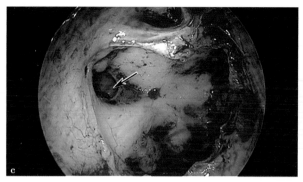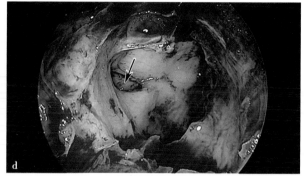

图 14-3-7　典型病例分析患者第二次手术术中所见

a. 内镜下中视神经管隆突 - 前颅底隐窝处一囊性肿物（黑箭头）；b. 穿破囊壁后见视神经管外侧囊腔（黑箭头），前床突过度气化；去除 c、d. 去除囊壁后，发现视神经管外侧骨壁、前床突外侧壁均明显变薄，部分缺损（黑箭头）

（5）治疗效果：术后次日，患者诉右眼视力明显提高，无其他不适。Vod：0.3；术后 2 周出院时检查，Vod：0.7；术后 3 个月随访复查，Vod：1.0。未诉任何不适症状。

（6）治疗经验：回顾分析该患者极可能为前床突过度气化，在前床突与视神经管之间形成以黏液囊肿。随着时间的推移，囊肿不断增大，破坏视神经管外侧骨壁。当压力增大到一定程度，且不断破损的视神经外侧骨壁慢慢无法抗衡囊肿不断增大导致的压力；当到某一临界点时，囊肿突破破损的骨壁而进入视神经管，突然挤压视神经而发生突发性视功能障碍。对于此种患者，内镜下经蝶筛径路进行囊肿摘除应该是最佳手段，该患者术后效果亦充分地证明了此点。但该患者术前必须诊断明确，特别是术者必须对视神经管及其周围毗邻解剖结构了如指掌，且对眼眶 HRCT/MRI 等影像学资料具有一种脑海中即时"三维重建"的识别能力，同时必须具有坚实的眼鼻相关微创外科手术操作基础与技巧。

三、鼻内镜鼻窦手术损伤

近年来，随着鼻内镜鼻窦外科的快速发展与普及，手术所致视神经损伤临床上较常见，主要原因在于解剖变异、术中严重出血致视野不清、术者经验不足与操作不当等引起。鼻内镜鼻窦手术损伤视神经临床上分为 2 种：一种是术中操作不当致视神经管隆突骨折压迫或手术器械直接钝性损伤，甚至切割伤；另一种是术中损伤眶纸板及筛前或筛后动脉致眶内严重出血，特别是眶尖部出血而压迫视神经。蝶窦外侧壁骨折所致假性动脉瘤、海绵窦动静脉瘘等亦可压迫视神经，但临床上相对少见。

（一）诊断与鉴别诊断

根据以下几点，鼻内镜鼻窦手术所致视神经损伤诊断比较容易：

1. 有明确的鼻内镜鼻窦手术史，手术后或手术当中即发现视力明显下降，甚至丧失。

2. 检查患侧眼部，一般有眼球突出或凹陷、眶周皮下淤血或睑结膜下淤血。

3. 患侧瞳孔直接对光反射消失或减弱，间接对光反射存在，即 Marcus Gunn 瞳孔。

4. 眼眶或鼻窦 HRCT 或视神经管薄层 HRCT 显示眶内有出血或积气、眶纸样板损伤或缺损、视神经管存线性或成角骨折、视神经扭曲、水肿增粗。

5. 蝶窦外侧壁骨折引起的颈内动脉假性动脉瘤，患者可表现为一侧眼睛失明，患侧大量鼻出血。失明原因极可能是同时存在视神经管骨折，和 / 或颈内动脉假性动脉瘤直接压迫视神经等。

6. 海绵窦动静脉瘘，即外伤后引起海绵窦与颈内动脉沟通而形成动静脉瘘，眶内压力增高，压迫视神经引起失明。

（二）处理对策

1. 对视神经管骨折所致视神经损伤者，应尽早积极行 ETOCD 以抢救视力，但对锐器切割所致视神经直接损伤者，行 ETOCD 一般无效。

2. 对眶内血肿,特别是眶尖部血肿压迫所致者,应即时行眶减压术。

3. 对外伤性颈内动脉假性动脉瘤或海绵窦动静脉瘘所致损伤者不能行 ETOCD,而应行数字减影颈内动脉球囊栓塞治疗。

(三)典型病例分析:鼻内镜鼻窦手术致视神经管骨折

1. **病史** 患者,男,56 岁,鼻内镜下双侧鼻息肉鼻窦手术术后 2 天,发现左眼视力丧失 1 天于 2008 年 11 月 30 日入院。患者诉术前视力正常,全麻清醒后即发现左眼视力无光感。当地医院眼科诊断为"左眼视神经病变",予以甲泼尼龙(甲基强的松龙)1 000mg/ 次,静脉滴注 2 次后无效即转来本院。

2. **入院检查** 全身情况无异常。Vod:1.0,Vos:无光感;左侧瞳孔散大,MG(+);眼底未见异常;眼球活动正常。辅助检查:

(1) FVEP:P100 消失,无反应。

(2) 眼眶 HRCT:左侧后组筛窦、蝶窦少量积血,结构不清。左侧视神经管明显骨折,压迫视神经(图 14-3-8)。

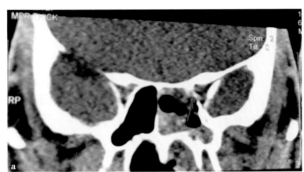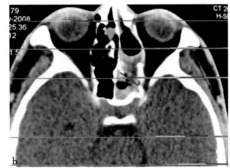

图 14-3-8　典型病例分析患者术前眼眶 CT 检查(a. 冠状位;b. 水平位)
显示左侧视神经骨明显骨折(红箭头),后组筛窦、蝶窦少量积血,结构不清

3. **治疗** 入院后完善术前准备,于 2008 年 12 月 1 日急诊全麻下施行"鼻内镜下经蝶筛径路 ETOCD 术",术中仔细清理蝶窦腔内积血与水肿组织,见视神经管隆突中段明显凹陷性骨折,小心分离后取出(图 14-3-9)。同时,常规行 ETOCD 手术,术后常规"蝶窦腔内局部药物缓释"。术后静脉滴注甲泼尼龙(甲基强的松龙)1 000mg/d,连续 3 天后停;同时应用"神经节苷脂""鼠源性神经生长因子"等促神经修复治疗。

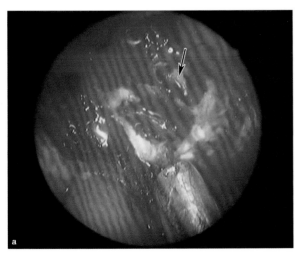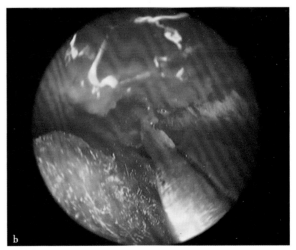

图 14-3-9　典型病例分析患者手术术中所见
a. 术中见视神经管明显凹陷性骨折,压迫视神经;b. 小心分离取出的骨折片

4. 治疗效果 术后第 3 日 Vos：手动 /10cm；术后第 4 日，Vos：指数 /30cm；术后第 7 日，Vos：0.3；术后第 14 日，Vos：0.6（出院）；术后 1 个月复查，Vos：1.0，眼底视盘色稍淡，不规则视野缺损。

5. 治疗经验 鼻内镜鼻窦手术术中视神经损伤病情复杂，原因不一，轻重程度不一。如果非锐器伤，而系如本病例的压陷性骨折所致的"钝性损伤"，如与闭合性颅脑损伤所致的 TON 比较，损伤将小得多，如果及时解除压迫因素，术后一般视力多大部分恢复，手术时机非常重要。但该种 ETOCD 手术难度比普通的 TON 患者要大，因为多出血明显、解剖结构不清、组织水肿等，甚至如本病例患者存在碎骨片刺入视神经，因此处理起来要更加小心、谨慎，尽可能减少 ETOCD 所导致的医源性创伤至关重要。

（吴文灿 颜文韬 赵剑锋）

参 考 文 献

1. Tayebi Meybodi A, Borba Moreira L, Lawton MT, et al. Interdural course of the ophthalmic artery in the optic canal. J Neurosurg, 2019, 132（1）: 277-283.

2. Abhinav K, Acosta Y, Wang WH, et al. Endoscopic Endonasal Approach to the Optic Canal: Anatomic Considerations and Surgical Relevance. Neurosurgery, 2015, 11 Suppl 3: 431-445; discussion 445-446.

3. Guy WM, Soparkar CN, Alford EL, et al. Traumatic optic neuropathy and second optic nerve injuries. JAMA Ophthalmol, 2014, 132（5）: 567-571.

4. Burke EG, Cansler SM, Evanson NK. Indirect traumatic optic neuropathy: modeling optic nerve injury in the context of closed head trauma. Neural Regen Res, 2019, 14（4）: 593-594.

5. Oh HJ, Yeo DG, Hwang SC. Surgical Treatment for Traumatic Optic Neuropathy. Korean J Neurotrauma, 2018, 14（2）: 55-60.

6. Chen M, Jiang Y, Zhang J, et al. Clinical treatment of traumatic optic neuropathy in children: Summary of 29 cases. Exp Ther Med, 2018, 16（4）: 3562-3566.

7. Ma YJ, Yu B, Tu YH, et al. Prognostic factors of trans-ethmosphenoid optic canal decompression for indirect traumatic optic neuropathy. Int J Ophthalmol, 2018, 11（7）: 1222-1226.

8. Yan W, Chen Y, Qian Z, et al. Incidence of optic canal fracture in the traumatic optic neuropathy and its effect on the visual outcome. Br J Ophthalmol, 2017, 101（3）: 261-267.

9. Yu B, Chen Y, Ma Y, et al. Outcome of endoscopic trans-ethmosphenoid optic canal decompression for indirect traumatic optic neuropathy in children. BMC Ophthalmol, 2018, 18（1）: 152.

10. Yu B, Ma Y, Tu Y, et al. The Outcome of endoscopic transethmosphenoid optic canal decompression for indirect traumatic optic neuropathy with No-Light-Perception. J Ophthalmol, 2016, 2016: 6492858.

11. Di Somma A, Cavallo LM, de Notaris M, et al. Endoscopic endonasal medial-to-lateral and transorbital lateral-to-medial optic nervedecompression: an anatomical study with surgical implications. J Neurosurg, 2017, 127（1）: 199-208.

12. Tong Y, Chen G, Jiang F, et al. Successful delayed treatment of the traumatic orbital apex syndrome by nasal endoscopicdecompression surgery. Indian J Ophthalmol, 2015, 63（9）: 728-730.

13. Chen F, Zuo K, Feng S, et al. A modified surgical procedure for endoscopic optic nerve decompression for the treatment of traumatic optic neuropathy. N Am J Med Sci, 2014, 6（6）: 270-273.

14. Song Y, Li H, Ma Y, et al. Analysis of prognostic factors of endoscopic optic nerve decompression in traumatic blindness. Acta Otolaryngol. 2013, 133（11）: 1196-1200.

15. Wu E, Wu W. Optic canal Decompression with unexpected changes in cerebrospinal fluid of the optic canal. J Craniofac Surg, 2017, 28（6）: 1563-1564.

16. Wu W, Sia DI, Cannon PS, et al. Visual acuity recovery in traumatic optic neuropathy following endoscopic optic nerve decompression: a case report. Ophthal Plast Reconstr Surg, 2011, 27（1）: e13-e15.

17. Chen Y, Tu Y, Chen B, et al. Endoscopic Transnasal Removal of Cavernous Hemangiomas of the Optic Canal. Am J Ophthalmol, 2017, 173: 1-6.

18. Sakata K, Takeshige N, Nagata Y, et al. Endoscopic endonasal removal of primary/recurrent meningiomas in the medial optic canal: surgical echnique and long-term visual outcome. Oper Neurosurg（Hagerstown）, 2019, 17（5）: 470-480.

19. DeKlotz TR，Stefko ST，Fernandez-Miranda JC，et al. Endoscopic endonasal optic nerve decompression for fibrous dysplasia. J Neurol Surg B Skull Base，2017，78（1）：24-29.

20. Berhouma M，Jacquesson T，Abouaf L，et al. Endoscopic endonasal optic nerve and orbital apex decompression for nontraumatic opticneuropathy：surgical nuances and review of the literature. Neurosurg Focus，2014，37（4）：E19.

21. Liu Y，Yu H，Zhen H. Navigation-assisted，endonasal，endoscopic optic nerve decompression for the treatment of nontraumatic optic neuropathy. J Craniomaxillofac Surg，2019，47（2）：328-333.

22. Hunt PJ，DeMonte F，Tang RA，et al. Surgical Resection of an Optic Nerve Sheath Meningioma: Relevance of Endoscopic Endonasal Approaches to the Optic Canal. J Neurol Surg Rep，2017，78（2）：e81-e85.